画像と病理から学ぶ

結核・非結核性抗酸菌症

著
徳田　均／氏田万寿夫／岩井和郎

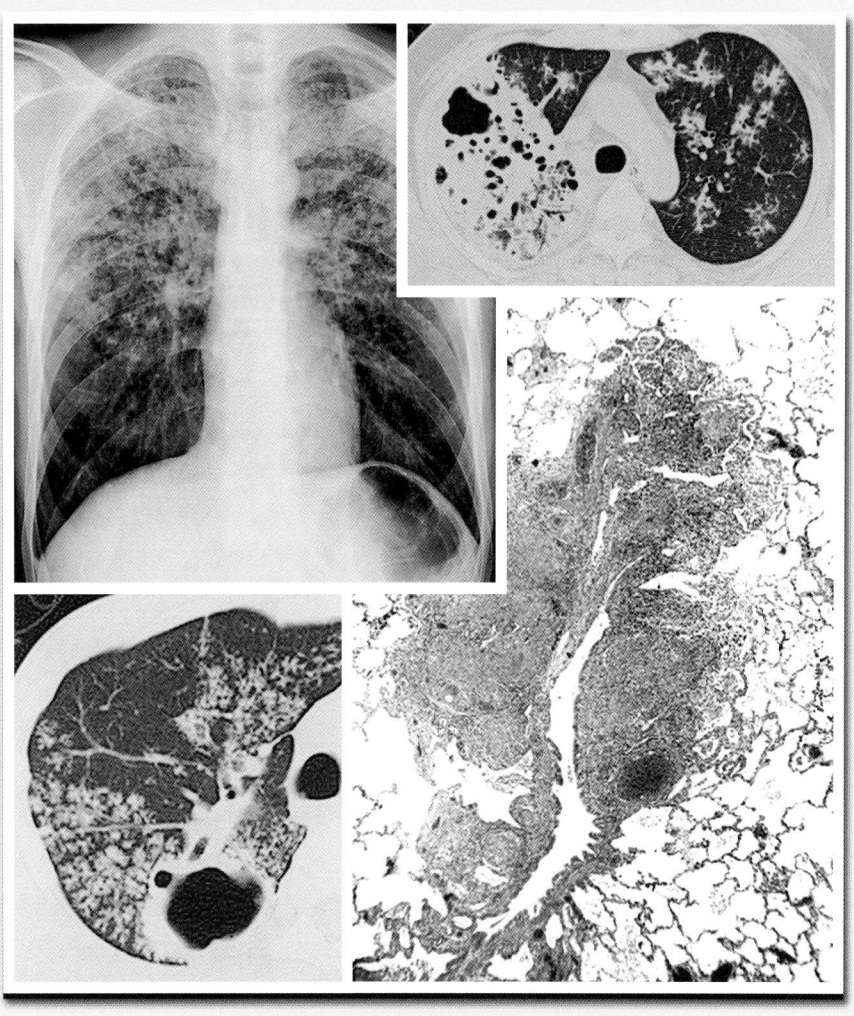

克誠堂出版

執筆者

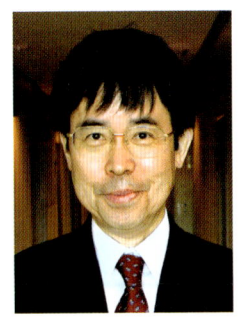

德田　均
独立行政法人地域医療推進機構
東京山手メディカルセンター呼吸器内科

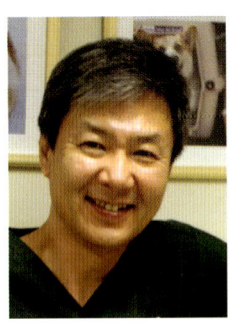

氏田万寿夫
医療法人立川メディカルセンター
立川綜合病院放射線診断科

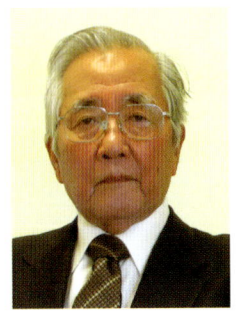

岩井和郎
結核予防会結核研究所病理

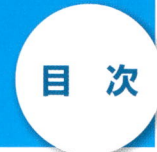

第Ⅰ章　結核症

1　結核症の現状（疫学）
世界の結核・日本の結核　その歴史と現状　徳田　均………2

2　結核の経過：感染の成立と進展
1）結核の免疫　徳田　均………7
2）結核性病変の基本形とその自然経過　徳田　均………11
3）感染から発病まで　徳田　均………19
　　COLUMN：典型的な一次結核症　徳田　均………27

3　肺結核症の諸相
1）細葉性病変　徳田　均………29
2）結核性肺炎　徳田　均………40
3）空　洞　徳田　均………49
　　COLUMN：空洞の鑑別　氏田万寿夫………55
4）小範囲に限局する結核症　徳田　均………58
　　COLUMN：結核腫と肺癌の鑑別　氏田万寿夫………65
5）広範囲に展開する結核症　徳田　均………67
6）岡分類ⅡB（慢性細葉性散布肺結核症）　徳田　均………75

4　血行性播種性結核
粟粒結核　徳田　均………82

5　気管支の病変
気管・気管支結核　徳田　均………88

6　胸膜の病変
結核性胸膜炎　徳田　均………93

7　宿主条件
免疫低下宿主の結核　徳田　均………97
　　COLUMN：妊娠と結核　徳田　均………105

8　肺結核症のX線所見分類
日本結核病学会病型分類（学会分類）　徳田　均………107

第Ⅱ章　非結核性抗酸菌症

1 非結核性抗酸菌症の臨床
1）非結核性抗酸菌とは　氏田万寿夫………116
　　COLUMN：非結核性抗酸菌の語源　氏田万寿夫………118
2）非結核性抗酸菌症の現状　氏田万寿夫………119
3）非結核性抗酸菌症の診断　氏田万寿夫………123
4）非結核性抗酸菌症の病理　岩井和郎………126

2 MAC症
1）結節・気管支拡張型（中葉舌区型）　氏田万寿夫………132
2）線維空洞型（結核類似型）　氏田万寿夫………142
3）孤立性結節型　氏田万寿夫………147
4）過敏性肺炎型（Hot tub lung）　氏田万寿夫………150
5）全身播種型　氏田万寿夫………152
6）胸膜炎　氏田万寿夫………154
7）関節リウマチ患者とMAC症　徳田　均………158

3 その他の非結核性抗酸菌症
1）*Mycobacterium kansasii*症　氏田万寿夫………162
2）*Mycobacterium abscessus*症　氏田万寿夫………166

索引………171

序　文

　結核は今日なお人類最大の感染症である．治療法は確立したが，蔓延状況は依然深刻で，世界中の関係者の努力にもかかわらず改善は遅々としている．わが国においても，年間罹患数はようやく2万人の大台を割ったが，依然高齢者を中心に発症が続いており，また新しい医療技術がもたらした生物学的弱者などからの発症も跡を絶たない．

　結核症は単一菌による感染症であるが，その病像は，無症状の緩慢な経過から，高熱と激しい症状を伴う急速な展開まで多彩で，また病理形態学的所見も複雑である．感染から発病までの時間も数カ月から数十年までと広大なスパンに及ぶ．これはこの菌のいくつかの特性に由来する．分裂速度が極めて緩慢である，菌としては比較的弱毒菌であるが，食細胞の殺菌機構に抵抗して食細胞内で増殖することができる，さらに宿主免疫との複雑な相互作用を通じて病変を形成，進展させ，宿主免疫が強い場合は肉芽腫を形成させその中で代謝経路を変更して生き延びる，などの性質である．

　この感染症としての複雑な過程はなかなかその全体像が明らかにならなかったが，わが国の結核病学の先達，岡治道，小林義雄，千葉保之，隈部英雄，岩崎龍郎らの努力を通じて初感染発病学説が確立され，ようやく解明された．またその研究成果はこの疾患の予防対策にまで及び，わが国の結核制圧に大きく寄与した．また岡，隈部，岩崎らは，その病理形態学を精細に究めるのみならず，当時急速に実用化されてきたX線写真にそれが投影されることに着目，これを方法論的に整備し，radiologic-pathologic correlation という方法論を世界に先駆けて開拓した．今日われわれは，呼吸器臨床の場においてHRCTを駆使し，その所見の由って来たるところを病理に求める習慣が確立しているが，その方法の淵源は実は，世界のどこでもない，わが国の結核病学の先達の業績にあるのであり，このことは若い世代の医師たちに是非知っておいていただきたいところである．

　HRCTによって，われわれは今や肺内に展開する病変の様相を精密に，あたかも病理標本を眼前に見るかのように観察することができる．ここで，先達が精密に織り上げた結核の病理形態学という偉大な遺産が導き手となってくれる．驚くべき精密さでそれは展開を終えてわれわれの前にあり，われわれはそこから実に多くのことを学ぶことができる．眼前の患者の診断だけでなく，その患者の肺に長い年月をかけて起こってきた事態の閲歴に至るまで，画像は問う人にさまざまなことを教えてくれる．

　一方，近年は非結核性抗酸菌症が激増している．世界的な傾向ではあるが，わが国の増加ぶりは突出している．2015年に発表された全国規模の調査によれば，罹患率は14.7/人口10万人と推定され，菌陽性肺結核の罹患率を超えた．有病率は100を超えると推計されている．しかもその多くは難治であり，今後も増加が予測されるこの疾患群の診断，治療は呼吸器科医にとっての新たな試練である．非結核性抗酸菌は結核菌と同じ抗酸菌属に属するとは言え，その病像は大いに異なり，また病理，従って画像形態も微妙に異なる．診断学の確立は急務であるが，これまで

病理に基づいた精緻な画像診断学は未完成であった。

　本書は，結核予防会結核研究所において人生の半ばの数年を過ごし，当時いまだ矍鑠（かくしゃく）と知的活動を続けていた古典結核病学の完成者岩崎龍郎に個人指導を得るという，またとない幸運を得た筆者の一人，徳田の発案でスタートした。非結核性抗酸菌症の画像診断の第一人者，氏田の参加を得，また清瀬時代徳田の学術上の指導者の一人でもあった岩井が，非結核性抗酸菌症の病理についての豊富な蓄積をもとに，その基本的な特徴をまとめており，それらを多数の病理写真とともに提示するという形で，成立の運びとなった。

　3人で何度も意見交換の場を持ち，内容，用語に至るまで討論を重ねた。雑誌の特集企画としてはいくつかの先行業績があるが，1冊の単行本としては初めてのものとなる。この書物が，結核症，非結核性抗酸菌症に画像を通じてアプローチしようとしながら，まとまった成書のない現状の中で苦労しておられる現場に，特に若い世代の医師たちに，診療上の一助となり，また結核病学の先達の，病態を見据える観察力，深い思考力に，医学の過去，現在，未来につながる根本的な何かを学んでいただければ，筆者らの幸いこれに過ぎるはない。

2016年陽春
徳田　均

　なお貴重な病理写真を御提供頂いた河端美則先生，蛇澤　晶先生，武村民子先生，伊藤春海先生，また筆者からの度々の問い合わせに対し深い学殖を惜しみなくお示し頂いた倉島篤行先生に深く感謝します。伊藤先生にはまた，結核の形態学上最も重要でありながらまた最も取り扱いの難しい概念である「細葉性病変」につき御高閲，御助言を賜りました。併せて御礼申し上げます。

I 結核症

1 結核症の現状（疫学）
2 結核の経過：感染の成立と進展
3 肺結核症の諸相
4 血行性播種性結核
5 気管支の病変
6 胸膜の病変
7 宿主条件
8 肺結核症のX線所見分類

1 結核症の現状（疫学）

世界の結核・日本の結核
その歴史と現状

結核の歴史

　結核菌は今から約35,000年前，自然界に棲息していた *Mycobacteria* の中から突然変異により発生し，当時アフリカのサバンナで進化を続けていた現生人類に，これを唯一の棲息場所として共生するようになったと考えられている。その後人類がアフリカを出て地球上に展開してゆく中で，人類とともに拡散した。紀元前数千年のメソポタミア，エジプト文明などにおいて都市への人口の集中を通じてこの病気は拡大したといわれ，その頃のミイラなどに結核感染の痕跡が確認されている。

　その後の結核の歴史は，西欧の産業革命において典型的にみられるように，狭い空間への人口の密集，栄養状態の不良などの条件が揃ったところで爆発的に増加し多くの人を斃（たお）すが，これらの条件が改善されることにより自然に減少するという波を繰り返してきた。

　結核という病気は，1882年にRobert Kochが結核菌を発見するまで，その本態はまったく不明であった。西欧で永くphthisis（疲れ，衰弱），consumption（消耗）などと呼ばれたのはその現象面に着目しての名称であったが，一方tuberculosisという語はスイスの病理学者が，病理学的所見tuber（結節）に着目し命名したものである。わが国では長く「癆痎」（ろうがい）と呼ばれていたが，緒方洪庵が phthisis tuberculosa を「結核肺癆」と訳したことがわが国における「結核」という語の始まりとされる。

世界の結核

　世界保健機関（World Health Organization：WHO）の推計（2014年発表）によれば，2013年の時点で，世界人口の1/3が結核菌に感染しており，毎年900万人が結核を発病，150万人が死亡している（図1）。単一の病原菌によるものとしては世界最大の感染症である。

　西欧，米国，日本など先進工業国での発病はその2％に過ぎず，発病の大部分は発展途上国などである。東南アジア，西太平洋地域が56％，アフリカが29％を占める。

　WHOを中心とした世界各国の制圧に向けた努力にもかかわらず，減少は遅々としている。このような世界の趨勢は，地球規模で人

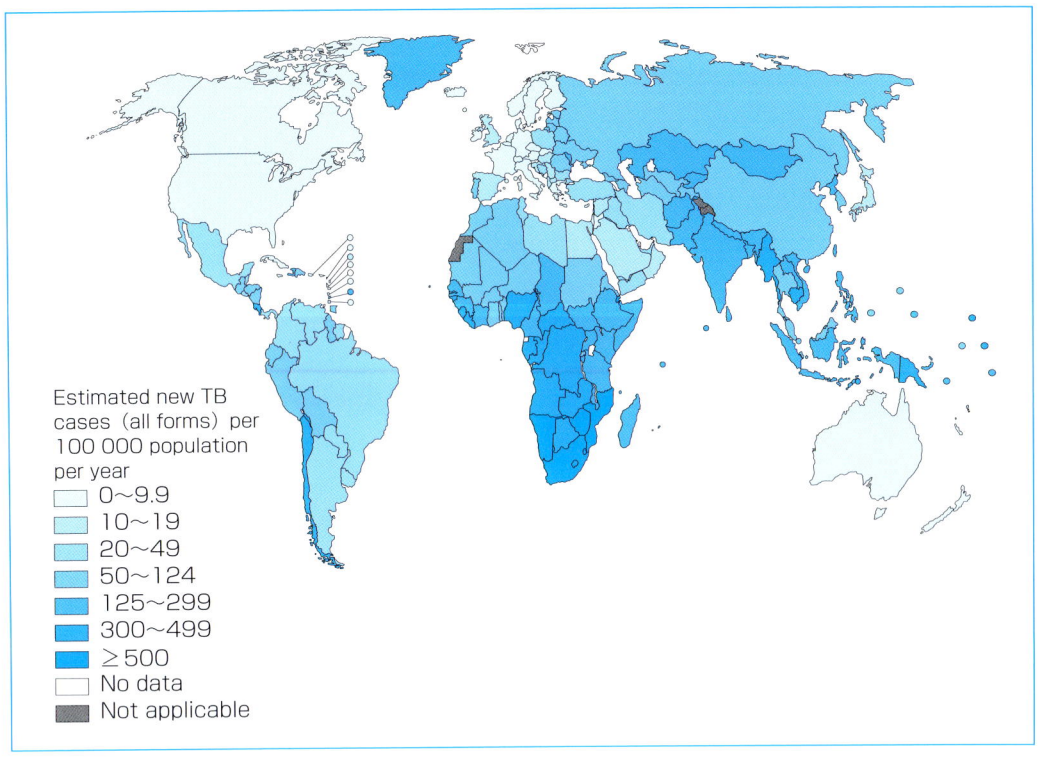

図1　世界の結核罹患率（2013年WHO推計値）
患者（新発生）900万人/年，死亡150万人/年（2014年WHO reportによる）。
アジアでは大都市の人口集中，アフリカではAIDS合併結核によって結核蔓延は深刻な状況が続いている。
（WHOホームページより．http://gamapserver.who.int/mapLibrary/app/searchResults.aspx）

口の移動（移民，難民）が進む今日，日本とも決して無縁ではない。

日本の結核：その歴史と現状

わが国において結核は古くから存在し，江戸時代には癆瘵と呼ばれていたが，その頻度は高いものではなかった。しかし明治以降の近代化，工業化の進展，すなわち都市や産業施設への人口の集中，劣悪な生活環境の発生とともに爆発的に蔓延し，以後数十年にわたってわが国最大の感染症として猛威をふるった。

その罹患率は最も高い時点で10万対700〜1,000と推定されており，また若年者を中心に死亡率も高く，10万対200（20歳代に限れば400以上）という時代が長く続いた。20歳代の若者にとってこの病気に罹患することは高い確率での死を意味し，人々の生のありように深い影を投げかけ続けた疾患である。しかし第二次大戦終結後，国を挙げての積極的な結核対策の推進，すなわち全国規模の施策展開（集団検診とBCG接種；全国に800カ所設置された保健所はその拠点となった），専門医療機関，結核予防に取り組む民間団体などの努力，そして人々の居住環境，栄養状態の改善などが相まって，罹患率は順調に減少を続け，今世紀に入り10万対20を切るようになり（図2），昨今はさまざまな感染症の中での注目度も低下してきている。2014（平成26）年の新登録患者数は19,615人，罹患率にして10万対15.4であった。現在わが

003

1 結核症の現状（疫学）

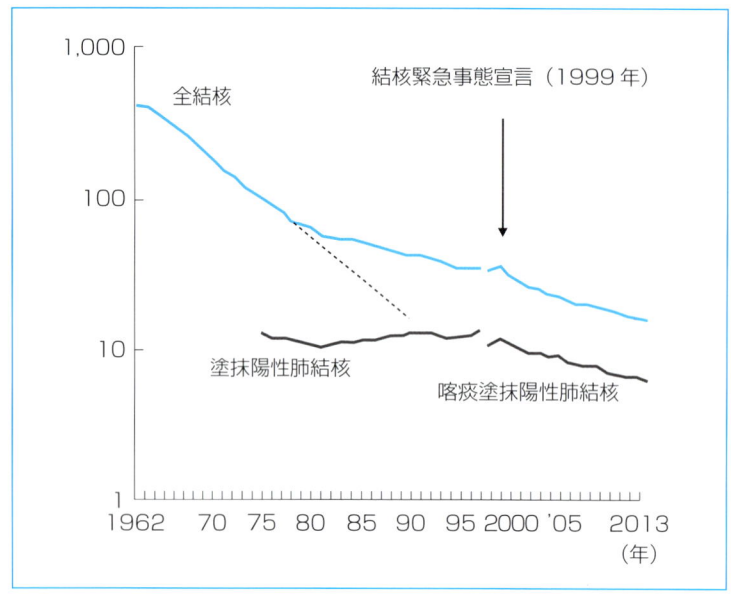

図2 結核登録率（新登録者／人口10万人）の推移（1962〜2014年）
（結核予防会ホームページより．http://www.jata.or.jp/rit/ekigaku/toukei/nenpou/）

国の発病は主に，若年の頃感染した80歳以上の高齢者の内因性再燃であり，半世紀前までの高い蔓延状況の残映ともいうべき事態である．罹患率からいえば，早くにピークを越え，順調に減少させた西欧諸国のような「低蔓延国」には遠く，いわゆる「中蔓延国」の状態にとどまり続けている．

そのような中で結核の発生は現在，以下のような特定のハイリスク者に偏る傾向がますます顕著になってきている．

高齢者：現在新登録結核患者の58％以上が70歳以上の高齢者である（図3）．

わが国で急速に進む人口の高齢化を反映しているともいえるが，高齢者の中では特に85歳以上での発症率が上昇を続けている．これはこの人たちが戦後の高蔓延期までに青年期を迎えた世代で，高率に結核の既感染者で，体内に菌を保持しており，そこからの内因性再燃が多いためと考えられる．

生物学的弱者：生物学的条件として，糖尿病（今や新登録結核患者の20％近くを占める），ヒト免疫不全ウイルス（human immunodeficiency virus：HIV）感染症，腎不全，そして難病の治療に続々と導入されつつある各種免疫抑制薬治療など，発病リスクを高める条件をもつ人が増加の一途をたどっている．

社会的弱者：住居，栄養などの生活条件に恵まれない人（生活困窮者，ホームレス），健康管理の機会に恵まれない人（外国人労働者など）からの発症が増加しつつある．現在，わが国で外国人労働者の結核発病は全結核患者の5％程度を占めるに過ぎないが，欧米では高蔓延国から流入する移民，難民からの発病が今や全結核の50〜70％を占めており，日本も今後その方向に進む可能性は十分考えられる．

地域的偏り：国内でも結核の発生に地域的偏りがあることは以前から知られていた．西高東低，といわれるように，西日本で大阪圏を中心に罹患率が高い状態が続いてきた．最

世界の結核・日本の結核：その歴史と現状

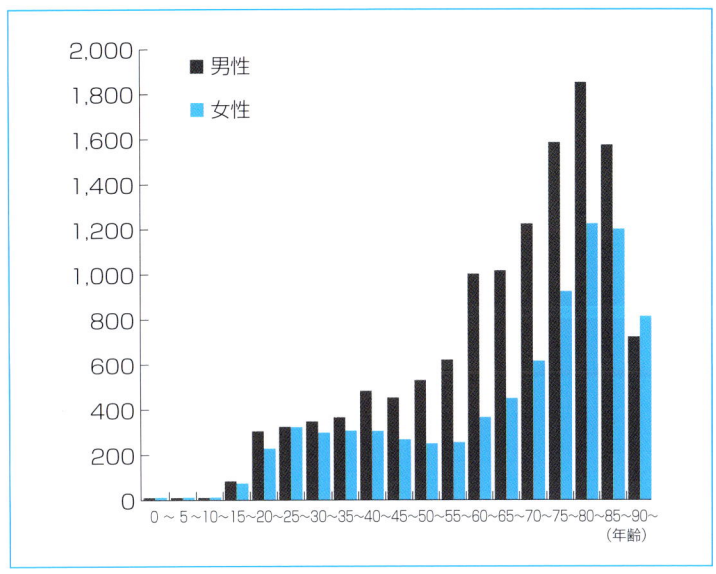

図3　新登録結核患者数（性・年齢階層別，2014年）
（結核予防会ホームページより．http://www.jata.or.jp/rit/ekigaku/toukei/nenpou/）

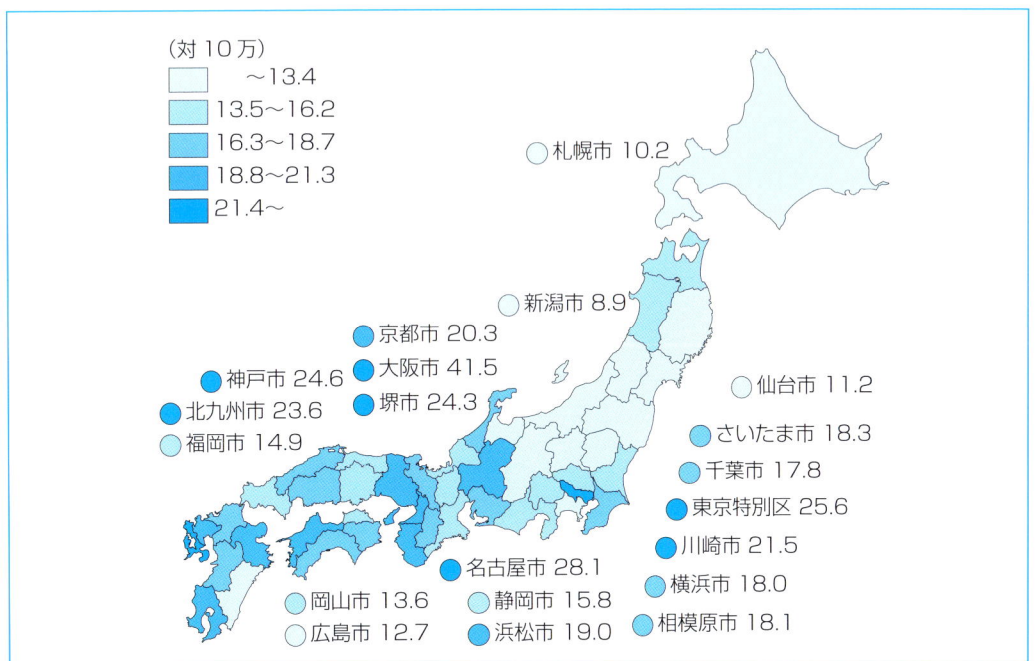

図4　わが国の結核罹患率の地域的偏り
（四元秀毅，山岸文雄，永井英明，ほか．医療者のための結核の知識．東京：医学書院，2013：3より引用）

005

近では大都市への偏在傾向が顕著となってきており，東京，名古屋，および大阪を中心とした三大都市圏での新登録率はほかの地域の1.7倍となっている(図4)。

このような状況下で，一応順調に減少しつつあるわが国の結核が今後も同じペースで減少し続けるという保証はなく，国境を越えた人の動きが活発化する今日，その趨勢は予断を許さないものといえよう。

文献
1) World Health Organization. Global tuberculosis report 2014. URL：http://www.who.int/tb/publications/global_report/en/
2) 結核予防会結核研究所. 結核の統計年報2014. URL：http://www.jata.or.jp/rit/ekigaku/toukei/nenpou/

(徳田　均)

2 結核の経過：感染の成立と進展

1）結核の免疫

はじめに

　呼吸器を門戸とする多くの感染症の中でも結核症はその病像の特異さで際立っている。世界人口の1/3に感染しているというその感染力の強さ，しかし発症はその一部に限られること，その経過の緩慢さ，その中で突然起こる急性経過への転化，画像所見の多彩さ（それは多彩な病理形態学的変化の反映である），これらを理解するためには，結核菌という微生物の特異性と，その宿主であるヒトの免疫との複雑な関係の仕方（それは人類との永い共生の歴史の結果もたらされたと考えられている）についての知識が不可欠である。

結核菌の活動と宿主の免疫応答

■概要[1)2)]

　結核菌は感染後，マクロファージ（macrophage：MΦ）などの細胞内で増殖する（細胞内寄生菌）。宿主の自然免疫はMΦの内部でこれを殺菌処理しようとするが，結核菌にはこれを回避する機序が備わっており，菌は細胞内で生存，増殖を続ける。宿主はやがて結核菌に特異的な免疫を獲得し，さらに殺菌能を高めて菌を攻撃する。その結果局所は乾酪壊死に陥るが，それでも完全に菌を根絶することはできない。やがて宿主の免疫系は複雑なプロセスを経て局所に肉芽腫を形成し，菌を乾酪壊死の中に封じ込めようとする。ただし条件によっては封じ込めは成立せず，乾酪壊死から軟化融解が起こり，空洞が形成され，菌は酸素の豊富な環境で一気に増殖し，菌の散布が再開される。

　肉芽腫内への封じ込めが成功した場合，内部は高度の低酸素状態なので，偏性好気性菌である結核菌はその中での生存が困難になるが，酸素をほとんど必要としない冬眠状態に変化して生き延びる。数年〜数十年を経過して，10％以下の人において，宿主免疫の変調などで，肉芽腫の崩壊が起こると，空洞が形成され，酸素を得た結核菌は再び活動を開始し，新たな発病が起こる（内因性再燃）（図1）。

　以上が概要であるが，以下，段階別に詳説する。

■初期防御反応

　結核菌は毒力は比較的弱い菌であるが，数個が肺胞内に侵入しただけで感染が成立する

2 結核の経過：感染の成立と進展

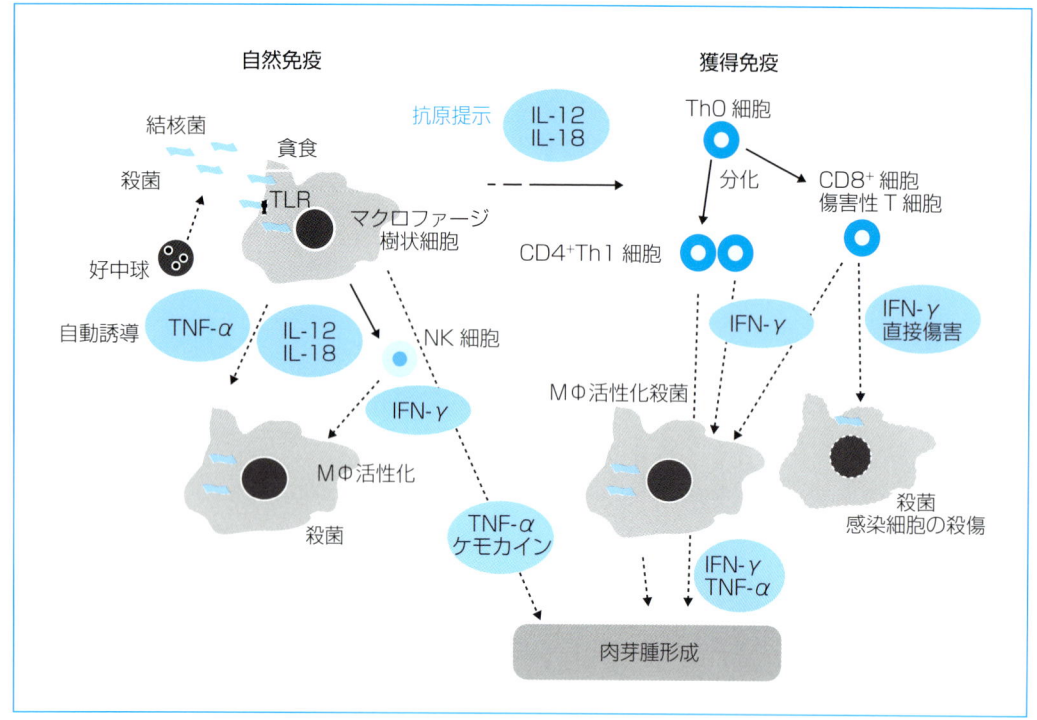

図1 結核菌に対する宿主の防御免疫

といわれるように感染力は強い。これはMΦ，樹状細胞などの食細胞，肺胞上皮細胞などに容易に侵入できる仕組みを菌自身がもっているためである。

　侵入した結核菌に対しては自然免疫がまず反応する。MΦが菌を貪食し（あるいは菌がMΦ内に侵入し）殺菌処理しようとするが，結核菌はこれら殺菌機構を無効化し（ファゴソーム内で殺菌機構に抵抗，ファゴリソソームの形成を阻害），生き延びる機序をもっている。菌を貪食したMΦからはTNF-αなどのサイトカイン，ケモカインが産生され，近傍の血管からMΦなどの免疫担当細胞が動員される。放出されたIL-12，IL-18などがNK細胞に働きかけ，IFN-γが放出され，MΦの食菌能は強化される。しかし全体として殺菌は進まず，動員されたMΦ内でも菌は増殖を続け，菌数は4～5週間のうちに20～30倍に達するといわれる。

■獲得免疫（特異的防御免疫）の成立，発現

　菌を貪食したMΦ，樹状細胞は所属リンパ節に運ばれ，そこで菌体成分の抗原提示を行い，またIL-12，IL-18などのサイトカインを放出し，その結果結核菌特異的なTh1リンパ球，およびCD8⁺キラーリンパ球が誘導される。Th1リンパ球は抗原刺激などを受けて大量のIFN-γを放出し，それを受けてMΦの殺菌能は飛躍的に高まる。CD8⁺キラーTリンパ球はIFN-γを産生するのみならず，perfolinを放出して菌を貪食したMΦを破壊し，放出された菌を新たに動員されたMΦに処理させる，あるいはgranulysinを放出して菌に感染した細胞を傷害することで内部の菌を殺菌する，などのメカニズムで殺菌力を発揮する。

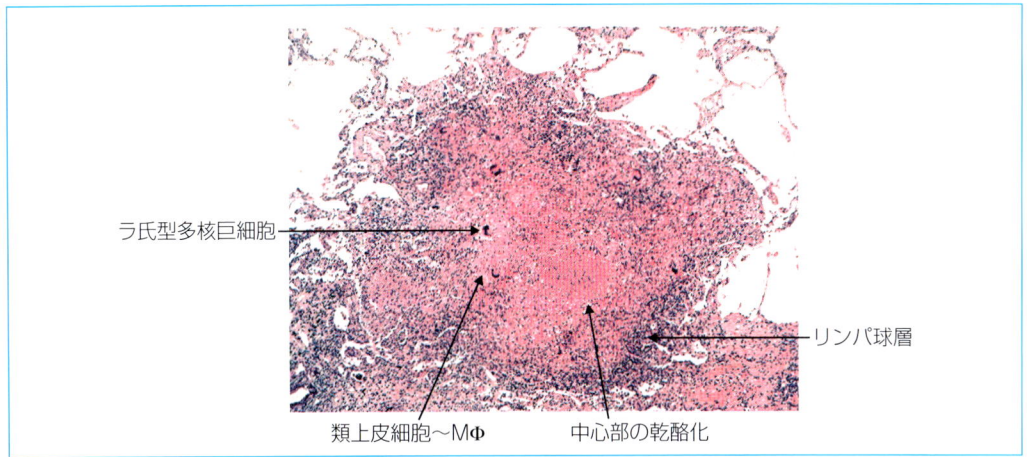

図2　結核性肉芽腫

これらの特異的免疫能を獲得したリンパ球が感染局所に到達し，上記の活動を開始するのには通常4〜5週間かかるとされる。

この獲得免疫によって強化された攻撃の結果，菌を貪食したMΦはアポトーシスに陥り，それらを含むその局所全体は肺胞構造を保持したままの壊死（凝固壊死）に陥る。これは肉眼所見上その色調がチーズに似るので，乾酪壊死と呼ばれる。通常の感染のように融解壊死にならないのは，菌体およびMΦに含まれる多量の脂質が融解に抵抗するためといわれている。

■肉芽腫の形成と崩壊

感染初期においてもMΦから放出されるケモカインの働きで，MΦが局所に集まり，ゆるい集合状態を形成，やがてMΦは多核巨細胞，類上皮細胞へと変化する。このように自然免疫過程でも肉芽腫はある程度形成されるが，それが強化されるのは獲得免疫の成立を待ってである。特異的免疫能を獲得したTリンパ球，MΦなどから放出されるTNF-α，IFN-γなどにより，乾酪壊死部を取り囲んで肉芽腫の形成はさらに促進され，強固なものになる[3)4)]。

しかしこの肉芽腫の内部で結核菌は生き延びることができる。内部は酸素分圧2mmHg以下という過酷な低酸素環境であるが，結核菌は分裂を停止し，肉芽腫中のFoamy MΦの内部で宿主の脂質を取り込み，長期間（数年〜数十年）にわたって生存することができる。肉芽腫の構造を維持するためにはTNF-αをはじめとする宿主免疫の安定した定常的な働きを必要とする。

この宿主の免疫が変調し構造が維持できなくなるか，その他菌側の変化なども加わって菌の活動が再開されると，肉芽腫は崩壊し，気道との交通が起こり，空洞が形成される。この空洞形成にはTリンパ球の関与が確実視されているが，詳細はまだ解明されていない。豊富な酸素を得て結核菌は再び増殖を開始する。内因性再燃の始まりである。

肉芽腫はこのように，宿主の側からみれば食菌に抵抗する菌を封じ込める重要な仕組みであるが，菌からみれば体内で長期生存するための絶好の隠れ家であるともいえ，その性格は両義的である（図2）[3)4)]。

2 結核の経過：感染の成立と進展

おわりに

　結核菌は人類との永い共生の歴史を通じて，宿主免疫の攻撃を回避する機序，あるいは肉芽腫という封じ込め機構の内部でしぶとく長期間潜伏する機序を獲得した。そこにこの感染症が，制圧に向けた多くの努力にもかかわらずいまだに地球上最大の感染症として猛威を揮い続けている理由がある。

　以上より，この肉芽腫こそ，結核症という，菌と宿主の複雑な免疫応答が織りなす病態の中心に位置する病変であることが理解されよう。この肉芽腫はまた結核症の病理形態学上の最大の特徴の一つであり，そして本書の主題である画像からのアプローチにおいて最大の手がかりの一つとなることは，以下の項でみてゆく。

文献

1) 河村伊久雄. 結核症における感染防御機序. 結核 2006 ; 81 : 687-91.
2) Ernst JD. The immunological life cycle of tuberculosis. Nat Rev Immunol 2012 ; 12 : 581-91.
3) Ramakrishnan L. Revisiting the role of the granuloma in tuberculosis. Nat Rev Immunol 2012 ; 12 : 352-66.
4) Rubin EJ. The Granuloma in tuberculosis : Friend or Foe. N Eng J Med 2009 ; 23 : 2471-3.

〔徳田　均〕

② 結核の経過：感染の成立と進展

2）結核性病変の基本形とその自然経過

はじめに

前項で述べたように，結核菌に対する宿主の免疫反応は，他の微生物に対するものと多くの点で異なっており，その結果，結核性病変はほかの感染症とは異なる特有の経過を取り，特有の形態を呈する。これらの経過とその形態について正確な知識を持っておくことは，結核症を画像で診断するために不可欠である。これについては，岩井のシェーマ（図1）が広く知られてきたが，これを基に以下敷衍解説する。

なお前項の内容をここでは主に形態学的見知から詳しくみていくので，記述が重複することを了解されたい。

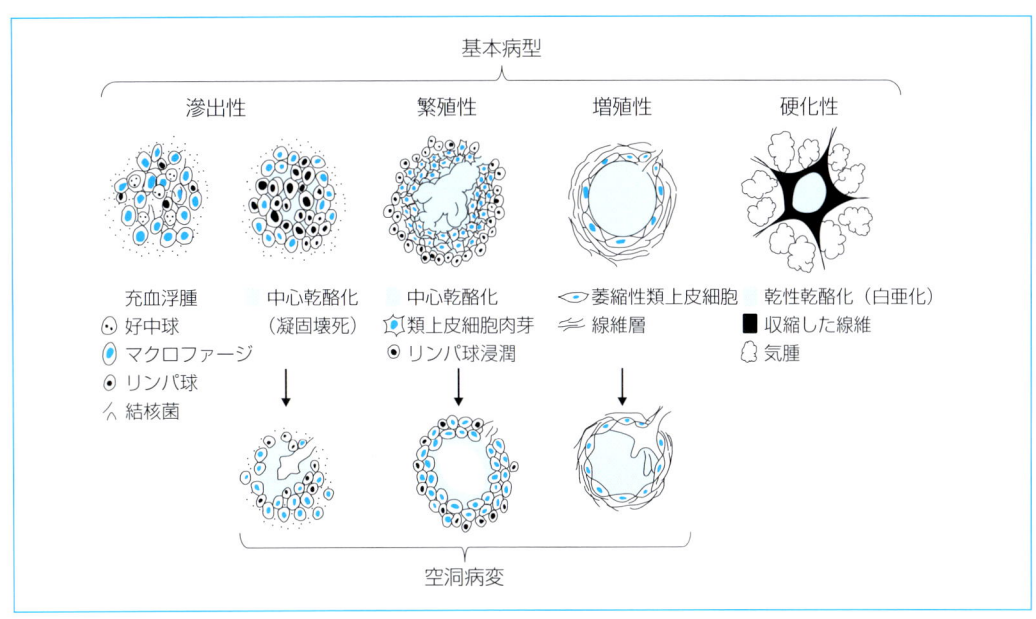

図1 結核性病変の基本形
（岩井和郎．結核性病変の基本と形成のメカニズム．岩井和郎，編．結核病学 1．基礎・臨床編．東京：結核予防会，1985：127 より引用）

2 結核の経過：感染の成立と進展

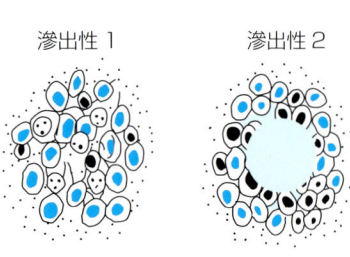

a. 滲出性反応

b. 滲出性反応の病理像：終末細気管支（→）を中心に滲出性病変が広がっている。

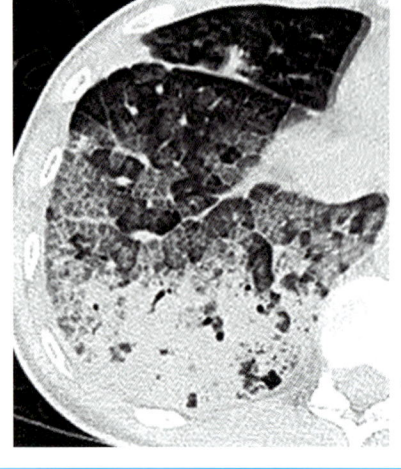

c. 滲出性反応の画像：大量の菌の散布によって起こった広範な滲出性病変。小葉単位で濃淡がある。滲出は小葉を最小の単位として起こることがわかる。

図2　結核性病変の基本形1—滲出性反応

結核性病変の基本パターンとその推移

■概要（図1）

①菌の肺胞への侵入により最初は滲出性反応が起こる。その後，自然免疫および後から加わる獲得免疫によりその中心部に乾酪壊死が起こり，それを囲んで肉芽腫が形成される（繁殖性，増殖性反応）。これは食細胞の食機能だけでは菌を処理できないために宿主が取る菌の封じ込めともいえ，ここでその局所においては菌の活動はいったん制御される。②しかしこれら肉芽腫性病変（あるいはその前段階の滲出性病変）において，何らかのきっかけで乾酪壊死部の軟化融解が起こり，壊死物質が気道から排出されると空洞が形成される。空洞は菌の増殖に適した環境を提供し，ここで大量に増殖した菌は経気道的に周囲肺に散布され，新たな病変を形成する（結核症

2)結核性病変の基本形とその自然経過

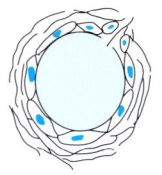
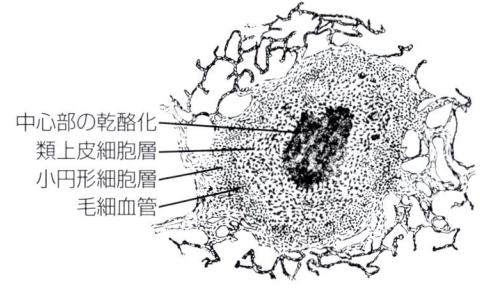

a. 増殖性反応(肉芽腫の形成)：古典結核病学では類上皮細胞集団が形成される時期を繁殖性と呼び，線維層がその周囲に形成される時期を増殖性と呼んで区別したが，今日では「増殖性」と一括して呼称されることが多い。

c. 結核結節
（岩崎龍郎．改訂結核の病理．東京：結核予防会，1997：15 より引用）

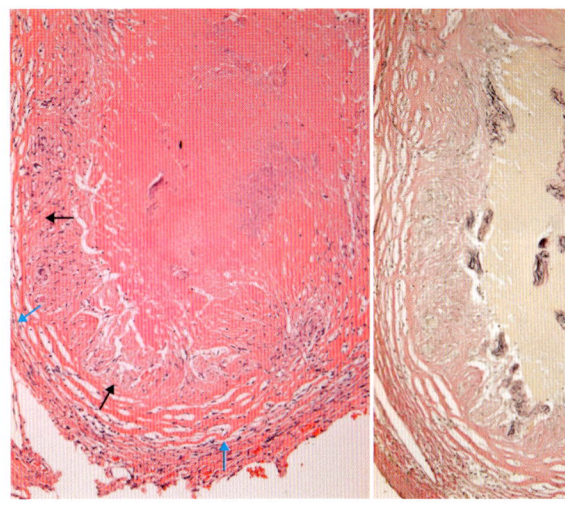

b. 増殖性反応の病理像：中心部は壊死に陥り，周囲を類上皮細胞(→)，その外周をリンパ球や線維層(→)が取り囲む。右の弾力線維染色では中心部には肺胞構造が残存していることがわかる(凝固壊死)。(蛇澤　晶先生提供)

図3　結核性病変の基本形2―増殖性反応

の進展)，③宿主の免疫能力が勝り，菌の封じ込めに成功した場合は，肉芽腫は線維化，縮小へと向かい，菌を壊死物質中に蔵したまま一応の治癒が完成する(硬化性反応：結核症の自然治癒)。

　これらの変化は同一個体において同一時点で併存し得るので，その結果，ある一時点でみると，新しく形成された新鮮な病巣と，硬化ないし治癒を営んだ古い病巣とが共存す

る，いわゆる「新旧の病変の混在」がみられることとなる。慢性肺結核症の形態上の大きな特徴である[1〜4]。

■滲出性反応(図2)

　滲出性反応は，肺胞内に侵入，増殖を開始した結核菌に対して，局所に充血，液性成分の滲出，炎症細胞の遊出，壊死などが起こる一連の反応で，結核菌に限らず他の多くの病

013

2 結核の経過：感染の成立と進展

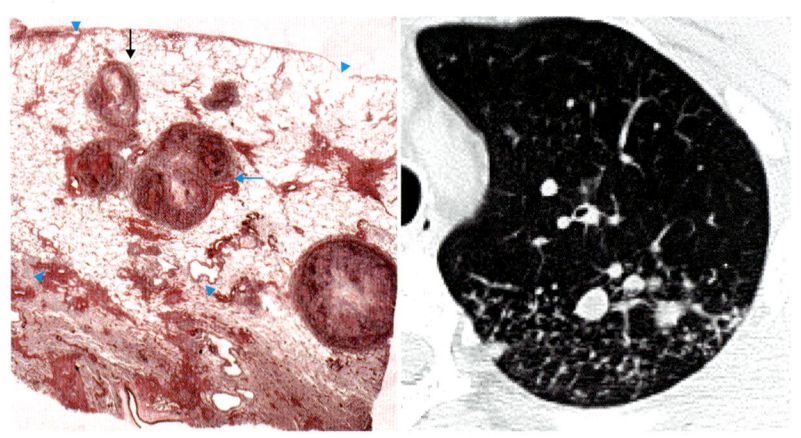

d. さまざまな大きさの肉芽腫
左：一つの小葉内（▶で囲まれた領域）に径1mm（→）～数mm大（→）の小結節が形成されている。大きいものは複数の肉芽腫が融合したものとわかる。このように，肉芽腫（結核結節）の大きさはさまざまである。
右：CTでさまざまな大きさの結節がみられたとき，結核症を疑う有力な手がかりとなる。

図3　結核性病変の基本形2―増殖性反応　つづき

因菌とも共通した一般的反応である。炎症細胞は化膿菌の場合好中球が主体であるが，結核菌の場合は当初こそ好中球だが数時間後にはMΦ，リンパ球へと主役の交代が起こり，盛んに食菌が行われる。しかし自然免疫だけでは殺菌は成功せず，菌は増殖を続ける。獲得免疫の参加を待って初めて殺菌能は飛躍的に向上し，菌の制御が可能となる。滲出病変の中心部では組織および食細胞の壊死が生じる。化膿菌の場合，組織すべてが融解する融解壊死となるが，結核の場合，肺胞構造は保全されたまま凝固壊死となり，その性状が黄灰色のチーズ用の固さと色を示すことから乾酪壊死と呼ばれる。結核症の組織学的特徴の一つである。融解壊死でなく乾酪壊死に至るのは，結核性病変の内部には蛋白分解酵素に抵抗する脂質が多量に含まれているため，と説明される。この脂質は結核菌の細胞壁に多量に含まれ，またMΦにも由来する。この一連の過程をシェーマ（図2a）に示す。

組織所見（図2b）では，終末細気管支を中心として滲出性反応が起こっている状態が確認できる。これら滲出性反応は小葉単位で起こるため，CTでは汎小葉性のパターンを示す（図2c）。

■増殖性反応（図3）

時間とともに滲出性反応は軽減し，主に宿主が獲得した特異的免疫によって肉芽腫が形成される。この相は，古典結核病学ではさらに二分され，類上皮細胞などの細胞分裂の盛んな時期を「繁殖性」，周囲に肉芽・線維層が形成される時期を「増殖性」と呼んで区別したが，今日一括して増殖性と呼ばれることが多い（図3a）。

類上皮細胞はMΦが刺激を受けて転化したもので，これが乾酪壊死巣を取り囲み，その外周にはリンパ球の層が形成される。その外周には格子線維，次いで膠原線維が形成される（図3b）。このようにして形成された肉芽腫は，「結核結節」（tubercle）と呼ばれる（図3c）。結核症（tuberculosis）という疾患

2)結核性病変の基本形とその自然経過

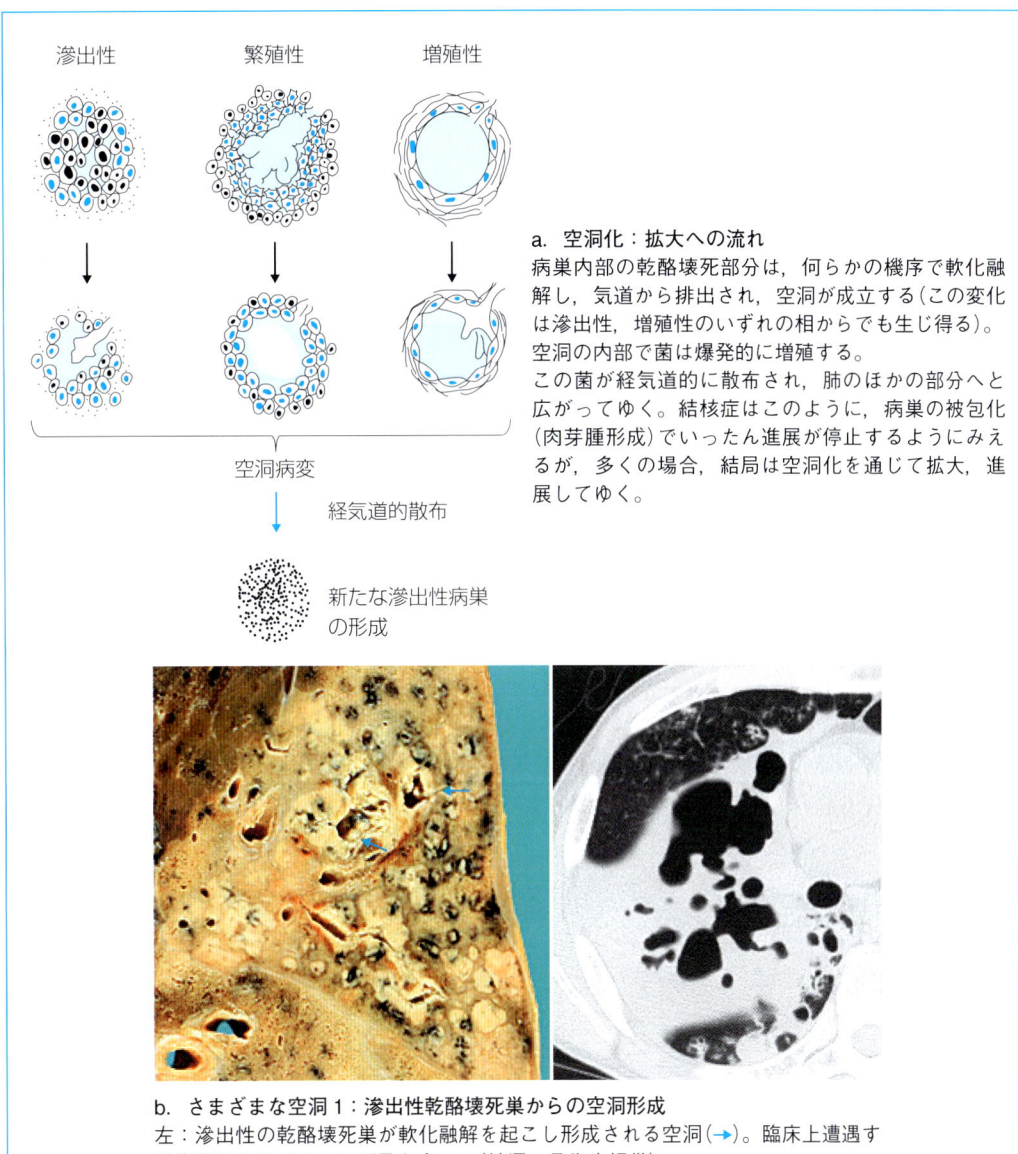

a. 空洞化：拡大への流れ
病巣内部の乾酪壊死部分は，何らかの機序で軟化融解し，気道から排出され，空洞が成立する（この変化は滲出性，増殖性のいずれの相からでも生じ得る）。空洞の内部で菌は爆発的に増殖する。
この菌が経気道的に散布され，肺のほかの部分へと広がってゆく。結核症はこのように，病巣の被包化（肉芽腫形成）でいったん進展が停止するようにみえるが，多くの場合，結局は空洞化を通じて拡大，進展してゆく。

b. さまざまな空洞1：滲出性乾酪壊死巣からの空洞形成
左：滲出性の乾酪壊死巣が軟化融解を起こし形成される空洞（→）。臨床上遭遇する空洞はこのパターンが最も多い。（蛇澤　晶先生提供）
右：（別症例のCT）広範な浸潤影の中に不整形の空洞が多発している。

図4　結核性病変の基本形3―空洞形成

の名称はここに由来する。中心部に乾酪壊死を有する点が一般の肉芽腫とは異なる最大のポイントである。この乾酪壊死巣の中には結核菌が形態を変えて生存している。

　結核結節の大きさは，侵入した菌の量，毒力などにより種々の大きさがあり得るが，1mm～数mmのことが多い（図3d）。1cmを超えることもしばしばある。CTでさまざまな大きさの小結節影がみられたときは，結核症を疑う有力な根拠となる。

　この肉芽腫形成は，通常の食細胞による食菌だけでは処理しきれない結核菌に対する宿主の封じ込め作戦である，との見方もあるが，菌の側からいえば，宿主内でしぶとく生

2 結核の経過：感染の成立と進展

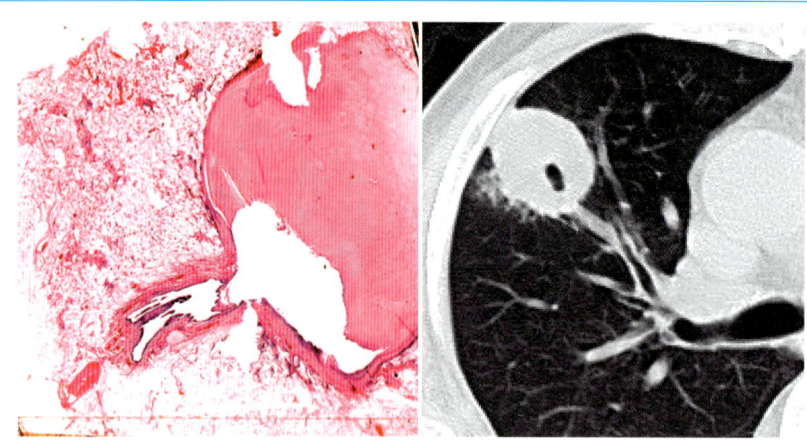

c. さまざまな空洞2：被包乾酪巣からの空洞
1cmを超える大きな肉芽腫（被包乾酪巣）は容易に軟化崩壊して空洞を形成する。崩壊は閉鎖が不完全だった所属気管支（誘導気管支ともいう）から起こる。

図4 結核性病変の基本形3―空洞形成 つづき

き延びるための巧みな戦略であるともいえる。

■空洞形成（図4a）：拡大への流れ

宿主の免疫反応が不十分もしくは過剰，その他菌の毒力が強いなどの条件が揃うと，乾酪壊死部分が軟化融解を起こし，気道から排除されて空気と入れ替わり，空洞が形成される。空洞は滲出性病変からでも増殖性病変からでも生じ得る。臨床上遭遇する空洞は滲出性病変からのものが多い。浸出性病変が広範であるほど起こりやすい（図4b）。また，いったん細胞層，線維層で被包された肉芽腫性病巣（被包乾酪巣という）からも軟化融解が始まると空洞が成立し得る（図4c）。

空洞は菌の増殖にはこのうえなく適した環境である。酸素が豊富であり，栄養源として豊富な乾酪物質があり，発育に適した温度，湿度を備えている。ここで菌は爆発的に増殖する。空洞内の菌数は時として億の単位に達するといわれる。これが気道を介して周囲の肺に散布されると結核症は一挙に拡大，悪化する。

■硬化性反応（図5a）：自然治癒への流れ

宿主免疫が適度に働いて肉芽腫による封じ込めが成功した場合，時間とともに肉芽腫の中の細胞層は萎縮し，膠原線維に置き換えられ，次第に硬い組織に変化してゆく。これを硬化性反応という。この局所に関しては一応の治癒である（ただし先述のように，この硬化巣の内部には形を変えて結核菌が存続しており，数年後〜数十年後の内因性再燃のもととなり得る）。その病理像およびCT像を図5bに示す。

以上述べてきたような変化，すなわち結核特有の免疫学的対応で感染を封じ込めようとするがなお防ぎきれず，悪化，拡大に向かう流れと，封じ込めが一応成功して自然治癒に向かう流れとがあり，それらが同一時期に同一個体において併存し得るのが慢性に経過する結核症（肺結核症は多くこの形をとる）の特徴である。これは画像上新旧の病変の混在として表現され（図6），画像，特にCTから本症を診断する鍵の一つとして以前から注目さ

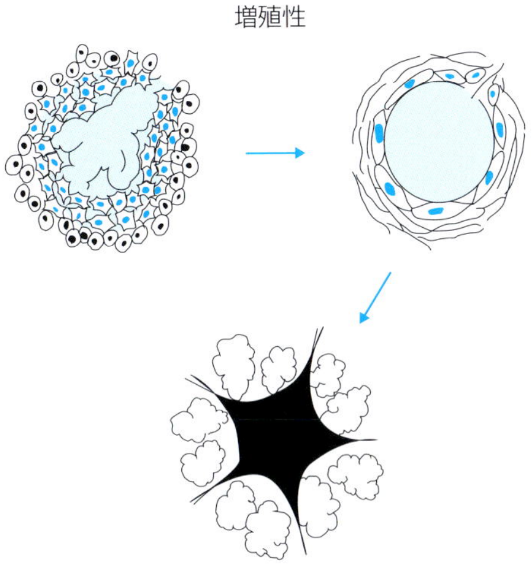

2）結核性病変の基本形とその自然経過

増殖性

a. 硬化性反応：自然治癒への流れ
宿主の防御反応が優った場合，病巣は自然治癒過程を進む。細胞層は消失し，線維性の収縮が起こり，中心部は白亜化し（X線上の石灰化），硬化性病巣となる。周囲の構造を引き込み，また周囲には局所的な気腫（parafocal emphysema）を生じる。

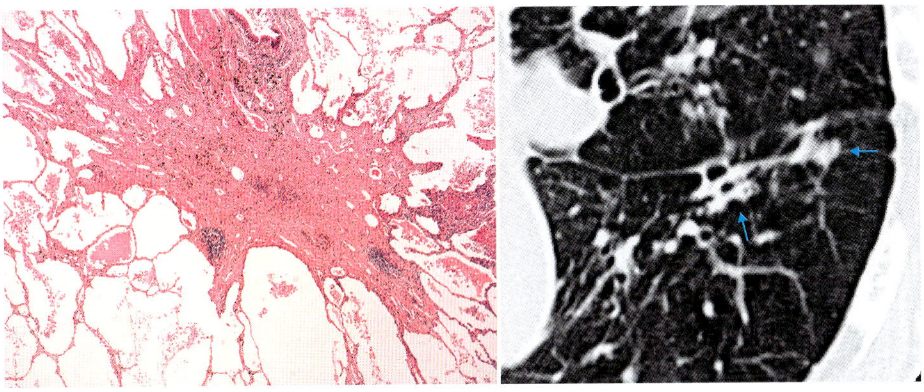

b. 硬化性病巣
左：組織所見。中心部の壊死は消失し線維に置き換えられている。収縮により周囲構造が強く牽引されている。隣接する肺胞は気腫状になっている。
右（別症例のCT）：多発する硬化性病巣（→）。周囲が気腫状になっていることに注意。

図5　結核性病変の基本形4─硬化性反応

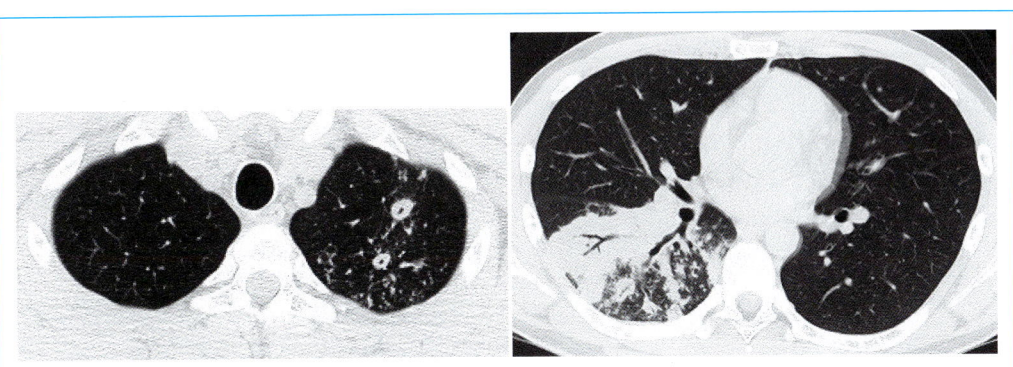

左：左上葉には境界明瞭な結節影が2個，いずれも境界は鮮明であり，時間の経った被包乾酪巣と推定される。内部に小空洞を生じており周囲に粒状影があることから，菌の散布が始まっていると考えられる。
右：右下葉に浸潤影が広がっており，散布された菌により新しく形成された病変である。

図6　新旧の病変の混在：慢性肺結核症の特徴

017

れてきた。

おわりに

　以上の解説を基に図1のシェーマをみると，結核性病変の諸相についてのこのシェーマに改めて時間軸が加わり，侵入してきた菌に対する宿主の防御反応，それを乗り越えての結核の拡大，悪化，あるいは宿主の防御が優っての自然治癒などのダイナミックな変化を示したものとして了解されよう。

文献
1) 岩崎龍郎. 改訂結核の病理. 東京：結核予防会, 1997.
2) 岩井和郎. 結核性病変の基本形と形成のメカニズム. 岩井和郎, 編. 結核病学1. 基礎・臨床編. 東京：結核予防会, 1985：126-38.
3) 岩井和郎. 図説・結核の病理：結核症の発病, 進展, 重症化の機序. 東京：結核予防会, 2012.
4) 蛇澤 晶. 結核の病理. 泉 孝英, 監. 冨岡洋海, 編. 結核第4版. 東京：医学書院, 2006：26-40.

（徳田　均）

2 結核の経過：感染の成立と進展

3) 感染から発病まで

肺結核は肺尖部〜上肺野に好発する

　古くから，結核症は肺尖，上肺野に好発するといわれてきた。図1aは典型的な肺結核症の1例である。病変の分布は，胸部単純X線写真においても，MPR-CTにおいては一層明瞭に，肺尖から上肺野に密集している。図1bは，結核と診断された49例について，単純X線写真上の結核病巣の主たる占拠部位を検討したもので，この図からも上肺野，次いで肺尖部に病変が多いことがわかる。

　結核症は結核菌を含んだ飛沫核を肺の奥深くに吸引することで成立，発症する。このような吸引は肺のどこに起きてもよいはずであり，事実ほかの細菌，真菌感染症においてはこのような肺尖〜上肺野への偏りはみられない。なぜ結核症においてのみ，このような傾向が生じるのであろうか？

　結核病学の先人達は結核の感染から発病に至る過程を病理学，臨床，疫学の各方面から考究し，精緻な発病論を築き上げた。この発病過程論を学べば，自ずから先の疑問への答えは出てくる。以下今日までに明らかにされた，結核症の感染から発病に至るプロセスの概略を説明する[1]〜[5]。

初感染原発巣と初期変化群 (Primary complex)

　経気道性に吸引された菌を含む飛沫核（菌数は一つの核に2，3個といわれる）は，多くの場合途中の気道粘膜に捕捉，処理されるが，一部が肺胞に達するとそこで菌は増殖を開始，結核感染が成立する。宿主免疫がこれに反応して滲出性病巣が形成され，遅れて成立した特異的細胞性免疫により乾酪化および肉芽腫形成（被包化とも呼ぶ）が起こり，ここで一応の治癒が営まれる。こうして形成された病巣を初感染原発巣と呼ぶ（古典結核病学では，「初感原発巣」の語が使われたが，近年は日本結核病学会の結核用語事典をはじめとして，初感染原発巣と表記されることが多い）。大きさは極めて小さく数mm大もしくはそれ以下といわれる。

　岩崎は肺内での初感染原発巣の占拠部位について多数の剖検肺の検索結果に基づき次のように述べている（図2）[1]。その体積にほぼ比例して下葉に多く，上葉にやや少なく，中葉に最も少ない。各肺葉内では上部より下

2 結核の経過：感染の成立と進展

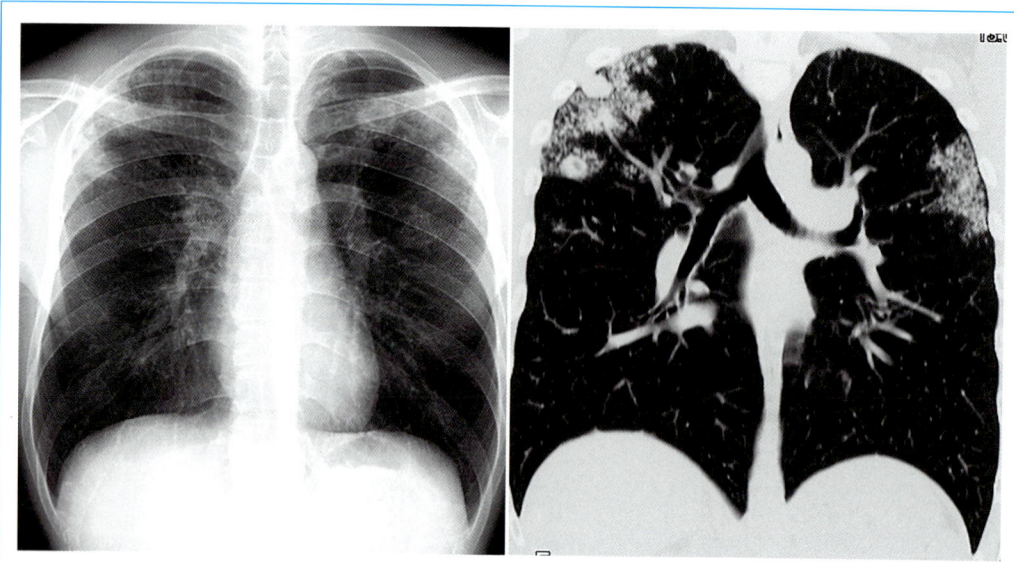

a. 典型的な肺結核症の単純 X 線像と MPR 像：病変は両側の肺尖から上肺野にかけて分布している。

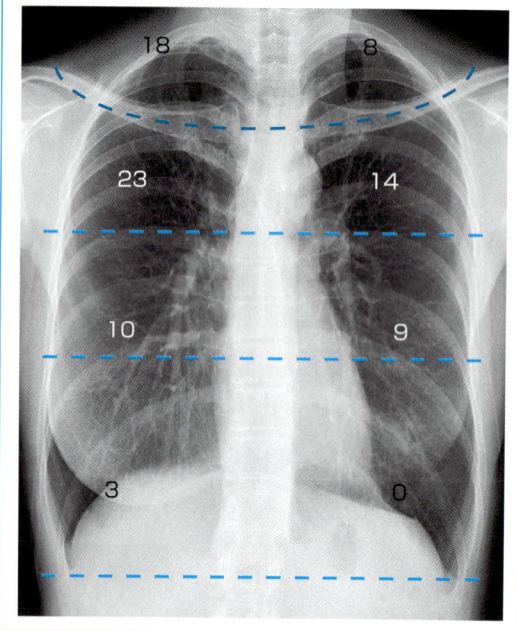

b. 単純 X 線正面像での肺結核の分布〔氏田：慈恵医大での集計(n=49)〕。

図1　肺結核症の肺内での分布

部に多い。左右では右にやや多い。また，ほとんどの原発巣は胸膜直下，2, 3mm の位置にある。すなわち特に肺尖部に多いわけではない。ほぼ全肺野均等ということである。

この原発巣から直接肺内に感染が拡大するならば，肺尖への偏りはみられないはずであるが，実際はそのような過程をとる(その場合一次結核症と呼ばれる)ものはわずかであり，大部分は以下に述べる複雑な形で進展してゆく。

結核菌はリンパ路を経由して同一流路内にある肺門部リンパ節に運ばれ，そこで結核性

3)感染から発病まで

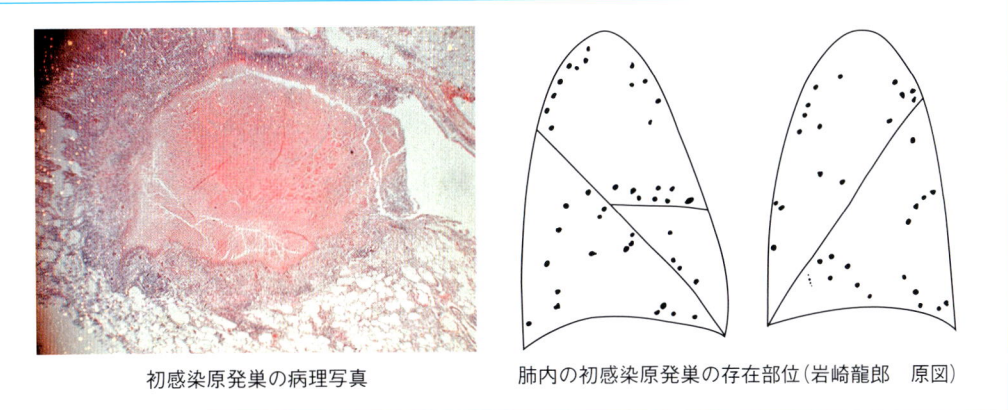

初感染原発巣の病理写真　　　　肺内の初感染原発巣の存在部位（岩崎龍郎　原図）

図2　初感染原発巣（primary focus）の肺内での分布

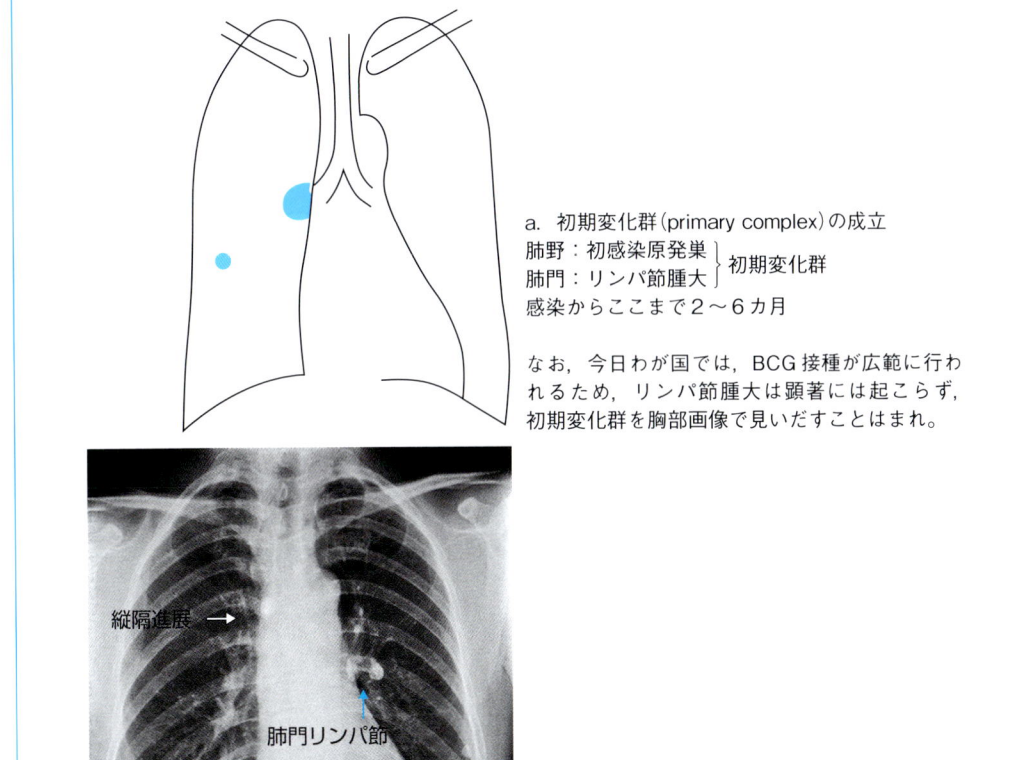

a. 初期変化群（primary complex）の成立
肺野：初感染原発巣 ｜初期変化群
肺門：リンパ節腫大 ｜
感染からここまで2〜6カ月

なお，今日わが国では，BCG 接種が広範に行われるため，リンパ節腫大は顕著には起こらず，初期変化群を胸部画像で見いだすことはまれ。

b. 自然治癒した初期変化群：それぞれの病巣が石灰化したために，初期変化群（→）およびその後の縦隔進展（⇨）の様子がよくわかる（なお，この過程は本人はまったく自覚しないことが多い）。

図3　初期変化群の形成

2 結核の経過：感染の成立と進展

リンパ節炎を生じる。初感染原発巣と結核性変化を起こした肺門部リンパ節を併せて初期変化群（primary complex）と呼ぶ（図3a）。感染からこの初期変化群の成立までに要する時間は2〜6カ月といわれる。初期変化群は病理学的な概念であるが，胸部画像においてもみられることがある。肺野の原発巣は認識困難であるが，腫大したリンパ節が小児などにおいて病的な肺門・縦隔のリンパ節腫大として時に問題となる。もっともわが国ではBCG接種が広く行われており，その場合，結核感染が起きてもリンパ節腫大は起こりにくく，実際はそのような事例に接することは多くはない。初期変化群は自然治癒後しばしば石灰化を残すが，それが単純X線写真で認識されると，かつてその人に初期変化群が形成されたこと，さらにはそこから縦隔への進展があったことなどを知ることができる（図3b）。

初期変化群から肺尖病巣の形成

多くの例では，初期変化群が形成されると，ほぼ同時期に成立する特異免疫により感染はその局所で制御されて治癒状態に入り，そこはその後再び活動することはない。しかし一部の例（免疫抵抗力の弱い個体，毒力の強い菌）では局所治癒が成立せず，リンパ行

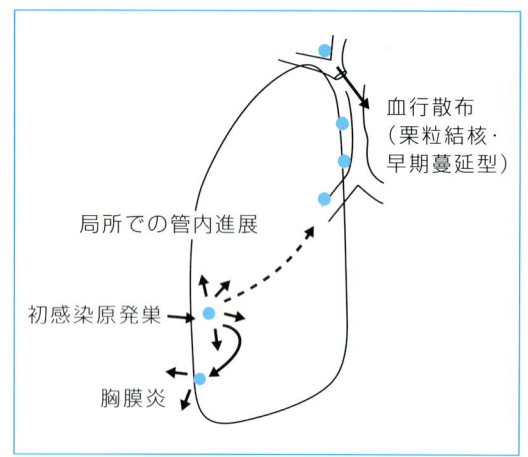

図4　一次結核症

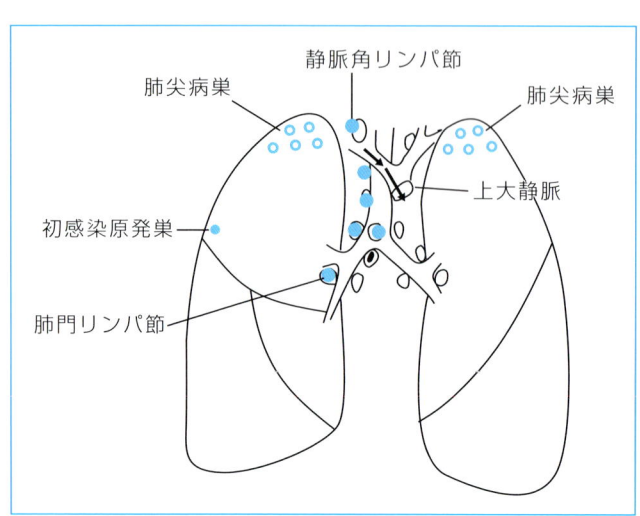

図5　初期変化群から肺尖病巣の形成
リンパ行性に縦隔を上行，静脈角リンパ節から血流に入り，上大静脈→肺動脈→肺各所へ到達する。その後肺尖素因で選択され，肺尖部にのみ病巣が形成される。

性，さらには血行性の進展が続き，あるいは原発巣からの管内性(気道を伝っての進展をこう呼ぶ)進展が継続し，感染に引き続いての発症に至る。このようなプロセスを経て発症する場合，これを一次結核症と呼ぶ(図4)。早期蔓延型の粟粒結核，特発性胸膜炎，肺の局所での進展などがこれにあたる。本項末尾に典型例を示した(図11)。その正確な頻度は明らかではないが，数％以下といわれる。

一方初期変化群の形成の最中，特異免疫の成立する前に，一部の例で菌はリンパ路内を伝って上行を続け，静脈角リンパ節に入り，そこから血液中に入り，上大静脈～右心系を経て，肺動脈経由で広く肺内に散布される。この過程は通常自覚されることはない(silent bacillemia)。その中で，最終的には肺尖部(右S^1, S^2, S^6, 左S^{1+2}, S^6)にのみ菌が生着し，結核病巣が形成される(図5)。

この病巣形成が肺尖部に集中する理由については，「肺尖素因」との名称の下，さまざまな機序が想定されてきた。現在最も有力な説は局所のPaO$_2$を重視するもので，上肺野～肺尖部では換気は多く，血流は少ない。したがって換気血流比は頭側に行くほど高く，局所のPaO$_2$は肺尖部において最も高い(図6)。結核菌は偏性好気性菌であり，酸素の豊富な部位で繁殖できる。かくして血行性(一部は初感染原発巣からの管内性ルートもあるとされる)に肺の各所に到達した菌のうち，肺尖部に達した菌のみが定着増殖する，それをその頃までに成立した宿主の特異的細胞性免疫が取り囲んで安定した肉芽腫性病巣をつくるというものである。

肺尖病巣の崩壊：内因性再燃

この肺尖部に形成された被包化病巣は，大部分の例においては生涯安定してそのままであるが，その中で結核菌は増殖を停止しながら生存している。一部(その頻度は10％あるいはそれ以下と推定される)の例において，数カ月～数年～数十年を経て，宿主の封じ込め機構に破綻が生じると病巣は崩壊し，結核菌は活動を再開する(内因性再燃)(図7a)。ここから菌が経気道性に散布され，上肺野に二次的に病巣をつくる。そのうちのあるものは再び封じ込めが行われるが，あるものは空洞化し，そこがさらに菌の散布源となる。こうして，肺尖から尾側へ(apico-caudal)，背側から腹側へ(dorso-ventral)と病巣形成が次々に展開して行き，いわゆる二次結核症が形成される(図7b)。

われわれがみる肺結核症の大部分は内因性再燃であり，二次結核症と考えられるので，それが肺尖から上肺野にかけて多いというのは，以上の説明から理解される(図8)。菌の散布は肺尖部から始まるのであるが，肺尖

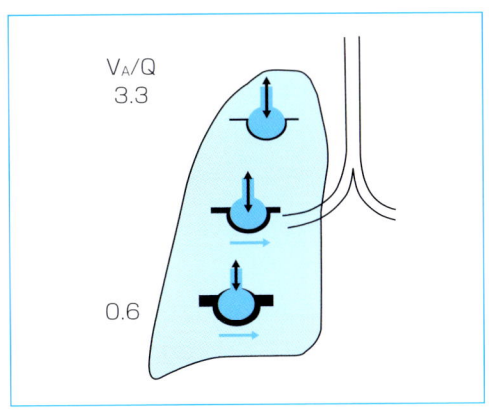

図6 なぜ肺尖部に病巣が形成されるのか：肺尖素因
換気血流比は肺尖側が肺底部より高く，その結果，局所の酸素分圧は肺尖で高い。結核菌は偏性好気性菌であり，酸素が豊富な場所でのみ増殖を続けることができる。

❷ 結核の経過：感染の成立と進展

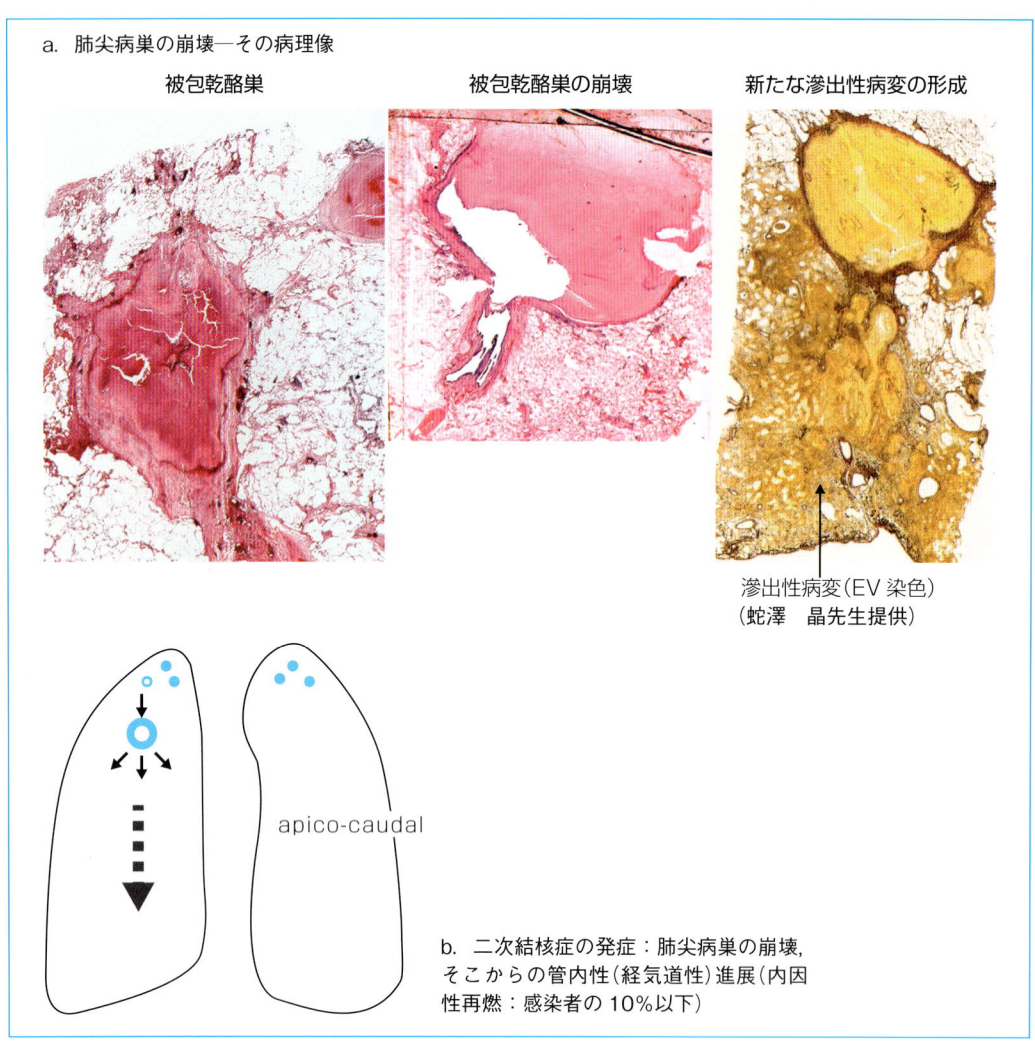

図7 二次結核症の発症

部病巣はまだ小さく，二次的に形成される上肺野病巣がより大きく，画像的には目立つことになる。

結核の感染と発病

以上のように，結核の感染は，まず肺内に初期変化群として成立し，さらにリンパ行性，血行性，経気道性に拡大しようとする。感染後程経て成立した特異的免疫がこれを押しとどめ，多くを一応の治癒状態におく。すなわち感染症の過程が一時停止する。多くの例ではそのまま生涯発病することはないが，一部の例で肺尖部に成立した転移性病巣が一定の年月を経て再燃を来して二次結核症が形成される。このような道筋を理解することが，結核症の画像診断のためには必須である[6)〜8)]。図9にその流れをまとめた。

なお，このように，肺内に内因性再燃を起こし得る病巣をもった人（既感染者）が現在どれくらいいるかも知っておいたほうがよい。

3)感染から発病まで

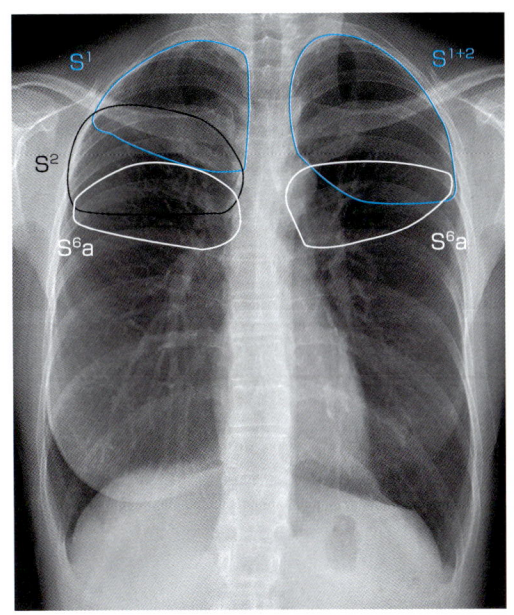

図8　単純X線正面像に投影された肺尖領域

日本全体では約2,000万人が既感染といわれる。しかし既感染率は世代により大きく異なる。図10は結核研究所疫学情報センターが作成した年齢階級別の結核既感染率の推移である[9]。2015年の曲線をみると，50歳代での既感染割合は数％，60歳代で十数％であると考えられる。もちろんこの中から実際に生あるうちに結核を発病してくる人はその10％もしくはそれ以下に過ぎない。

どのような人が結核を発症しやすいかについては多くの検討がなされている。最大の因子は現在のわが国では高齢であるが，一般的には，糖尿病，HIV感染，免疫抑制薬使用，慢性腎不全（血液透析），悪性腫瘍，胃切除後，じん肺，珪肺，アルコール中毒，ストレス（移民など），その他さまざまな慢性消耗性

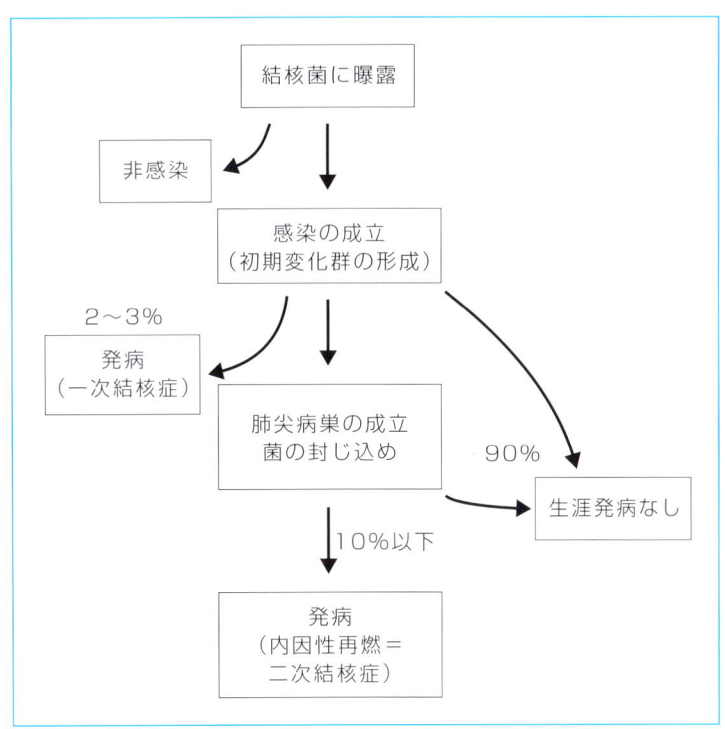

図9　結核菌への曝露・感染から発病までの流れ

025

2 結核の経過：感染の成立と進展

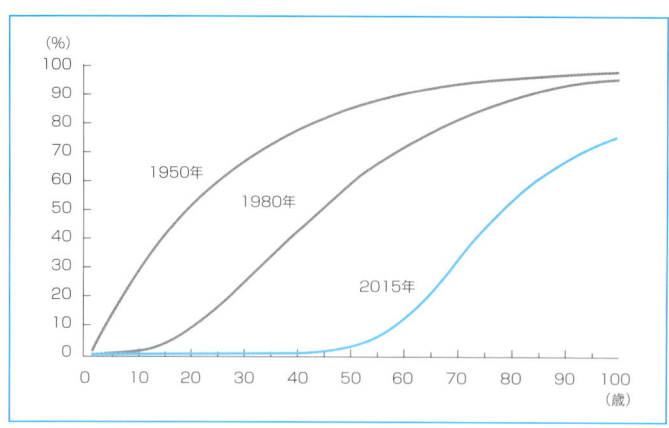

図10　年齢階級別の結核既感染率の推計
2015年では，50歳代で感染を受けている割合（既感染率）は数％，60歳代で十数％。
（結核研究所疫学情報センターの資料を元に作成）

疾患などが知られている。このようなリスクをもった人において結核の発症が起こりやすいことも，画像診断と並んで，臨床医は知っておくべきである[10]。

このように二次結核症の発症はほとんど内因性と日本では考えられてきたが，その後の経験の蓄積から，外来性再感染（初感染巣は完全に治癒した後に新たに侵入してきた菌により発症・進展する）が少なくないのでは，という考えが，耐性菌発病者や病巣内結核菌の遺伝子分析から強くなってきている。

文献

1) 岡　治道. 肺結核症X線影像の病理解剖学的分析. 結核病論上巻. 大阪：永井書店, 1950：158-66.
2) 岩崎龍郎. 改訂結核の病理. 東京：結核予防会, 1997.
3) 岩井和郎. 感染と発病のkinetics. 岩井和郎, 編. 結核病学 1. 基礎・臨床編. 東京：結核予防会, 1985：115-25.
4) 岩井和郎. 図説・結核の病理. 結核症の発病, 進展, 重症化の機序. 東京：結核予防会, 2012.
5) 蛇澤　晶. 結核の病理. 結核第4版. 泉　孝英, 監. 冨岡洋海, 編. 東京：医学書院, 2006：26-40.
6) 四元秀毅. 結核の感染と発病. 四元秀毅, 山岸文雄, 永井英明, 著. 医療者のための結核の知識第4版. 東京：医学書院, 2013：18-22.
7) 鈴木克洋. 結核の感染と発病. 泉　孝英, 監. 冨岡洋海, 編. 結核第4版. 東京：医学書院, 2006：18-25.
8) 倉島篤行. 肺結核症と免疫. 画像診断 2000；20：973-82.
9) 大森正子. 結核既感染者数の推計. 結核予防会疫学情報センター. その他資料提供. URL：http://www.jata.or.jp/rit/ekigaku/info/other/
10) 日本結核病学会, 編. 結核の現状. 結核診療ガイドライン第3版. 東京：南江堂, 2015：1-8.

（德田　均）

COLUMN

典型的な一次結核症

●症例

　クローン病でインフリキシマブ(infliximab：IFX)投与4年目に発症した結核症．24歳，男性．1週間前からの発熱と咳嗽で受診した．単純X線写真(図11a)は右中肺野領域の浸潤影のみであり，肺尖部に陳旧性肺結核を思わせるような所見はみられない．細菌性肺炎として一般抗菌薬が投与されたがまったく反応が得られなかった．なおIFX開始時の結核スクリーニングは陰性であった．

　初診時のCT(図11b, c)では，肺野条件では右S^3の浸潤影とその周囲のすりガラス影で，細菌性肺炎様だが，縦隔条件で縦隔リンパ節腫大と少量の胸水が注目される．一次結核症を疑ってよい所見である．繰り返し行われた菌検査で胃液から結核菌が培養陽性となり，第19病日，結核との診断が確定した．図11d, eはその後行われた2度目のCTで，浸潤影の拡大，その近傍への粒状影の出現(細葉性病変と考えられる)，胸水の増量のほか，2週間前のCTにはみられなかった微細粒状影が両肺びまん性に出現しており，粟粒結核も合併していると考えられた．

　肺野の浸潤影もS^3中心で，この部位は内因性再燃型の結核としては普通ではない部位である．また肺尖部に陳旧性病巣はない．本例では，IFX投与下，結核の外来性感染が右S^3に起こり，局所に経気道性に進展，また肺門縦隔のリンパ路を上行して血中に入り，早期蔓延型の粟粒結核症に至ったものと推定される．一次結核症として典型的である．

（徳田　均）

2 結核の経過：感染の成立と進展

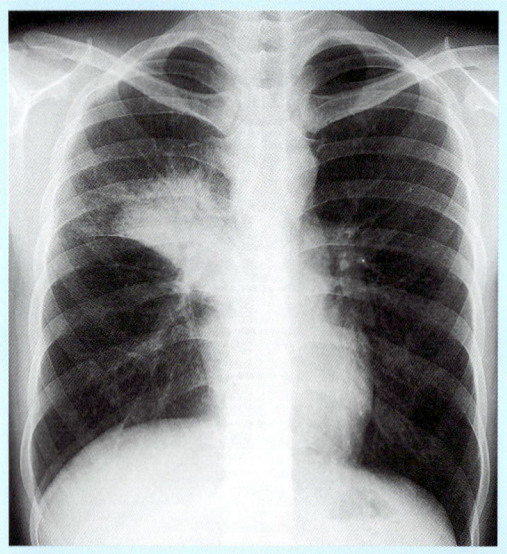

a. 単純X線像では右上葉 S^3 の浸潤影であり，肺尖部に陳旧性病巣はみられない。

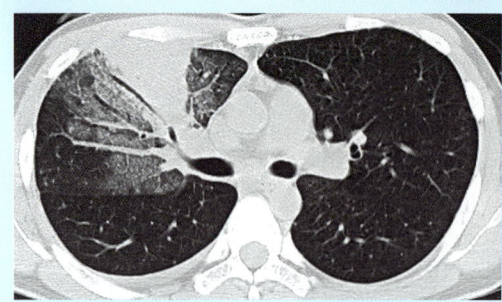

b, c. 右上葉 S^3 に浸潤影とその周囲の広範なすりガラス影を認める。二次結核症の部位としては普通ではなく，また肺尖部に病変を認めず，S^3 に生じた初感染原発巣から直接局所で拡大したものと思われる。縦隔条件で縦隔リンパ節腫大と少量の胸水を認める。これらも一次結核症であることを強く示唆している。

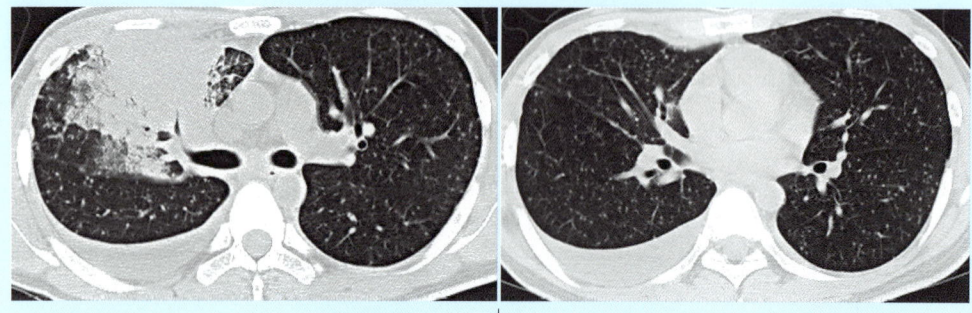

d, e. 診断確定時(2週間後)のCT：浸潤影はさらに拡大し周辺には粒状影も出現している。胸水はさらに増量，また，2週間前にはなかった所見として両肺に広範な微細粒状影が出現してきている。粟粒結核の所見である。
外来性感染で，その初発部位から局所に経気道性に拡大（一次結核症），さらに早期蔓延型の粟粒結核症に至ったものと推定される。

図11 一次結核症と考えられる1例：IFX投与下に発症，24歳男性，クローン病

3 肺結核症の諸相

1) 細葉性病変

結核症の形態学上の最大の特徴—細葉性病変

肺結核症の進展は細菌性肺炎などとは大きく異なる(図1)。細菌性肺炎では菌が侵入,増殖を開始してからの展開は直線的であり,半日〜数日以内に拡大はその極に達する(図1グレー線)。それに対して肺結核症では,すでに成立し菌を多量に含んだ病巣から,多くの場合,少しずつ少量の(時には一挙に多量に,この場合の展開は次項で述べる)菌が経気道的に肺内に散布される。それに対して宿主免疫が動員され,これをいったん食い止め,静止期がやってくる。しかしその後ある期間をおいて均衡が破れ,再び菌の散布が開始される(図1青線)。すなわち拡大は直線的ではなく,階段状〔stepwise, Schubweise(独)〕である。この水平期には臨床症状もなく,また血液の炎症反応も軽微で,患者自身は病気を自覚しない。肺結核が慢性気道散布性結核症ともいわれるゆえんである。

この散布拡大期に起こる病理学的事態は,「2. 結核の経過:感染の成立と進展」(p7〜)に詳述したが,改めて確認すると,末梢気道〜肺胞領域にかけて散布された菌に対して,宿主免疫は食細胞を中心にこれを処理しようとするが,結核菌の巧みな回避機構のために菌を処理しきれず,獲得した特異免疫によりリンパ球,組織球系の細胞を動員してようやくこれを包囲し封じ込める。結核性肉芽腫(結核結節)の形成である(p13, 図3c参照)。その大きさは1〜数mm大,しばしそれ以上に及ぶが, 1, 2mm大のものが多い。通常多少とも中心部の乾酪化を伴うこの肉芽腫形成こそが,結核症の形態(病理学的,画像診断学的)を特徴づける最も重要な所見である。

肉芽腫の形成される場は,末梢気道,すなわち終末細気管支あるいは一次,二次,三次

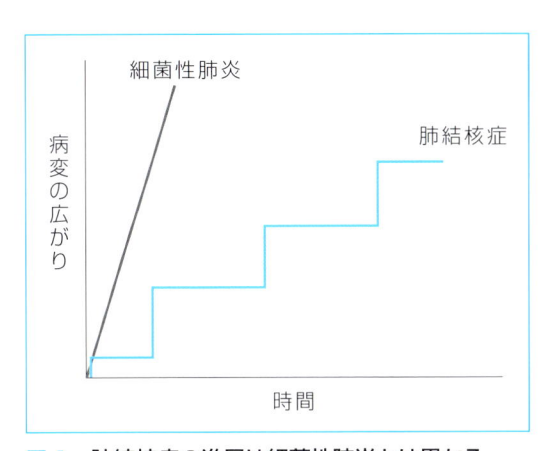

図1 肺結核症の進展は細菌性肺炎とは異なる

3 肺結核症の諸相

呼吸細気管支，さらには肺胞道までさまざまなレベルであり，そのおのおのの部位で，気管支壁〜内腔を足場としつつ，その周囲の肺胞領域にまで及ぶ。この微小な肉芽腫については病理学者たちによって1世紀以上前から注目され記述されてきており，細葉性病変の名が与えられ，今日まで広く用いられてきた[1)〜3)]。

この細葉性病変は，今日の進歩した高分解能CT(high resolution computed tomography：HRCT)でその局在および性状を正確に把握することができるようになり，結核症の画像診断上最も重要な所見として重要視されている[4)〜7)]。しかし，近年画像診断の領域で「細葉」という語について新しい用い方が一般化し，古典結核病学との間にずれが生じ，この語の結核症の画像診断における用い方がやや難しくなっている。そのずれについても以下言及しつつ，肺結核症を画像から診断するうえでの細葉性病変の重要性について解説する。

「細葉性」という語の指示する内容

古典結核病学では，上述のように，結核症を特徴づける肉芽腫は「細葉」に成立すると考え，細葉性病変との呼称を用いた。ただそこで用いられてきた細葉という概念は現在画像診断の領域で広く用いられる細葉とはやや異なる。

肺の解剖学的な最小の単位は小葉であるが，細葉はその中のさらに小さい部分を指す語である。しかしこの語が指す肺の範囲についてはさまざまな説が行われ一定しなかった。岩崎はその著書の中でこれらの説の変遷を整理している[3)](図2)。Loeschckeは終末細気管支から末梢の領域を細葉と呼んだが，Aschoffら病理学者はこれでは実際の結核病巣を説明するには大きすぎるとし，その半分，すなわち第一次呼吸細気管支(終末細気管支が二分岐した部位)の支配領域を細葉と呼ぶ(解剖学者Hustenの定義)のが結核病巣を説明するに最適であると考えた。わが国で

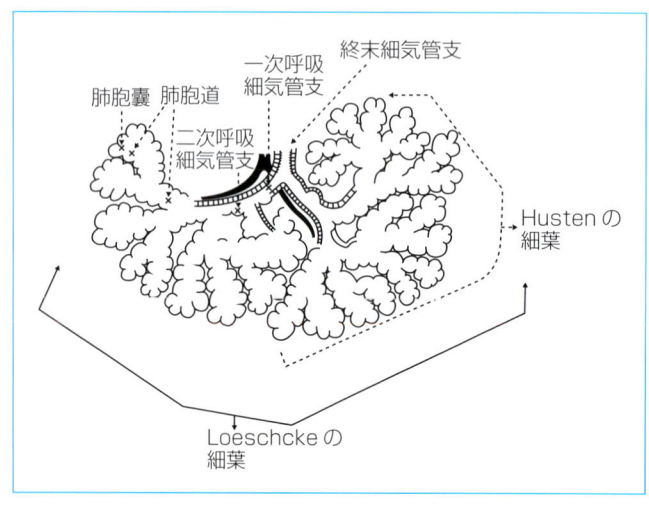

図2 細葉(acinus)の範囲についての諸家の説
(岩崎龍郎. 改訂結核の病理. 東京：結核予防会，1997：55より引用)

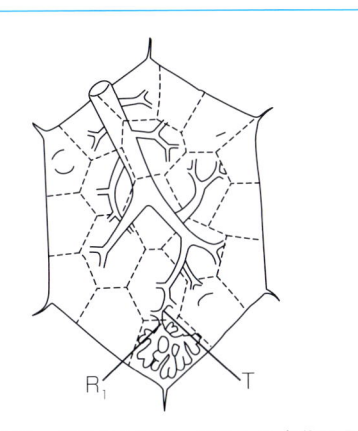

図3　Aschoff―岩崎らの古典結核病学における小葉と細葉(Husten)

小葉はMillerの概念を採用, すなわち小葉間隔壁で囲まれた領域とした。第一次呼吸細気管支の支配領域を細葉と呼んだ。ただし, この岩崎の図では, Reidの定義よりさらに末梢レベルに終末細気管支を想定しているようにみえる。
T：終末細気管支, R₁：一次呼吸細気管支

(岩崎龍郎. 改訂結核の病理. 東京：結核予防会, 1997：57より引用)

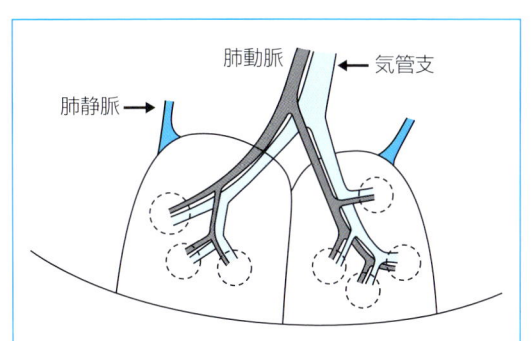

図4　現代のHRCT診断学における小葉と細葉

小葉中心部とは, 終末細気管支から第一次呼吸細気管支周囲の領域を指す(◯印)。つまり, 小葉(細葉)中心部とは, 細葉の「首根っこ」の領域を指すことになる。同部は小葉間隔壁や胸膜などの小葉辺縁構造から2.0～2.5mmの一定の距離を有する。

〔高橋雅士, 金子智亜紀, 村田喜代史. 小葉(細葉)中心性病変. 画像診断 2013；33：1293-305より引用〕

もこのAschoffの説が踏襲され, 緒方, 岩崎らはこの定義に則って細葉, 細葉性病変の語を使用している(図3)。

一方, 今日HRCT読影に広く用いられている小葉, 細葉の定義は主にReidのもので[8], その定義によれば, 気管支は末梢において0.5～1cm毎に分岐を重ね, 径1mm程度になるとその後, 1～2mm毎に分岐するようになる。これが終末細気管支である(図4)。一本の終末細気管支に支配される領域を細葉と呼ぶ。そして3～5個の細葉の集合が小葉である。この場合, 小葉の大きさは肺のどこでも径10mm程度となり, 従来広く使われてきたMillerの定義(小葉：小葉間隔壁によって囲まれる領域, 古典結核病学もこれを用いた)とは異なる。このReidの細葉の定義は「終末細気管支の支配領域」という点で上述のLoeschckeの細葉と類似しているが, 小葉の定義が異なるだけ, 微妙なずれが

ある可能性があるが, 議論のすり合わせは行われていない。

近年伊藤, 村田らにより展開され, 世界的な流れとなった肺のHRCT診断学では, Reidの小葉および細葉を基とし, 病変がこの終末細気管支およびその周囲に限局してみられる場合これを小葉中心性分布と呼び, 病変が経気道的に成立したものであることを強く示唆する所見であるとした[5)9)10]。この概念により, 画像所見からその病変の成り立ちを推定することが可能となり, その後の呼吸器疾患の画像診断学に与えたインパクトははかりしれない。しかし名称の問題として, 真の小葉中心部には病変はないわけで, むしろ小葉辺縁性と呼ぶべきではないか, との批判も行われた。最近はこの用語について村田, 高橋らにより修正が行われ, 病変の成立部位は終末細気管支からそのやや遠位側にかけて, いわば細葉の「首根っこ」であり, 細葉中心性と呼ぶのが適切である(したがって細葉中心部は一つの小葉の中に3～5個存在する)ことが強調されている[11](図4)。

3 肺結核症の諸相

古典結核病学でいうところの「細葉」は，岩崎によればこれよりさらに一次分岐した一次呼吸細気管支の支配領域（Hustenの細葉）をいうので定義が異なる。

しかしこのような違いを踏まえても，この「細葉性病変」なる語は，結核症の最大の特徴的所見である末梢気道に形成される肉芽腫性病変を記述するうえで長い歴史をもっており，また後述の理由から結核症の画像診断の用語としてもはなはだ便利であるので，厳密にいえば現在用いられる「細葉」とは解剖学的にずれがないわけではないし，またその細葉全体を埋め尽くす病変ではない，などの点に注意が必要であるが（岩崎も細葉全体が冒されるわけではない，と注記している），これからも結核の画像診断において引き続き使用されるべき語と考える。

細葉性病変はしばしば小葉（細葉）中心性である

気道性に散布された少量の菌に対して形成される肉芽腫（結核結節）は，終末細気管支周辺に形成されることが多い。図5では小葉間結合織で境された一つの小葉の中に4群の病変がみえており，それぞれは終末細気管支から呼吸細気管支にかけて，その内腔，気管支壁，周囲肺にかけて形成された肉芽腫（およびその融合したもの）である。それらの病変の位置は小葉間隔壁から2mmほど離れて整然と配列している。ほぼそれに該当すると思われる画像を図6に示す。胸膜のみならず小葉の壁を構成する静脈，太い気管支からも常に一定の距離（2mm前後）離れてハイコントラストな粒が配列している。現代のHRCT診断学でいうところの典型的な小葉（細葉）中心性分布である。

同じような小葉中心性の粒状影を呈するほかの呼吸器疾患，たとえばマイコプラズマ肺炎などと結核症との最大の違いは，粒がハイコントラストであること，である。ハイコントラストになるのは，病理図（図5）にみられるように，肉芽腫はその内部が乾酪壊死に

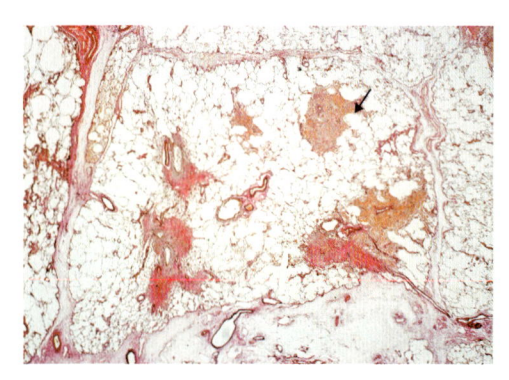

図5　肺結核症の細葉性病変―小葉内での位置
結核性肉芽腫（病理学的には増殖性病変）が小葉内で終末細気管支周囲に形成されている。これらの病変は小葉間隔壁や胸膜から2mm程度離れて規則正しく配列している。（蛇澤　晶先生提供）

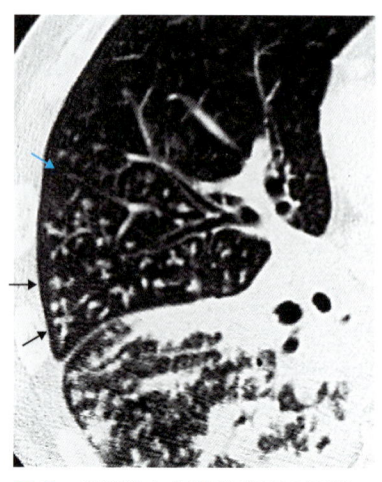

図6　典型的な細葉性病変の画像―ハイコントラストな粒状影，分岐状影が小葉中心性に分布する
ハイコントラストな粒状影や分岐状影が胸膜に沿って（→），あるいは静脈（→）に囲まれた領域（小葉）内に規則正しく配列している。胸膜や静脈からの距離は約2mmとほぼ一定している。典型的な小葉中心性分布。

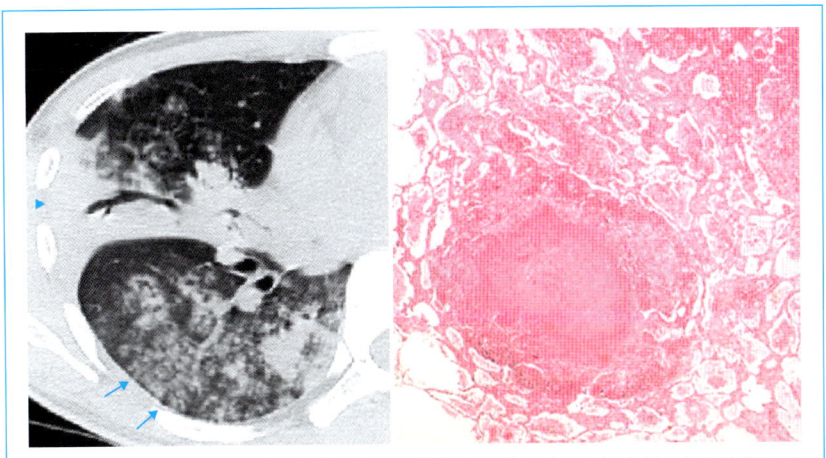

左CT像：右下葉に粒状影が胸膜に沿って整然と配列している(→)が，その輪郭は不鮮明であり，周囲肺とのコントラストは低い点で図6とは異なる。参考になる所見は中葉の浸潤影で(▶)，この宿主では滲出性の反応が起きていることを示している。
右にこの例に該当する病理像を示す(別症例)。ゆるく被包化された乾酪壊死巣で，周囲の肺胞内にも滲出性変化がある。古典結核病学で細葉性滲出性と呼ばれる変化。

図7　ハイコントラストでない小葉中心性粒状影を呈することもある—病理学的には細葉性滲出性病巣

陥り空気をまったく含まないこと，境界は明瞭であること，一方周囲の肺には炎症が及んでいない，などの諸点に由来する。

　一方頻度的には低いものの病理学的に滲出性の様相を呈することがあり，これは古典結核病学では細葉性滲出性と呼ばれる。図7にそれに相当するCT所見と病理図(別症例)を示した。これは宿主の免疫反応が，増殖性に傾くか，滲出性の傾向に傾くか，という宿主側の要因によることが大きい。実際この症例では中葉の部分は浸潤影を呈しており，宿主の免疫反応が全体として滲出性に傾いていることが推定される。この例においても，粒状影(あるいは小結節影)の配置は規則正しく，胸膜や肺静脈など小葉の辺縁から2〜3mm離れて整然と配列しており，典型的な小葉中心性の分布といえる。しかしこのような滲出性病変の場合，ハイコントラストとはならず，マイコプラズマ肺炎などとの鑑別は難しい。

細葉性病変は画像上小葉(細葉)中心性でない場合もしばしばある

　実際の結核症例(特に慢性経過例)においては，粒状影が小葉(細葉)中心性の規則正しい分布を示さないことはしばしばある。図8ではハイコントラストな粒状影が密集しているが，その配列には胸膜や血管との距離，相互の配置などに解剖学的規則性はまったく感じられない。これはなぜであろうか？　機序は二つ考えられる。

　①長い経過の中で少しずつ菌が気道内に散布されその先で肉芽腫が形成されるという進み方の慢性肺結核症では，肉芽腫の形成される部位は終末細気管支のこともあれば，呼吸細気管支のことも，さらには肺胞道のこともあり得る。すなわち肉芽腫の形成されるレベルはさまざまであり得る。このためこれを画像で見ると，小葉(細葉)中心性の配列ではな

3 肺結核症の諸相

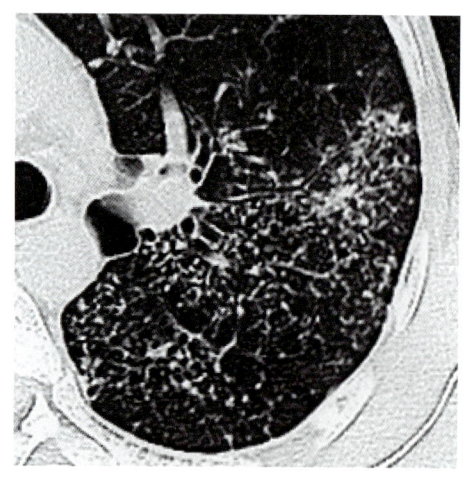

図8 肺結核症の粒状影はしばしば小葉中心性分布を示さない
広範に微小結節が広がっているが，胸膜や血管など小葉の境との一定の距離は認められず，相互の解剖学的な規則正しさを思わせる配置もなく，画像診断上 小葉中心性とはいえない。

くなる。図9aでは一つの視野（弱拡大）にこれらさまざまなレベルでの肉芽腫形成がみられる。古典結核病学ではこれらすべてを一括して細葉性病変と呼んできた。

②「結核性病変の基本形とその自然経過」（p11）で述べたように，宿主の免疫能が良好に保たれているとき，個々の結核病巣は最終的には自然治癒傾向をたどることが多い（硬化性反応）。一つの小葉内に複数の肉芽腫があり，これらが硬化性反応の時期に入ると，肉芽腫同士を結ぶ線維化が起こり，小葉構造は大きく歪むことになる（図9b）。

このように結核症の画像を特徴づける最も重要な所見，この細葉性病変は，その分布パターンにおいてほかの経気道性に広がる疾患（感染症，過敏性肺炎など）にない特徴をもつことになる。すなわち，その形成部位は終末細気管支から肺胞道までさまざまである，また時間の経った例では瘢痕性収縮がこれをさらに修飾する。その結果，その分布は解剖学的な規則正しさを思わせる整然とした配列ではないことがしばしば起こる。

かくして，HRCTの用語として，小葉辺縁から2～3mmの距離を置いて整然と配列する「小葉（細葉）中心性の分布」という語は，各種気道散布性疾患の記述に適し，診断上有用性の高い言葉であるが，肺結核症に限っては使いづらいことが了解されよう。

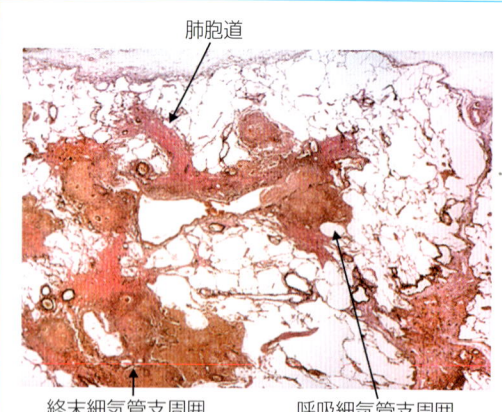

肺胞道

終末細気管支周囲　　呼吸細気管支周囲
a. 慢性例では病変の形成される部位（レベル）はさまざまである。細葉性病変はこれらすべてを包括する呼称である。

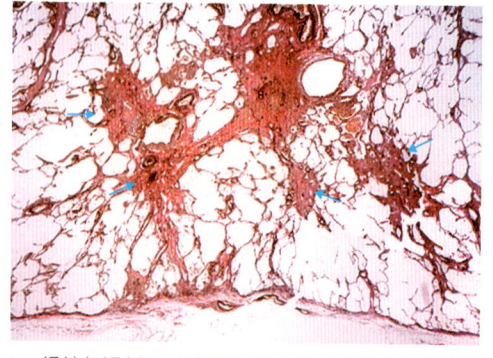

b. 慢性経過例では線維化-収縮による構造偏位も不規則配列の原因となる。
細葉性病変（→）が不規則に配列している。硬化期に入って線維化が進行し，小葉の構造に歪みを生じているのが原因。

図9 細葉性病変が小葉内で規則正しい配列をとらない二つの理由

こう考えてくると，細葉性病変という言葉は古典結核病学で長い歴史をもつだけでなく，末梢気道のあらゆるレベルに起こる結核性肉芽腫性病変を包括することができ，今日なお，結核結節，あるいは画像上の粒状影を記述する語として極めて有用な語であるといえる。

筆者らは今後も引き続きこの細葉性病変という語が使われるべきであると考えている。

Tree-in-bud appearance

肺結核症において末梢気道に形成される病変を特徴づけるもう一つの所見として重要なのが，このtree-in-bud appearanceである。

Im, Itohらは肺結核症のCT所見を病理像と対比研究した1990年代の研究で，画像上小葉中心部に分岐する線状影があり，その先端が木の芽のようにやや膨れて見える所見を見いだし，これは病理上は呼吸細気管支から肺胞管を埋める乾酪性物質によるものであることを確認のうえ，tree-in-bud appearance（早春，桜などの裸木からの芽生えからヒントを得たネーミングと思われる。図10a, b）との呼称を提案した[12]。これはその後結核症の画像診断において特徴的な所見として必ず取り上げられるようになり，Imらの提唱した内容からやや拡大され，小葉中心部に分布する複数の粒とそれらを連結する分枝状構造をセットとして指す語として使われている。病理学的には末梢の肺胞領域に形成された肉芽

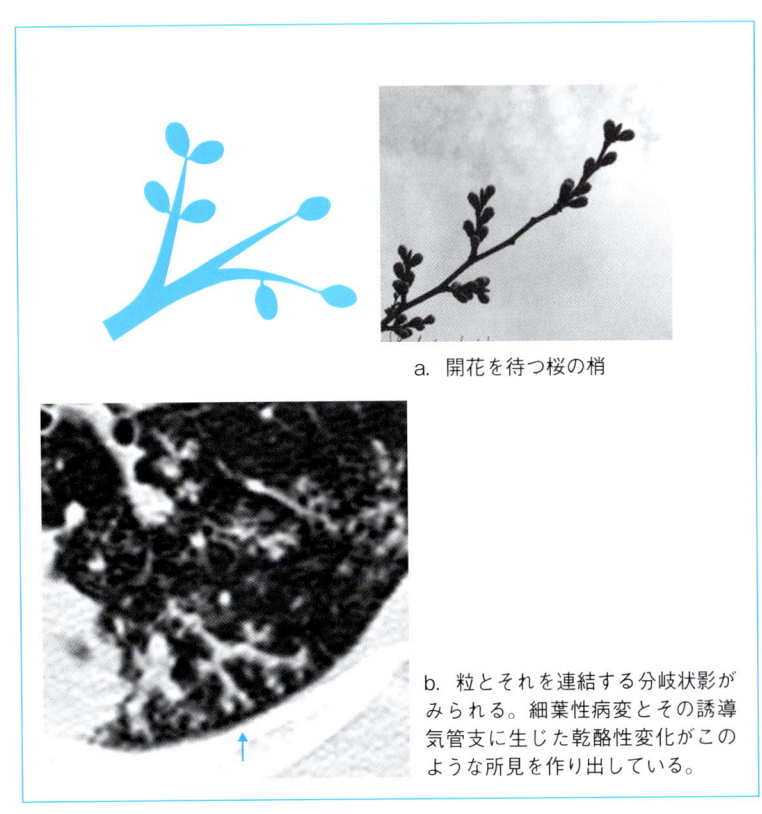

a. 開花を待つ桜の梢

b. 粒とそれを連結する分岐状影がみられる。細葉性病変とその誘導気管支に生じた乾酪性変化がこのような所見を作り出している。

図10　Tree-in-bud appearance

3 肺結核症の諸相

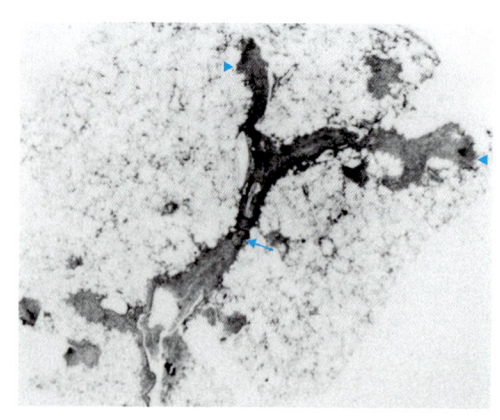

図11 Tree-in-bud appearance の病理所見（結核）
細葉性病変（▶）と，それを連結する誘導気管支の乾酪性変化（→）。
（岩崎龍郎．結核の病理．東京：保健同人社，1951．復刻版．東京：結核予防会，1976 より引用）

腫性病変（bud に相当）とその誘導気管支に生じた乾酪性変化（tree に相当）よりなるもので，高頻度に気管支に病的変化を起こす結核症ならではの所見である（図11）。乾酪性変化のため，ほかの病因菌による細気管支病変に比し高濃度で，画像上ハイコントラストとなる。

現在この用語は呼吸器画像診断の世界で，小葉中心性に粒状影があり，それらを連結する形で分岐状影がみられる場合の呼称としてさらに広く使用されるようになり，ほかの疾患（細菌感染症，誤嚥，慢性下気道感染症など）でもしばしば見いだされるとされる[13]。しかし本所見の原因疾患としてやはり結核症（および非結核性抗酸菌症）は最も頻度が高く，また急性経過例を除き慢性例に限定すると，抗酸菌症を示唆する所見として特異度が高い。肺野に異常影が見いだされ症状に乏しく診断に難渋する場合，これが手がかりとなることも少なくない。鑑別診断に有用な所見である。この場合の他疾患との鑑別点は，やはり粒および枝がハイコントラスト，という

ことであろう。「小範囲に限局する結核」（p62, 図5b）にそのような1例を示した。

細葉性結節性

一つの小葉内でその辺縁部に増殖性細葉性病変が多数形成され，葡萄の房のように一つの小葉大の結節を形成することが病理学者 Aschoff により早くから記述されていた。細葉性結節性（acinös-nodös）との名称が与えられている[14]。HRCT においてもこの所見をみることは少なくない。一つ一つの細葉性病変が明瞭な境界をもつ（病理学的には増殖性変化の強い）例が多いが（図12a），やや滲出性に傾くこともある（図12b）。通常の感染症では，小葉内に病原体が侵入するとたちまち滲出性変化が起こり小葉全体が冒され，画像的には汎小葉性の像を呈する。大きさ1cm 内外しかない小葉において，その内部にこのような稠密な入れ子様の変化が起きるということは，菌が少量ずつこぼれ，それに対して宿主が微小な肉芽腫性病変を形成して対応してきたことを示し，慢性結核症以外ではまずみられない所見で，これも結核症に特異的な所見である。

ただし唯一例外がある。サルコイドーシスにおいて極めてよく似た所見がみられる。サルコイドーシスにおいては，大きさ200～300μm の非乾酪性肉芽腫が形成されるが，これが密集して一つの結節を形成し，その辺縁においてはこの肉芽腫の分布が粗となり，HRCT 上あたかも球状星団のような像となる（Galaxy sign と呼ばれる）が，肺結核症の細葉性結節性とも類似し，鑑別に困難を感じることがあり得る（図13）。留意すべきことである。

1)細葉性病変

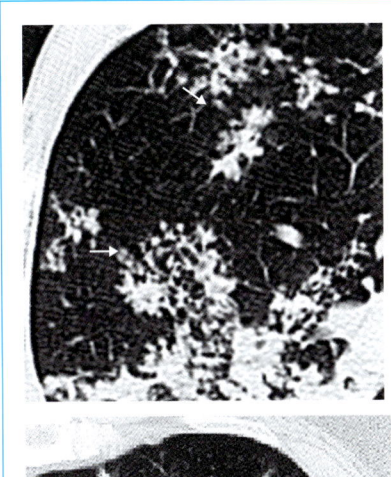

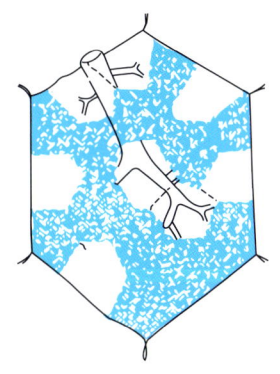

a. 粒状影が集簇してブドウの房状になっているが，病理学的には一つの小葉内で，ある細葉は冒され，その隣の細葉は冒されない，という分布を示す。小葉内でこれほど入り組んだ分布をするのは疾患としては結核症くらいで，診断的価値が高い。
（シェーマ：岩崎龍郎．改訂結核の病理．東京：結核予防会，1997：57より改変引用）

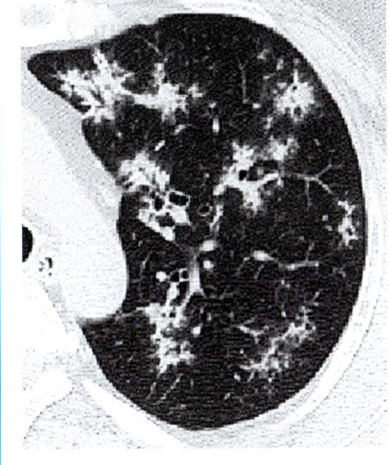

b. 細葉性結節性（やや滲出性に傾く）
境界はやや不鮮明であるが，形状からいって細葉性結節性病変以外の何物でもない。

図12 「細葉性結節性」の画像所見とシェーマ

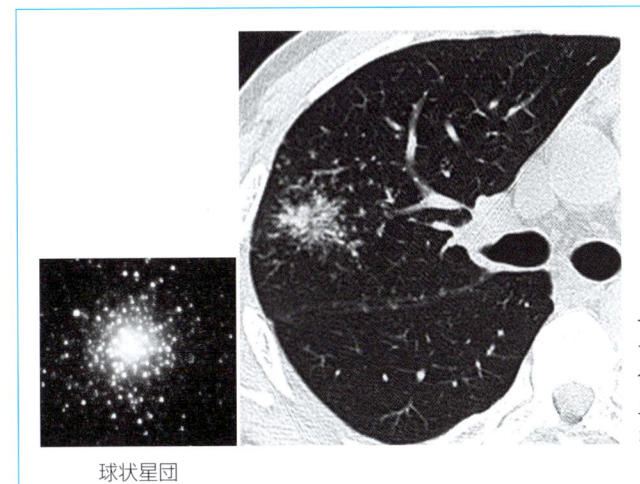

球状星団

一見細葉性結節性病変のようだが，本例はサルコイドーシス。微細な粒（肉芽腫）が集合し，一つの結節を形成している。この所見は天文学でいう球状星団に類似することから，galaxy signと呼ばれる。

図13 細葉性結節性病変は時にサルコイドーシスとの鑑別が極めて困難

037

3 肺結核症の諸相

細葉性病変の診断学的意義

細葉性病変は，慢性に経過し，少しずつ菌が経気道的に散布されてはそれに対して肉芽腫が形成されるという慢性肺結核症の病態をよく表す所見である。ほとんどの肺結核症（結核性肺炎を除く）でみられる所見であり，しばしば画像からの診断の決め手となる[15]。

①空洞：空洞は肺結核症のほかに，肺癌，肺化膿症などでもみられ，それ自体の形状の

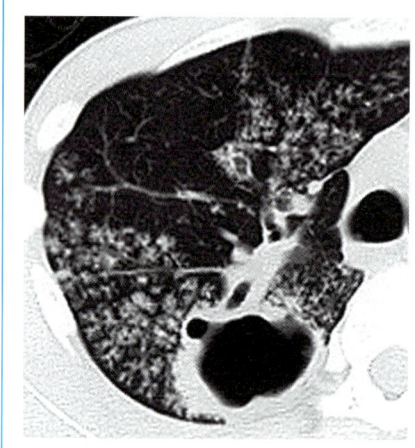

a. 小葉中心性分布
小葉中心性の規則正しい分布であり，比較的新しく形成されたと推定される。

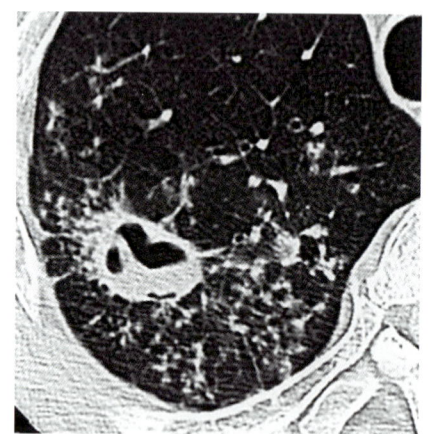

b. 不規則な分布
粒状影の分布に規則正しさは認められない。時間の経った病変であることが胸膜の引き込みから推定され，線維化のための構造偏位も関わっているものと推定される。

図14 空洞周囲の細葉性病変

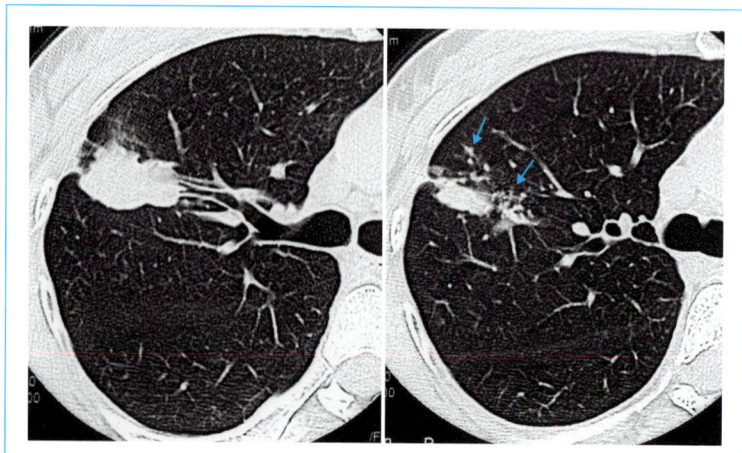

左図ではノッチサインや胸膜陥凹を伴う結節でこのスライスの所見からは肺癌との鑑別が難しい。より頭側のスライス（右）で細葉性病変がみられ，結核性との推定が可能となる。

図15 結節（結核腫）の周囲にみられる細葉性病変

みでは鑑別は必ずしも容易ではないが，空洞周囲に細葉性病変(伝統的に散布巣ともいわれてきた)がみられる場合，肺結核を疑う有力な手がかりとなる。図14に空洞周囲に生じた細葉性病変を示す。その分布は小葉中心性を示すこともあるが(図14a)，まったく規則性を示さない例もある(図14b)。その理由は上に述べた。

②結核腫：小葉大の病巣がいくつか融合して径1～3cm大の孤立性結節を形成することがあり，結核腫(tuberculoma)と呼ばれる。近年頻度は減少しているが，孤立性結節を呈する陰影として肺癌との鑑別が時に問題となる。この場合も，CTで周囲をよく観察すると，粒状影，すなわち細葉性病変が観察され，診断の手がかりとなることが多い。図15にそのような例を示す。

このほか，ほとんどあらゆる病型でこの細葉性病変がみられ，肺結核症との診断の助けとなるが，各項で改めて述べる。

文献

1) 岡　治道. 肺結核症X線影像の病理解剖学的分析. 結核病論上巻. 大阪：永井書店，1950：158-66.
2) 岩崎龍郎. 結核の病理. 東京：保健同人社，1951. 復刻版. 東京：結核予防会，1976.
3) 岩崎龍郎. 改訂結核の病理. 東京：結核予防会，1997：56-61.
4) 伊藤春海. 肺結核の画像：呼吸器画像診断学の貴重な教育資源. 結核 2010；12：869-79.
5) 村田喜代史. 肺結核の画像診断. 泉　孝英，監. 冨岡洋海，編. 結核第4版. 東京：医学書院，2006：98-121.
6) 氏田万寿夫. 肺抗酸菌症. 胸部のCT第3版. 東京：メディカルサイエンスインターナショナル，2011：354-88.
7) Lee JY, Lee KS, Jung KJ, et al. Pulmonary tuberculosis：CT and pathologic correlation. J Comput Assist Tomogr 2000；24：691-8.
8) Reid L. The secondary lobule in the adult human lung, with special reference to its appearance in bronchograms. Thorax 1958；13：110-5.
9) 伊藤春海. 肺結核症の標本像. 画像診断 1994；14：994-1000.
10) 高橋雅士. 肺野末梢構造とHRCT：二次小葉を中心に. 胸部のCT第3版. 東京：メディカルサイエンスインターナショナル，2004：119-38.
11) 高橋雅士，金子智亜紀，村田喜代史. 小葉(細葉)中心性結節. 画像診断 2013；33：1293-305.
12) Im JG, Itoh H, Shim YS, et al. Pulmonary tuberculosis：CT findings--early active disease and sequential change with antituberculous therapy. Radiology 1993；186：653-60.
13) Miller WT Jr, Panosian JS. Causes and imaging patterns of tree-in-bud opacities. Chest 2013；144：1883-92.
14) Aschoff L. Lectures on pathology. New York：Hoeber, 1924：42-3, 53-7.
15) 徳田　均. 肺結核の画像所見：細葉性病変とその諸相. 結核 2009；84：551-7.

(徳田　均)

3 肺結核症の諸相

2）結核性肺炎

はじめに

　前項で述べたように，通常遭遇する肺結核症は，既存病巣からの菌の散布が少量ずつ起こり，その結果として，細葉性病変を最小としてさまざまな大きさの粒状影，結節影，塊状影が緩慢に形成されるのであるが，時に菌の散布が一挙に多量に起こることがある。散布源は多量の菌を保有する病巣（空洞・乾酪性気管支炎など）であり，散布された菌に対して宿主の強い免疫応答が起こり，病理学的に広範な滲出性反応が形成される。胸部画像上は区域性あるいは大葉性の浸潤影を呈し，臨床上も発熱を伴い，炎症反応も高値を示す。このような場合，細菌性肺炎との鑑別はしばしば困難である。

　かつての古典結核病学においてこのような浸潤影を呈する肺結核症は乾酪性肺炎と呼ばれた[1]～[3]。このような病変は化学療法のない時代は早晩乾酪壊死から空洞化を免れなかったからであり，乾酪性肺炎は病理学的名称，もしくはそれを画像の奥に透見したX線学的名称であった。今日，早期に化学療法の介入が行われれば，必ずしも乾酪壊死には至らなくなったので，代わって結核性肺炎（tuberculous pneumonia）との呼称が用いられる[4]。

　その成立機序については上記，古典結核病学で記述されてきた機序のほかに，近年は高齢者で肺気腫を基礎とし，非区域性の広がりを示し，これといった排菌源も見いだしがたい例が増加している[5]。

　本病型では，画像診断の困難さに加え，結核菌の証明が困難な例がしばしばあり，診断が遅れがちである。その場合，気管支鏡検査，生検などを要することがある。

激しい症状を呈し細菌性肺炎との鑑別が困難な結核性肺炎

　結核性肺炎の多くは，既存の空洞など菌を多量に保有する病巣から大量の菌が一挙に排出，散布され，それに対して宿主免疫の強い発動が起こり，広範な滲出性反応を来し，短時日のうちに肺炎様（大葉性肺炎，気管支肺炎）の像を呈するものである。

症例 1

典型例：24歳の若年女性

　3週間前に血痰，10日前に，咳，黄色痰，

2）結核性肺炎

息切れ，1日前，38.5℃の発熱で救急外来受診。BMI 15.6とやせ型。Alb 2.7g/dlと低値。全身状態は比較的良好。炎症反応はWBC 4,730/μl，CRP 6.5mg/dl，ESR 63mm。喀痰より抗酸菌塗抹強陽性（ガフキー9号相当），一般細菌検出されず。

胸部単純X線写真（図1a）では，右上肺野，および下肺野に広範な浸潤影を認める。上葉の浸潤影は濃淡の境が鮮明で，やや時間の経った病変であろうと推定される。一方下肺野は，大部分は浸潤影で収縮傾向はなく，新しい病変であることが示唆される。CT（図1b）で右肺尖部はじめ上葉に複数の空洞があり，それらが散布源と考えられた（「広範囲に展開する結核」，p73，図6b，c参照）。下葉の病変は汎小葉性のすりガラス影，浸潤影で，すりガラス影内部には小葉内網状影が認められ，いずれも急性の激しい炎症であることを物語っている。臨床症状とも合わせ，右下葉の病変は大量の菌の散布が起こりそれに対して宿主が強い免疫応答を起こし，おそらく直近の10日前後のうちに成立した結核性肺炎であると推定される。このCT所見から，発病直後には炎症は小葉単位で濃淡があることを学ぶことができる。岩崎は，「大葉性肺炎型」について，「典型的には一挙に一つの肺葉の大部分が冒されるが，しかしまず小葉性ないし小葉集合性の滲出性病変が多数生じる場合もある」と記述している[2]。

症例2

80歳，女性

3週間前から食欲低下，倦怠感，体重減少（約4kg）あり，6日前より乾性咳嗽出現。近

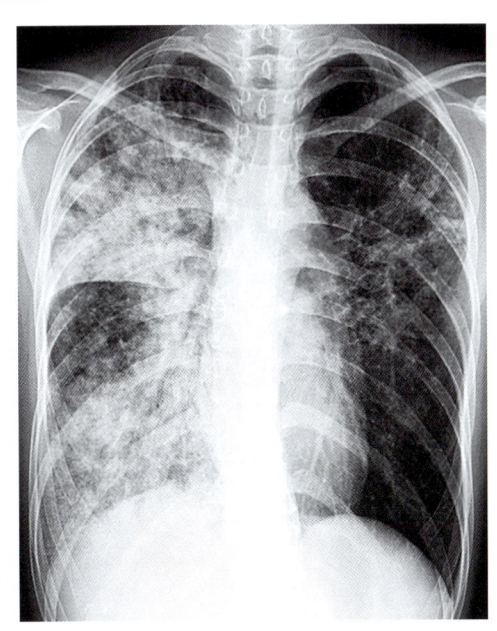

a. 単純X線像：右上肺野および右下肺野に肺炎様の浸潤影が広がっている。左肺野には粒状影，結節影が区域性に配列し，先行する古い病巣と思われる。

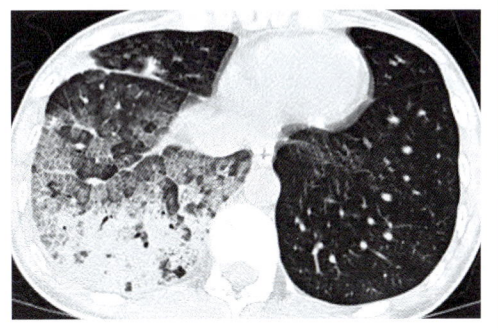

b. 右下葉のCT：若年者の結核性肺炎の典型的な像。下葉には汎小葉性の浸潤影，すりガラス影が広範に展開している。成立直後には炎症は小葉単位で起きている様がみてとれる。すりガラス影内部には小葉内網状影が認められ，宿主の強い免疫応答が発動されていることを示す。

図1　症例1　高熱を伴い数日の経過で急性発症した右下葉の結核性肺炎：24歳，女性

3 肺結核症の諸相

医で撮影された単純X線写真で肺炎が疑われ，入院となった。体温38.4℃，肺野に雑音を聴取せず，主要検査値は，WBC 5,190/μl，CRP 4.5mg/dl，ESR 47mm。単純X線写真(図2a)では右上肺野に区域性の浸潤影を認める。CT(図2b〜d)では上葉の区域性浸潤影およびその周囲のすりガラス影であるが，浸潤影の境界は一部直線的で，汎小葉性の広がりを示唆する。またすりガラス影内部には小葉内網状影もみられる。周囲に肺結核を疑わせる小葉中心性粒状影やtree-in-bud所見は認めない。

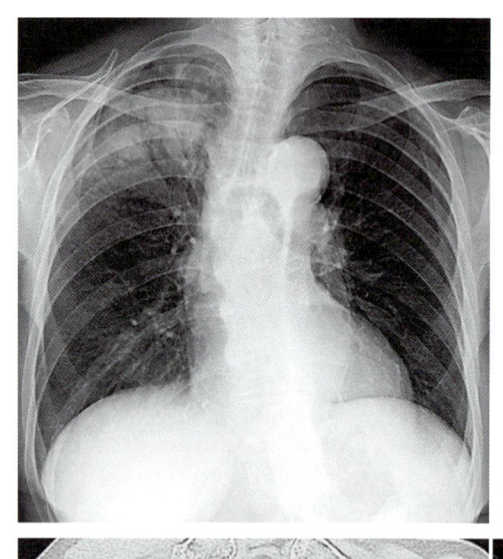

a. 単純X線像：右上用に区域性の浸潤影，すりガラス影を認める。

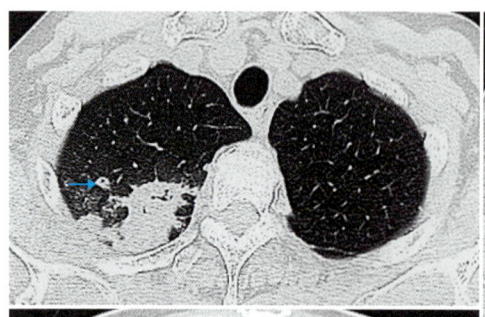

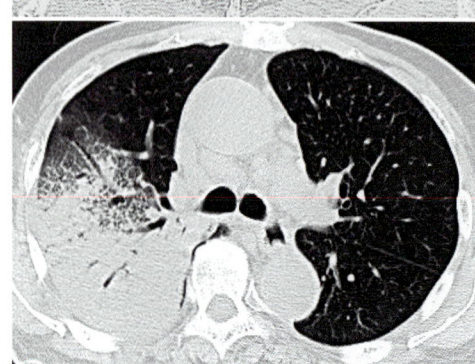

b	c
d	

b〜d. CT像
右S¹，S²領域に広がる浸潤影とその周囲のすりガラス影。肺結核を疑わせる散布性粒状影は認められない。この画像所見からは細菌性肺炎との鑑別は不可能である。
bで，浸潤影の頭側に小空洞があり(→)，これが排菌源かもしれない。

図2 症例2 6日前からの発熱，咳，痰：80歳，女性

検査値，単純X線写真より非定型肺炎を疑い，抗菌薬を投与したが発熱は改善せず，X線所見は増悪を続け，この間に行った諸種起炎菌検索は陰性であった．第5入院病日，喀痰の抗酸菌検査で塗抹1＋（ガフキー2号相当），TB-PCR陽性と判明，結核性肺炎との診断を得て治療開始．解熱まで約5週間を要したがその後は順調であった．図2bで微小空洞を認め，ここが排菌源であった可能性がある．強い発熱，炎症反応，汎小葉性の浸潤影，すりガラス影，小葉内網状影，一方で細葉性病変を欠くことなど，症例1と同様の機序で発症した結核性肺炎と考えられる．結核はかつては若・壮年者の病気とされ，結核性肺炎も若年者の病態とされてきたが，結核発症が高齢者にシフトしてきている今日では，高齢者においてもこのようなことは起こり得る．

症状の穏やかな結核性肺炎

症例

3週間前より咳，盗汗を訴えた33歳，男性

1年間に5kgの体重減少があった．単純X線写真（図3a）は右上葉の浸潤影であり，細菌性肺炎との鑑別は難しい．CT（図3b）では，浸潤影であるが，その内部に小空洞があり，結核性との疑いを抱くことはできる．それ以上に，近傍に小葉中心性に展開する粒状影があることが診断に役立つ．臨床経過も併せると，この症例の病態として，比較的緩慢に菌の散布が起こり，また宿主の反応も激しいものではなく，滲出性病巣のほかに肉芽腫形成も並行して起こったものと推定される．本例のように周辺に散布性粒状影（細葉性病変）があれば結核症を疑うことは十分可能であるが，CTでも常にみられるわけではない．

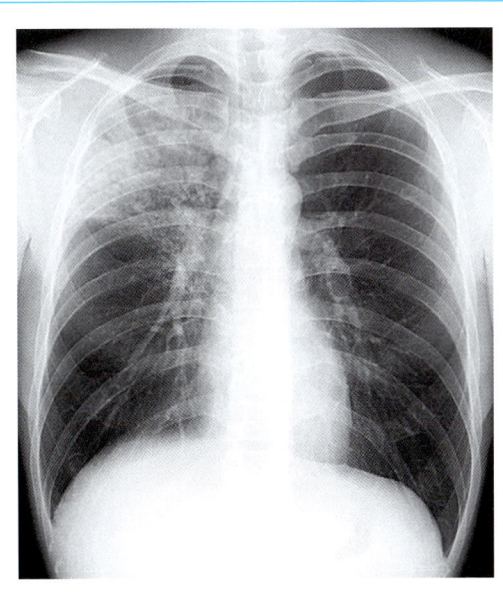

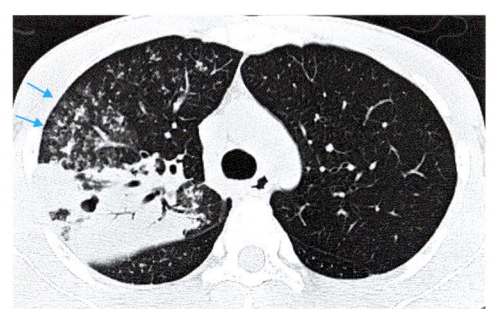

b．胸部CT：比較的緩慢な経過で発症した1例．この例では周囲に散布性粒状影（小葉中心性）がみられ（→）結核症を疑うことは容易であるが，このような所見が結核性肺炎で常にみられるわけではない．なお検痰では菌は検出できず，気管支鏡検査が必要であった．

a．単純X線像

図3 周囲に散布性粒状影のみられる結核性肺炎：33歳，男性

3 肺結核症の諸相

　本例では，二度の検痰で塗抹，PCRともに陰性であったため気管支鏡検査を施行，気管支洗浄液で塗抹陽性（ガフキー2号相当），TB-PCR陽性で診断が確定した。

　結核性肺炎では喀痰から菌が検出され難いことがしばしばあり，診断上注意を要する点である。

外傷後の結核性肺炎

　結核性肺炎は交通事故，打撲など強い外傷の後，急性の経過で発症することがある。

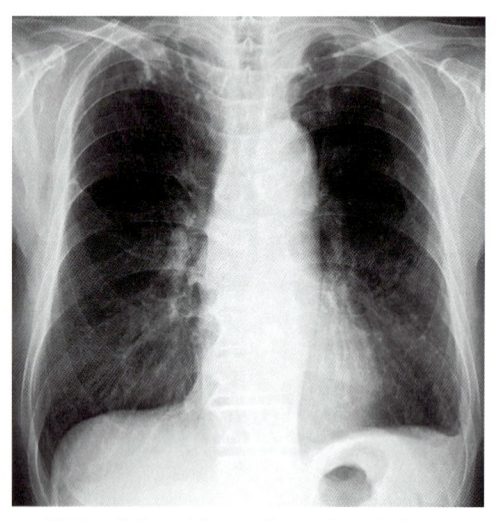

a．単純X線像：受傷3日後，38℃の発熱とCRP高値のみ，呼吸器症状なし．この写真では肺炎像はみられない．

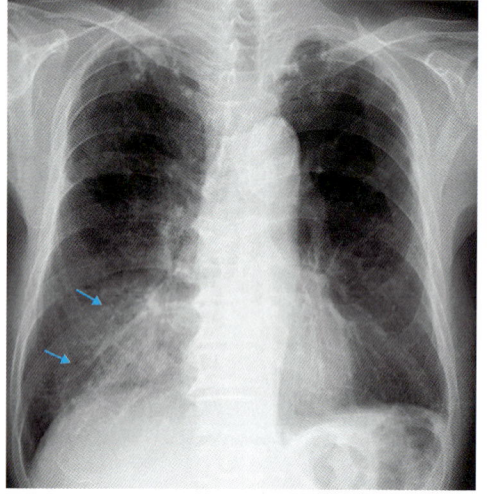

b．単純X線像：受傷後7日目より咳，痰などの呼吸器症状出現，10日目のX線写真で右下肺野に浸潤影（→）の出現が認められた．

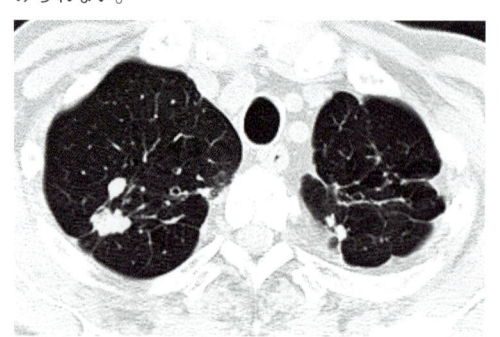

c．胸部CT：肺尖部には陳旧性病巣群がある．このいずれかから菌が放出されたものと思われる．

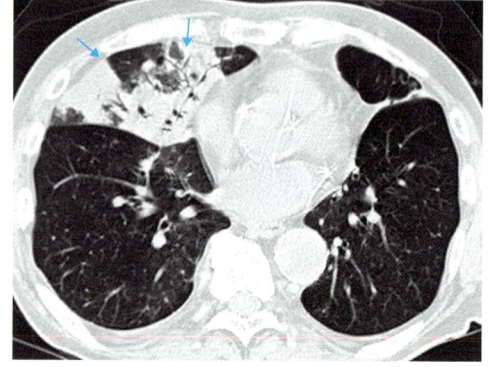

d．胸部CT：中葉に汎小葉性の浸潤影，すりガラス影（→）がみられ，細菌性肺炎や器質化肺炎と区別できない所見．繰り返しての検査にもかかわらず菌の検出が困難で，第40病日に至ってようやく細菌学的に結核症と診断し得た．

図4　外傷後発症した結核性肺炎：85歳，男性

2)結核性肺炎

> **症例**
>
> **独居，生活自立していた 85 歳男性**
>
> 既往に 60 年前の肺結核がある。路上で転倒し頭部を強く打撲した。受傷 3 日後に発熱と呼吸困難を訴え救急搬送，38℃の発熱と炎症反応高値を認め緊急入院となった。WBC 10,330/μl，CRP 16.7mg/dl。入院時の単純 X 線写真（図 4a）で明らかな肺炎像を認めず，検痰で抗酸菌を含め有意な病因菌を認めず，病巣不明なままセフェム系抗菌薬の投与で対処したが，発熱，CRP はいったん軽快した後再上昇，入院第 6 病日より咳，痰出現，第 10 病日単純 X 線写真（図 4b）で右下肺野に浸潤影が出現した。CT（図 4c, d）では中葉に汎小葉性の浸潤影，すりガラス影が認められ，細葉性病変はみられなかった。また右上葉に陳旧性の結核病巣群がみられた。
>
> 繰り返す検痰，気管支鏡検査でも有意な菌が検出できず，ようやく第 40 病日，第 6 病日採取した痰の抗酸菌培養が陽性となり，PCR で結核との診断が確定した。本例では右上葉の陳旧性病巣のいずれかが外傷を契機とする内的環境の激変により崩壊，菌が中葉に散布され，短時日のうちに肺炎像を形成し

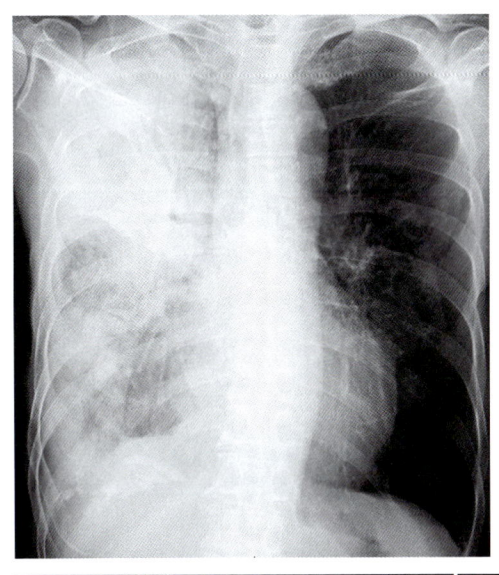

a. 単純 X 線像：高齢，独居，高度の栄養不良状態（胸壁の軟部組織の薄さから推定できる）で発症した。右肺全体に広がる浸潤影で，通常の肺炎と何ら異なるところはない。

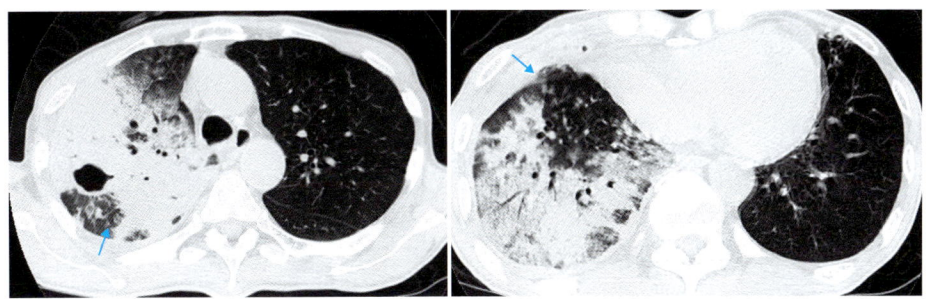

b, c. 胸部 CT：浸潤巣中に 1 カ所空洞が認められたが，細葉性病変はわずかしか認められなかった（→）。

図 5　免疫低下宿主における結核性肺炎：74 歳，男性

3 肺結核症の諸相

たものと判断された。

このように外傷を機に陳旧性病巣が崩壊し急激な経過で発症する結核性肺炎があることは，古く1975年に報告があり[6]，自験例でも複数例を数える。その病態に興味がもたれるところである。

免疫低下宿主に起こる結核性肺炎

一般に高度免疫低下宿主では，通常の結核の病理学的変化，特に肉芽腫が形成されず，滲出性反応が主体となり，肺炎様陰影を呈することが知られている。

症例

高齢，独居，生活保護の74歳男性に生じた結核性肺炎

発熱，高度の食思不振(1週間来)を主訴とし受診，咳，痰などの呼吸器症状には乏しい。高度のるいそうがあり，脱水と低酸素血症が著明であった。WBC 11,640/μl，CRP 22.3mg/dl，単純X線写真(図5a)では右全肺野に及ぶ浸潤影であり，この所見だけからは結核と診断することは難しい。むしろそのような背景の宿主に起こった肺炎様病像をみた場合，結核症も疑うという臨床的な推論の仕方が重要であろう。CT(図5b, c)では広範な浸潤影の一部に空洞，また周囲にわずかに細葉性病変の散布が認められる。喀痰より抗酸菌塗抹3＋(ガフキー9号相当)であり，ただちに結核専門病院へと紹介となった。

高齢，慢性低栄養状態のほかに，ステロイド長期使用中，糖尿病などで同様の所見がみられる[7)8)]（「免疫低下宿主の結核」，p97参照）。

肺気腫に合併する結核性肺炎

今日，高齢者で肺気腫を有する患者に発症する結核性肺炎が新たな診断上の課題となっている。

症例

62歳男性，健診で右肺上葉浸潤影を認めた

血液検査所見はWBC 9,330/μl，CRP 0.6 mg/dl，ESR 76mmと，血沈の亢進以外は異常を認めなかった。単純X線写真(図6a)では右上葉に胸膜に沿う形で展開する浸潤影を認める。CT(図6b, c)では高度の気腫を背景に非区域性の浸潤影がみられる。内部に多発性に透亮像がみられるが，その大部分は背景の気腫性変化を考えると，取り残された気腫部分であり空洞ではない。病変周囲に細葉性病変はまったくみられない。画像からは結核との診断は困難である。数次行った喀痰抗酸菌検査，気管支鏡検査はいずれも抗酸菌陰性で，一般抗菌薬で加療するも陰影は非区域性に進展・拡大した。第36病日，針生検材料の培養から結核菌が証明されようやく結核性肺炎と診断，抗結核薬投与により以後陰影は順調に消退した。非特異的な画像所見，症状，炎症反応の乏しさ，緩慢な拡大傾向など，結核性肺炎としても従来ほとんど記述されてこなかった病像である[9)]。

白井らは気腫肺を背景に発症した結核性肺炎11例について検討，報告している[5)]。全例男性で濃厚な喫煙歴を有しており，全員が肺に背景疾患として高度の気腫性変化を伴っていた。平均年齢は75.8歳と高齢であった。ほとんどの例でなんらかの軽度の全身的基礎

疾患がみられたが，明らかな免疫低下要因はなかった．さらに提示例と同様，菌が証明されにくく，塗抹検査で診断に至る例は約半数にとどまり，診断までに要した期間は平均20.8日で，早期診断が容易ではないことが示された．また一般細菌との複合感染も多くみられたとしている．画像所見は非区域性の浸潤影で，周囲に細葉性病変は一切みられない．なんらかの免疫低下があるために肉芽腫が形成されない可能性もあるが，倉島は，肉芽腫形成の場である終末細気管支レベルの気管支〜肺構造が肺気腫においては破壊され存在しないことが一つの理由ではないかと考察している[10]．

文献
1) 岩崎龍郎．結核の病理．東京：保健同人社，1951．復刻版．東京：結核予防会，1976．
2) 岩崎龍郎．改訂結核の病理．東京：結核予防会，1997．
3) 岩井和郎．図説・結核の病理：結核症の発病，進展，重症化の機序．東京：結核予防会，2012：54-9．

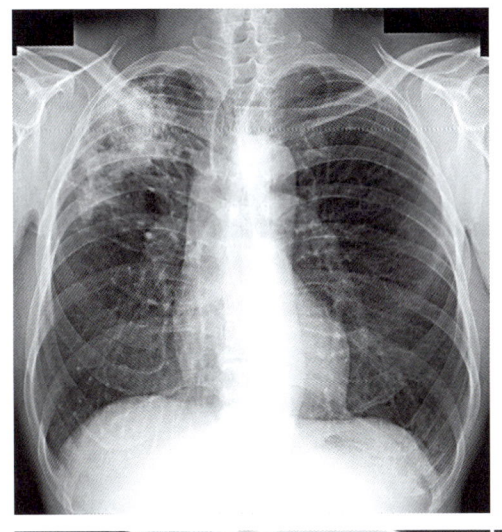

a. 単純X線像

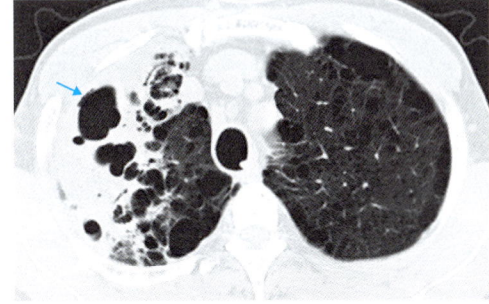

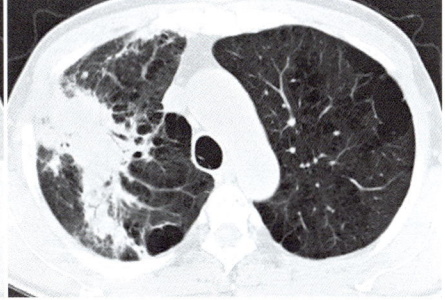

b, c. 胸部CT：浸潤影の内部に多発性の透亮像がある．大きめの透亮(→)は結核性空洞の可能性を否定できないが，ほかの透亮は，背景の気腫所見と併せると気腫部分が残されたものであり，空洞ではないと判定できる．分布は非区域性であり，経気道的広がりというより，側方換気路を通じて広がったことが推定される．

図6 肺気腫に合併した結核性肺炎：62歳，男性

4）Lee KM, Choe KH, Kim SJ. Clinical investigation of cavitary tuberculosis and tuberculous pneumonia. Korean J Intern Med 2006；21：230-5.
5）白井 剛．結核性肺炎：肺炎様の病像を呈する高齢者肺結核症の特徴と問題点．医学のあゆみ 2011；237：166-70.
6）DuBrow EL, Landis FB. Reactivation of pulmonary tuberculosis due to trauma. Chest 1975；68：596-8.
7）蛇澤 晶．肺結核症の病理．画像診断 2000；20：957-64.
8）武村民子．剖検症例から見た抗酸菌感染症．病理と臨床 1997；15：409-16.
9）吉川充浩，徳田 均，笠井昭吾，ほか．肺気腫患者に発症した結核性肺炎の画像上および臨床上の特徴．結核 2010；85：453-60.
10）倉島篤行．肺炎と間違われた結核．呼吸器内科 2013；24：62-8.

（徳田 均）

3 肺結核症の諸相

3)空　洞

はじめに

　空洞は，形態学的に肺結核症を特徴づける病変の一つであるが，病態面からは菌の増殖に適した場となり，増殖した菌は気道を介して周囲肺へと散布され，結核症悪化への流れを作る。このように患者本人にとっても重大な病変であるが，公衆衛生学的見地からいっても，空洞のある患者は周囲に多量の菌を散布するので感染源として重大である。結核性空洞の迅速な診断は臨床医にとって常に重大な課題であるゆえんである。しかし通常このような患者は，症状として咳，痰があり，喀痰検査で比較的容易に結核菌を証明することができる。空洞陰影を欠くほかの病型に比して画像診断の果たす役割は比較的小さいともいえる。

　病理学的には，結核病変の乾酪壊死部分がなんらかの免疫学的機序により軟化融解を起こし，気道から排除されて，空気と入れ替わり成立する組織欠損である。空洞は，酸素が豊富であるほかに，栄養源として豊富な乾酪物質があり，温度，湿度も菌の発育に適している。ここで菌はしばしば爆発的に増殖する。空洞内の菌数は多いときは億の単位に達するといわれる。これが気道を介して散布されると結核症は一挙に拡大，悪化する[1)〜6)]。

滲出性病変中の空洞

　空洞化は広範な滲出性病変に多い。結核性肺炎の項で述べたように，大量の菌の散布により広範な滲出性病変が成立するが，その直後には乾酪壊死は起きておらず菌量も少ない。やがてところどころで乾酪壊死が起こり，やがてその一部が軟化融解し，空洞形成に至る。滲出性病変に空洞化が多いことについては，同部における好中球や $CD8^+T$ リンパ球の活発な活動があずかっていると考えられている。図1に滲出性病変からの乾酪壊死を経て空洞を生じた例を二つ示す。浸潤影中に不整形のさまざまの大きさの空洞が多発しているが，いずれの例においても，拡張した気管支との連続が確認できる。この拡張した気管支については，本項の末尾，気管支拡張性空洞(p52)を参照のこと。このような空洞を伴った肺炎型結核症は長く「乾酪性肺炎」と呼ばれてきたが，画像からそこに病理学的に乾酪壊死が起きていることを推定できるか

3 肺結核症の諸相

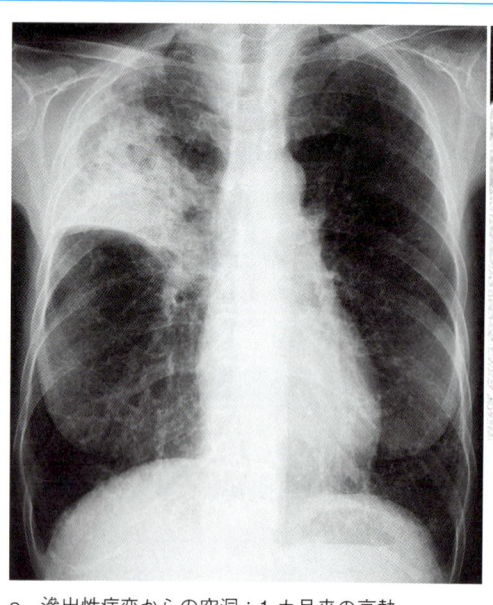

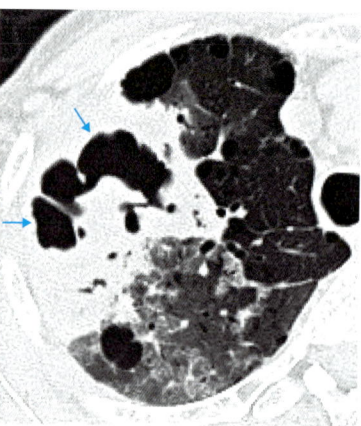

a. 滲出性病変からの空洞：1カ月来の高熱。
右上葉に広範な浸潤影を認める。CTでは融合した汎小葉性の浸潤影，その周囲のすりガラス影があり，浸潤影の内部に不整形の空洞が多発（→），一部は融合し多房化している。喀痰から結核菌塗抹陽性（ガフキー5号相当）。比較的新しい滲出性病変が乾酪化し，空洞化したものと考えられる。

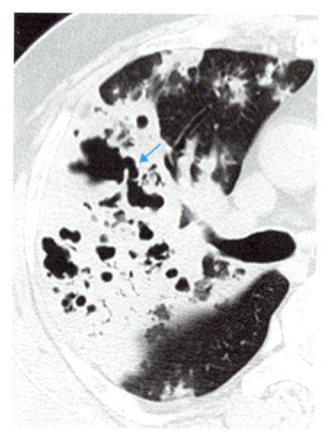

b. 滲出性病変からの空洞：広範な滲出性病巣の内部に大小さまざまな空洞がみられる。一部で拡張した気管支との連続性が認められる（→）。

図1　滲出性病変中の空洞

らこその呼称であった。早期受診，治療介入が行われる今日，このタイプの空洞は減少している。図1aの患者は症状出現以来1カ月受診しなかったので，このような壊死，空洞形成にまで至ったが，その他経済的理由などから受診が遅れる患者においては，今日なおこのような空洞は珍しくない。

増殖性病変からの空洞

「結核性病変の基本形とその自然経過」(p11)で示したように，空洞は滲出性病変，増殖性病変，硬化性病変のいずれの相からでも生じ

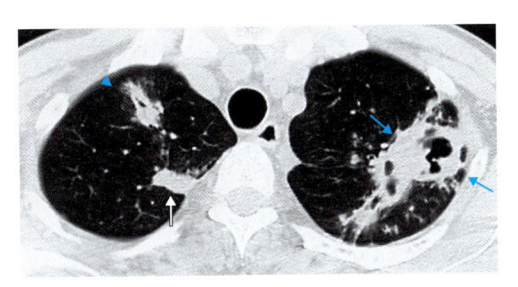

図2　増殖性病変に生じた空洞
左上葉に境界の明瞭な不整形の結節があり，形態から増殖性病変である。内部に不整形の空洞がみられ，複数の空洞が融合したものである。（→）
右上葉の結節は，周囲にすりガラス影を伴っていたり（▶），境界明瞭な小葉性病巣など（⇨），いずれも比較的最近に形成された病変と考えられる。

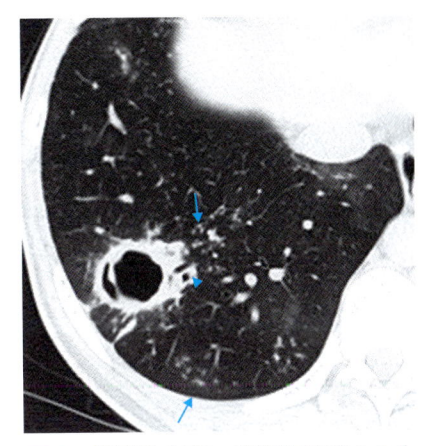

図3　増殖性病変―被包乾酪巣より生じた空洞
比較的境界明瞭な結節内に生じた空洞。周囲に細葉性病変があり（→），診断の手がかりとなる。内容を排出した誘導気管支（▶）が壁の肥厚を伴ってみられる。

得る。図2の症例は，両側上葉に多発する結節影〜塊状影があり，いずれも比較的時期の早い増殖性病変と考えられる（病変周囲のすりガラス影，右縦隔側の小葉性病巣の存在などからそう推定される）。左側の塊状影（小葉性病変がいくつか融合したもの）の一つに複数の空洞が生じている。

増殖性―被包乾酪巣からの空洞化

増殖性のプロセスが進み，いったん細胞層や線維層で完全に被包化された病巣（被包乾酪巣）が，何らかのきっかけで壊死部の軟化融解を来し，誘導気管支から排出されて空洞を生じることがある。誘導気管支との接合部は閉鎖が完全でないため，このような事態が起こりやすいといわれる。図3のCTにそのようにして成立した空洞を示す。周囲を丹念にみると，病変の周囲に細葉性病変（いわゆる散布巣）をみることが多い。

硬化性病変からの空洞

空洞は硬化性病巣からも生じ得る。図4は強い収縮を伴う硬化性病巣群であるが，その中に空洞が生じている。硬化性病巣内にも

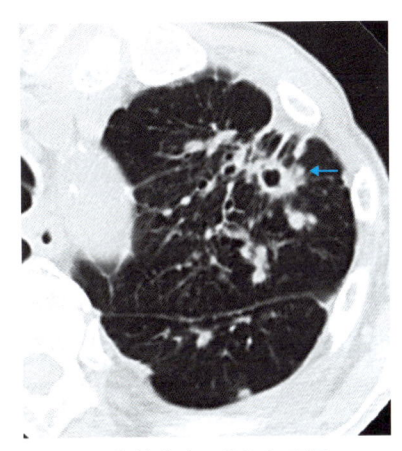

図4　硬化性病変に生じた空洞
胸膜の引き込み所見のある強い収縮を伴った硬化性病巣群の中に生じた空洞（→）。硬化性病巣内にも結核菌は潜んでおり，再燃を来し得る（高齢者の内因性再燃の基本的パターン）。

3 肺結核症の諸相

結核菌は潜んでおり，再燃を来し得る，というより，それが高齢者の内因性再燃の基本的パターンである。

硬化壁空洞

空洞を語る場合落とせないのがこの硬化壁空洞である。空洞が，治療介入が行われないかもしくは奏功しないために長期間存続し続けると，空洞壁肉芽組織の線維化が進み，壁は肥厚し硬くなる。このような空洞の多くは胸膜直下にあり，胸膜との強い癒着，また介在する肺の無気肺硬化もあって縮むことができない。そのため胸膜に沿って扁平な形をもった楕円形の空洞が形成される。このように形成された空洞を硬化壁空洞と呼ぶが，近年は新鮮例でみかけることは少ない。図に病理像を示す（図5）。

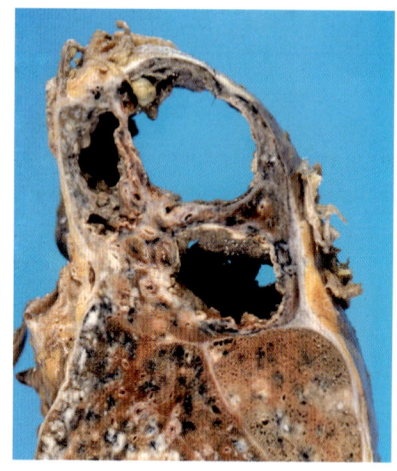

図5 硬化壁空洞
空洞は治療介入が行われないか，もしくは奏功しないとき，時間の経過とともに周囲の線維化が進み，厚い壁が形成される。これを硬化壁空洞と呼ぶ。
（蛇澤 晶先生提供）

気管支拡張性空洞

結核菌（あるいは抗酸菌一般）は，一般の病原微生物と異なり気道に親和性があり，菌は容易に粘膜下層に侵入し結核性病変を形成する。したがって排菌源に関与する気管支（誘導気管支，所属気管支，灌注気管支，drainage bronchus などと呼ばれる）には高率に気管支病変が起こり，しばしば乾酪化を起こ

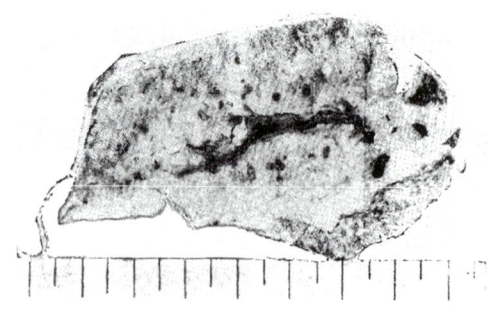

（岩崎龍郎．結核の病理．東京：保健同人社，1951．復刻版．東京：結核予防会，1976 より引用）

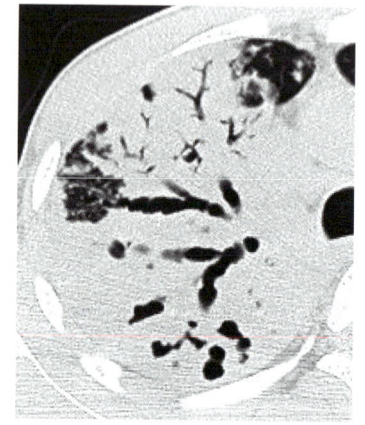

浸潤影中に不整形に拡張した気管支透亮像が認められる。結核症の特徴的所見の一つ。

図6 気管支拡張性空洞

3)空 洞

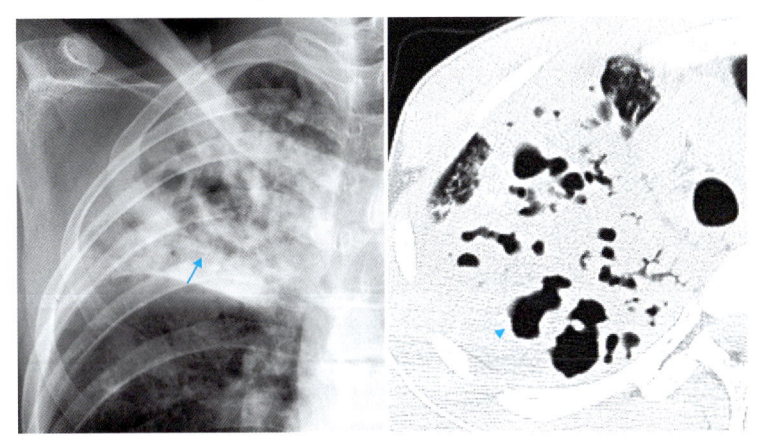

単純X線像でも肺門から末梢へと向かう棍棒状の透亮像を認めることができる（→）。CTでは不整形の空洞だが，明らかに気道の形をしており（▶），また拡張した気道との連続も認められる。

図7 気管支拡張性空洞

す。この場合乾酪性気管支炎と呼ばれることもある。気管・気管支結核の項（p88）も参照。

ひとたび結核菌に冒された気管支においては，さらに乾酪化，潰瘍化が進み，しばしば筋層，時には軟骨が破壊され，また粘膜内に強い慢性炎症と二次的に気管支平滑筋の萎縮が起こり，その結果気管支は支持構造を失って拡大してゆく。また隣接した周囲肺にも乾酪性変化は及んでゆく。その結果，気管支の形をしたその内腔が不規則に拡大した空洞が形成される。これを気管支拡張性空洞（bronchiectatic cavity）と呼ぶ。

図6に，その比較的初期の例を示す。左は岩崎の「結核の病理」所載の図であり，気管支がその形のままに不整形に拡張している様子がみられる[2]。右は臨床例のCTで，浸潤影の中に不規則に拡張した気管支がみられる。

図7はその高度になった例で，胸部単純X線写真で肺門から末梢に向かう不整形，棍棒状の透亮像が見いだされる。CTでは気管支の形を基礎にした拡張した腔が多数見い

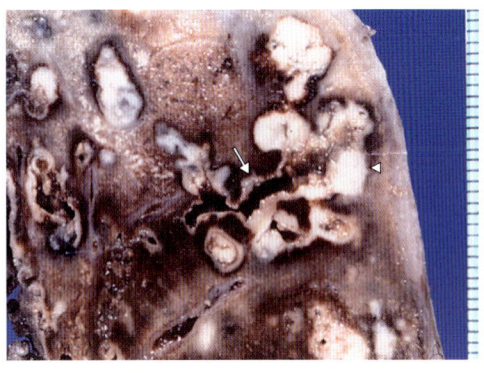

図8 気管支拡張性空洞
気道分岐を模した空洞形成（⇨），その周囲および末梢側に乾酪性変化が著しい（▷）。
（伊藤春海先生提供．画像診断 1994；14：994-1000）

だされ，その一部には気管支との連続が明らかである。

図8は剖検肺で，気道分岐に一致した空洞形成がみられる。壁，その周囲，末梢側気管支に著しい乾酪性変化が認められる。

おわりに

このように肺結核症の空洞は多彩な形態を

053

3 肺結核症の諸相

呈するが，その多彩さは本項で記述したような多様な成立の仕方あるいは場に由来しており，それを理解して読影にあたれば鑑別診断の論理が深くなり，興味は尽きない。

文献

1) 岡 治道．肺結核症X線影像の病理解剖学的分析．結核病論上巻．大阪：永井書店，1950：158-66.
2) 岩崎龍郎．結核の病理．東京：保健同人社，1951．復刻版．東京：結核予防会，1976.
3) 岩崎龍郎．改訂結核の病理．東京：結核予防会，1997.
4) 蛇澤 晶．結核の病理．結核第4版，泉孝英，監．冨岡洋海，編．東京：医学書院，2006：26-40.
5) 岩井和郎．図説・結核の病理：結核症の発病，進展，重症化の機序．東京：結核予防会，2012.
6) 結核性病変の基本型と形成のメカニズム．岩井和郎，編．結核病学：1．基礎・臨床編．東京：結核予防会，1985：126-37.

（徳田　均）

COLUMN

空洞の鑑別

　空洞とは，一般的にX線学的には浸潤性または腫瘤性病変内の組織欠損による透亮像をさす。気道からの壊死組織などの排出が空洞形成の主な機序であるが，既存の囊胞性・破壊性病変の辺縁や内部に，なんらかの病理組織変化によって壁様構造を生じたものも，画像上，空洞と呼ぶことがある。「囊胞」と「空洞」の違いはその壁の厚さであるが，厚みの定義は文献によりさまざまで，「薄壁空洞」なる用語がしばしば使用されることからも，両者の使い分けはやや曖昧である。

　空洞は，活動性肺結核を特徴づける画像所見であるが，結核以外にも空洞を呈する疾患は少なくない（表）。このうち，頻度が高く，結核との鑑別が重要な疾患として，非結核性抗酸菌症，原発性

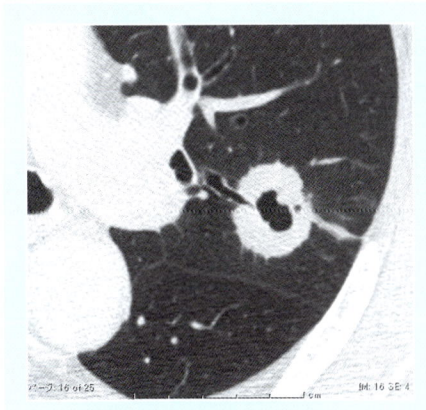

a. 左上葉 S^{1+2} に径3cm弱の結節がみられ，病変の中心に内面平滑な空洞とそこに交通する気管支がみられる。

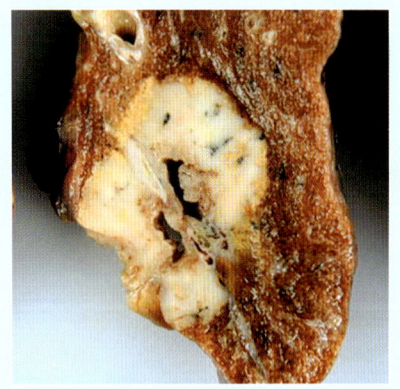

b. 切除標本（ホルマリン固定後）。

図9　肺腺癌：77歳，男性

表　空洞を呈する疾患

感染症	結核・非結核性抗酸菌 肺化膿症 真菌症 寄生虫 敗血症性肺塞栓
非感染性疾患	原発性肺癌 転移性肺腫瘍 多発血管炎性肉芽腫症 リウマチ結節 外傷 先天性疾患（肺分画症など）

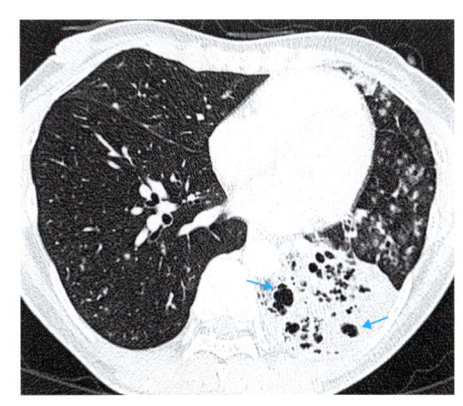

図10　浸潤性粘液性腺癌：49歳，女性
左下葉のコンソリデーションと容積減少がみられ，内部には小空洞（→）の多発（bubble-like appearance）や拡張気管支を認める。左上葉には，腫瘍の経気道的な転移による小葉中心小結節がみられる。

3 肺結核症の諸相

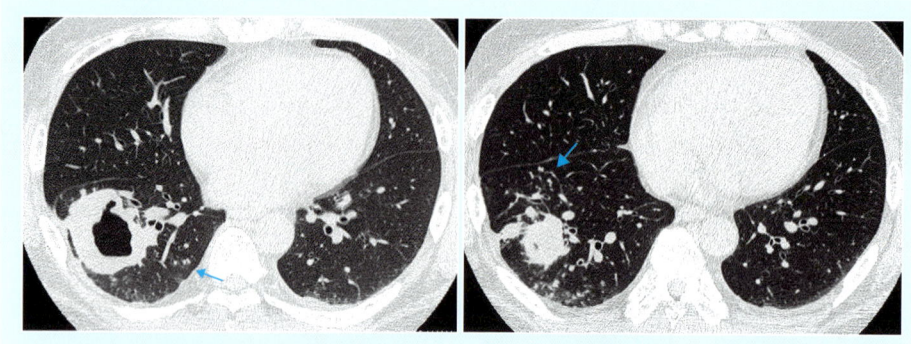

右S⁶に壁の厚い空洞を認める。空洞の周囲にはハイコントラストの粒状影がみられる(→)。

図11　肺結核：57歳，男性（糖尿病）

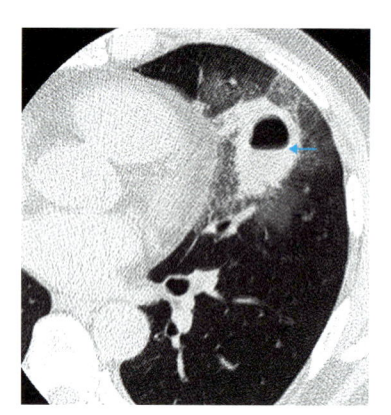

図12　肺化膿症：65歳，男性
舌区に内面の平滑な空洞とair-fluid level（→）を有する腫瘤がみられる。周囲にはすりガラス影が広がっている。

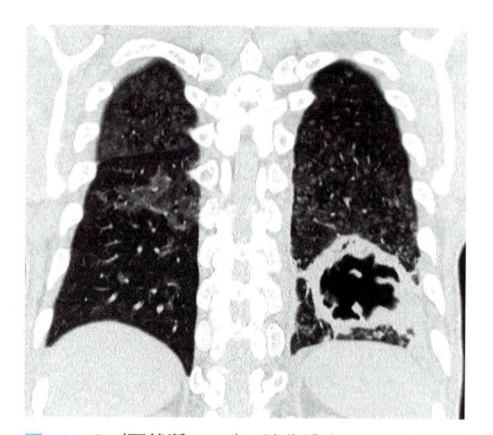

図13　CT（冠状断MPR），肺化膿症：55歳，男性
左肺底に内面不整な空洞病変を認める。両肺には広汎な小葉中心性粒状影を認めるが，個々の結節は淡く，結核のハイコントラストな粒状影とは異なる。

肺癌と肺化膿症が挙げられる。ここでは肺癌と肺化膿症の空洞の画像所見を述べる。

　肺癌における空洞形成の機序は，①壊死組織の排出，②腫瘍浸潤による細気管支内腔の狭窄とチェックバルブメカニズム，③腫瘍による肺胞破壊や気管支拡張，④既存の囊胞性病変の壁に沿った腫瘍増殖，などである。組織型では，壊死を来しやすい扁平上皮癌で空洞形成の頻度が高いが，腺癌においてもまれではない（図9）。空洞壁の厚さや内面の性状による結核との鑑別は困難なことが多く，空洞周囲の気道散布巣の有無が鑑別に有用である。しかし，粘液産生性の腫瘍細胞の増殖・浸潤を特徴とする浸潤性粘液性腺癌（invasive mucinous adenocarcinoma）では，肺胞破壊と気道排出による空洞や，経気道性転移による小葉中心性粒状影や空洞化結節を認め，肺結核類似の画像を呈する[1]（図10）。結核における気道散布巣は乾酪壊死物質や肉芽腫であり，粒状影がハイコントラストを示す点が鑑別に有用である（図11）。

　肺化膿症とは，細菌による組織崩壊を伴う膿貯留であり，膿瘍の気道からの排出により空洞形成を来す。原因として口腔内嫌気性菌が多く，その

ほかにクレブシエラや Streptococcus anginosus (milleri)グループも主要な起因菌であり，誤嚥が発症機序として重要である．肺化膿症における空洞の画像上の特徴は，厚い空洞壁と空洞内液面形成(air-fluid level)であり，約半数に空洞周囲の浸潤性病変がみられる[2]（図12）．液面形成は，結核性空洞では通常認められず，鑑別に有用な所見である．空洞の内面は，慢性の病変では平滑なことが多いが，急性の肺化膿症では毛羽立ち不整である（図13）．化膿菌による広汎な壊死・組織破壊は肺壊疽(pulmonary gangrene)とも呼ばれ，脱落した肺組織が空洞内に氷山のごとく浮遊する画像を認めることがある．クレブシエラが原因のことが多い[3]．

文献

1) Akira M, Atagi S, Kawahara M, et al. High-resolution CT findings of diffuse bronchioloalveolar carcinomain 38 patients. AJR Am J Roentgenol 1999 ; 173 : 1623-9.
2) Groskin SA, Panicek DM, Ewing DK, et al. Bacterial lung abscess : a review of radiographic and clinical features of 50 cases. J Thorac Imaing 1991 ; 6 : 62-7.
3) Penner C, Maycher B, Long R. Pulmonary gangrene. A complication of bacterial pneumonia. Chest 1994 ; 105 : 567-73.

（氏田万寿夫）

3 肺結核症の諸相

4）小範囲に限局する結核症

はじめに

　発見時点での肺結核症は，胸部単純X線写真上比較的小範囲に限局されているものから，肺野に広く展開し，時には肺全体に及ぶものまでさまざまである。その中で小範囲，限局性の結核症は，進展中にたまたま早期に発見された場合もあるが，宿主の免疫が結核菌の活動に拮抗して病変の拡大を小範囲にとどめている場合もある。いくつかのパターンを概観したい。

結核腫

　結核結節は先述のように，散布される菌量により，また隣接した結節同士の融合により，径1mmから数cmまで，さまざまなサイズを取り得る。1～3cm大の孤立性陰影を呈するものを結核腫（tuberculoma）と言い習わしている。他疾患，特に腫瘍との鑑別が画像診断上問題となるからである（図1）。鑑別のポイントとして，周囲に細葉性病変を伴い，これが決め手となることが多いので，上

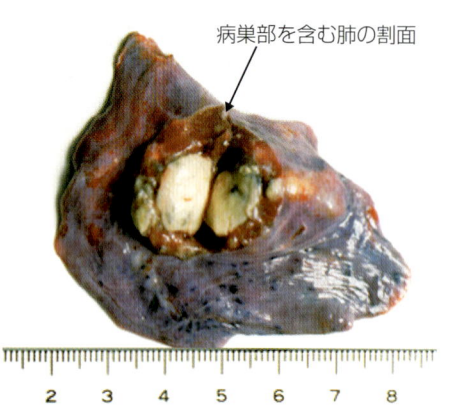

図1　切除された結核腫のマクロ病理
単一の結核結節が1～3cmの大きさになると，単純X線写真上，他疾患，特に肺癌との鑑別が問題となり，時には切除されることがある。このような結核結節を，臨床的には「結核腫」（tuberculoma）と呼ぶ。

下数スライスに渡って丹念に観察することが重要である（図2a，c）[1)2)]。

　結核腫は形成の初期には円形で充実性の形態を取る（図2a）。複数の結節が融合した場合はひょうたん型など複雑な形をとることもある（図2c）。収縮が進むと，辺縁が直線化し多角形を呈することがある。その場合小葉間隔壁など既存の結合織との連結部は収縮に抵抗するので，その結果として多角形の角に線状影がみられることとなる（図2b ②，③）。癌のスピクラとは異なるこの所見は画

4）小範囲に限局する結核症

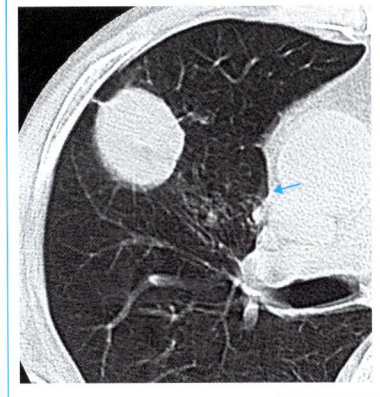

a. 円形を呈する結核腫：丸く充実した形を呈する結核腫。このようにつるりとした辺縁は，悪性腫瘍ではあまりみない。また中枢側に散布性粒状影（細葉性病変）（→）があり，これも診断の手助けとなる。

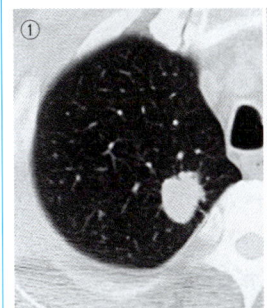

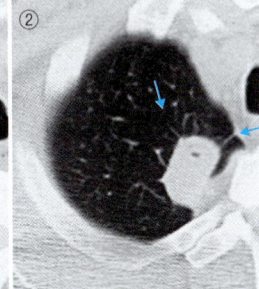

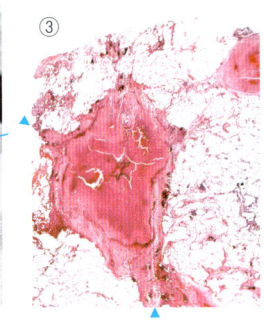

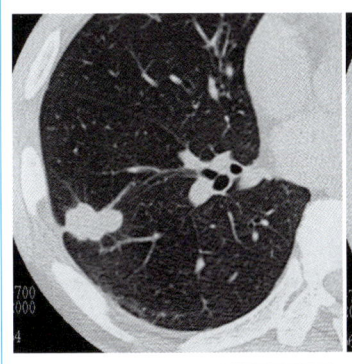

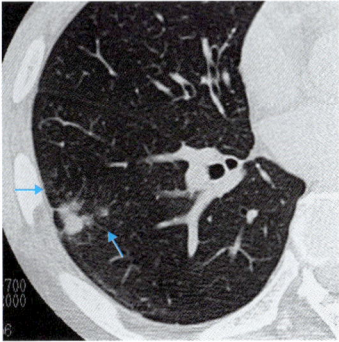

b. 多角形を呈する結核腫：①ではノッチ，スピクラを伴っており，癌との鑑別は不可能。しかしそのわずか頭側のスライス②では，辺縁の直線化とその角に一致した線状影があり（→）これは小葉間隔壁などの既存の構造の肥厚したものと考えられる。③に該当すると思われる病理標本（別症例）を示した。（▶）が肥厚した既存の結合織。

c. 複数の結核腫が融合して複雑な形を呈した結核腫：ひょうたん型をしており（複数の結節の融合のためと考えられる），そのため生じた辺縁のくぼみをノッチサインとみなせば，癌との鑑別は容易ではない。また周囲構造（血管など）を引き込んでおり，これもまた腺癌との鑑別を困難とする。尾側のスライスで粒状影（細葉性病変）（→）がみられ，これが鑑別に役立つ。

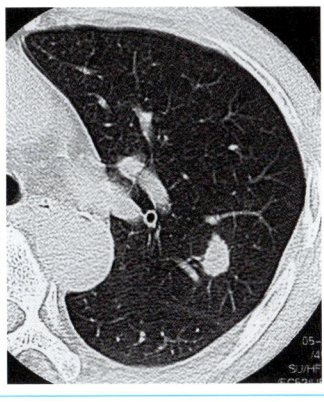

d. 画像上特徴のない結核腫：辺縁の性状にも周囲構造との関係においてもこれといった所見がない結核腫。このような場合，画像からの癌との鑑別はほとんど不可能。

図2　さまざまな結核腫

3 肺結核症の諸相

像上の鑑別の手がかりとなることがある。さらに収縮が進むと周囲の構造(血管など)を引き込むようになる(図2c)。そうなると，収縮を伴う腺癌との鑑別はなかなか難しい。図2dのように，輪郭にも周囲構造との関連においてもなんの特徴もなく，まったく鑑別の手がかりがない例も少なくない。このように癌との鑑別にしばしば難渋する結核腫であるが，造影CTで鑑別の手がかりが得られることもある。これについては「COLUMN 結核種と肺癌の鑑別」(p65)を参照のこと[3]。

急速に進行する時期に発見

症例

20歳代の若年男性，2週間来の微熱，咳

胸部単純X線写真(図3a)では左肺尖部に小範囲に限局した一見まだらな浸潤影がみられる。拡大してよくみると(図3b)小結節影

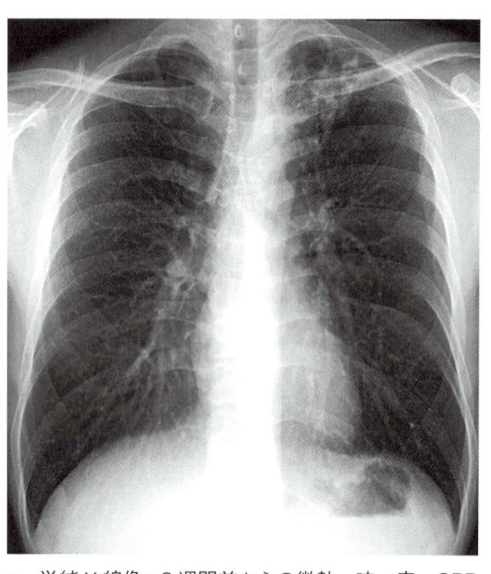

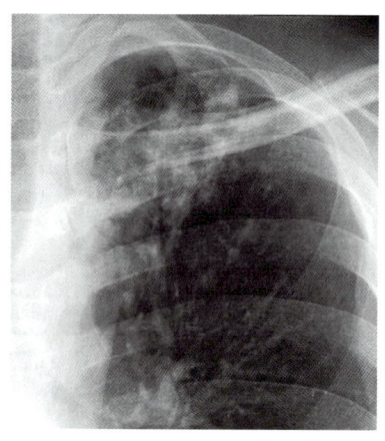

b. 単純X線像(拡大図)：肺尖部の陰影は大小の結節影の集合からなるが，その輪郭は概して不鮮明である。

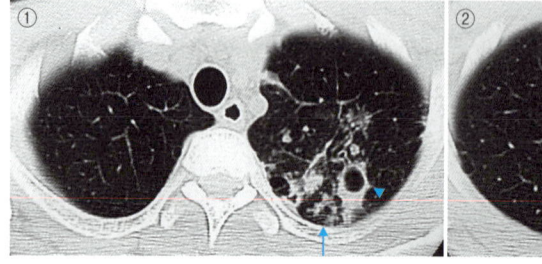

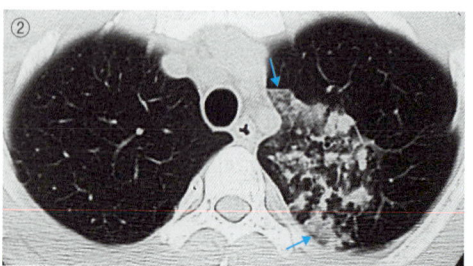

a. 単純X線像：2週間前からの微熱，咳，痰。CRP軽度上昇。左肺尖部に限局してまだらな浸潤影がある。

c. CT：①では，肺尖病巣のうち小葉大の結節の一つが空洞化し(▶)，その周囲には細葉性病変もみられる(→)。②やや尾側では大小の結節影のほかに汎小葉性のすりガラス影，浸潤影(→)があり，宿主免疫による封じ込めも起きているが，一方，空洞からの菌の散布により新たに病変が形成され，急速な進展が始まってもいる様子がこの画像から推定できる。

図3 比較的急速に拡大を開始した肺結核症：26歳，男性

の集合のようにもみえる。CT(図3c①)では，1個の小葉大の病変が空洞化しており，その周囲には細葉性病変もみられ，この空洞からの菌の散布が始まっていると判断される。菌はやや多量であろうと推定され(実際，塗抹陽性であった)，その根拠はその尾側のスライス(図3c②)にみられる汎小葉性の淡い浸潤影，すりガラス影(以上，新しい病変)，あるいは分岐状の濃厚陰影(やや時間の経った病変)などの多彩な陰影で，宿主の防御免疫も発動されているが，空洞からの菌の散布が多く，新たに病変が次々と形成され，急速な進展が始まっている様がこの画像から推定できる。急速な進行の早期に発見されるとこのような画像所見となる。

小結節，粒状影などの混在した小範囲の結核症―緩徐進行型

症例

検診発見の52歳，男性

図4aでは左上葉に径数mm大の結節が3個みられる。いずれも最初は小葉大，もしくは半小葉大であった滲出性病変が肉芽腫化し，収縮して丸くなったものと思われる。そのうちの1個には小空洞が認められ，おそらくここから菌の散布が始まっている。その尾側のスライス(図4b)では粒状影(細葉性病変)がやや広範にみられる。本例では最初に起きた病変群がいったん肉芽腫化，被包化で収束し，その形で一定の時間を経過したが，そのうちの1個に空洞化が起こり，新たな拡大が起きた，しかし散布された菌量がわずかだったので，狭い拡がりですんでいるのであろうと推定される。

このような形で段階的に少しずつ拡がって

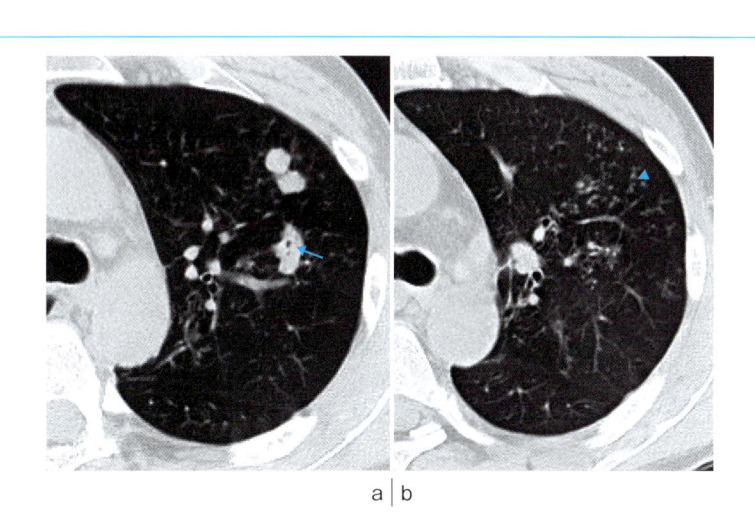

a | b

境界の明瞭な結節(小葉もしくは半小葉大の病変が完全に被包化されたものと思われる)が3個あるが，うち1個には小空洞がみられる(→)。そのやや尾側には細葉性病変が細葉中心性に分布しており(▶)，新たな菌の散布がゆっくりと始まっていることを示している。

図4　複数の結核結節とその周囲の細葉性病変：52歳，男性

3 肺結核症の諸相

ゆく結核症は少なくない。このような例は仮にこの時点で発見されなくともしばらくは緩慢な経過を取っていくものと推定される。

限局性細葉性結核症―緩徐に進行する細葉性病変のみからなる小範囲の結核

症例 1

30 歳代の女性，検診発見例

症状はなく，また検査値の異常もない。単純 X 線写真（図 5a）は右上葉に限局した粒状影の集合で，それ以外に何の特徴もない。CT 像（図 5b）は S^2 の一部に限局した粒状影の集合で，相互の配列，あるいは血管，気管支，胸膜などの既存構造との間にも規則性は見いだし得ない（図 5b ①）。わずかに一部に tree-in-bud appearance があるので（図 5b ②），結核症ではないかとの疑いを抱くことができる。これは細葉性病変の集合で，菌の散布源としての空洞は認められず，強いていえば乾酪性細気管支炎（図 5b ②でみられる tree の部分）であろうと推定される。後述（p75）の「岡分類 II B 型肺結核症」の局所型ともいえよう。現在のところこのような病型に対する適切な呼称がないが，筆者らは「限局性細葉性結核症」との名称を提案したい。

このような細葉性病巣のみからなる結核症は，菌が少しずつ散布され，それに対して宿

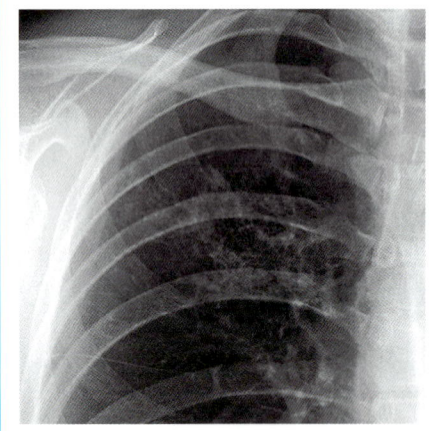

a. 単純 X 線像：症状はなく検査所見にも異常はない。右上肺野に粒状影の集合がある。これだけでは診断は不可能。

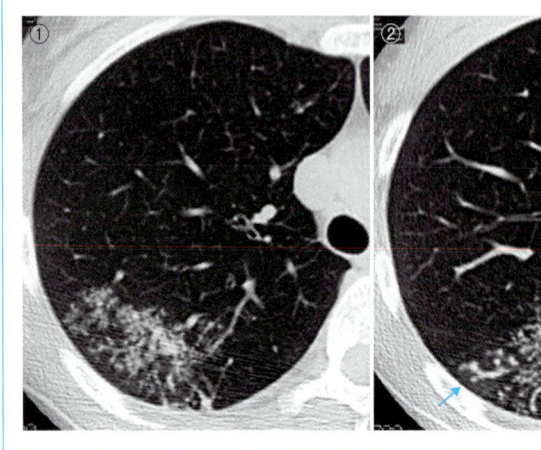

b. CT：粒状影が密集しているがその配列には規則性は認められず，これだけでは診断は難しい。（→）の部分に tree-in-bud appearance があり，ここから結核を疑うことができる。この部分（乾酪性細気管支炎）が散布源と推定される。気管支鏡検査で塗抹陰性，培養陽性で，やっと肺結核症と診断できた。

図 5 症例 1　限局性細葉性結核症：検診発見の 37 歳，女性

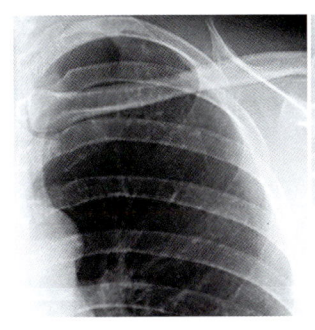

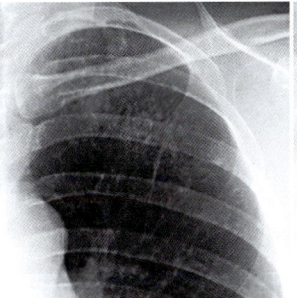

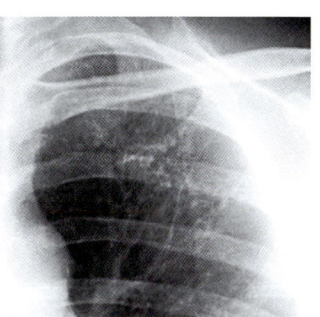

4）小範囲に限局する結核症

① 2004年8月：肺尖部に微細な粒状影の集合を認めるが、この時点では診断に至らなかった。　② 2008年7月：4年後、粒状影は着実に範囲を拡大している。　③ 2009年6月：1年後、粒状影は密度を増し、またさらに範囲を拡大している。

a. 単純X線像の推移：2003年にSLE発症、長期ステロイド治療が行われていた。

① 発見時　② 4年後　③ 5年後

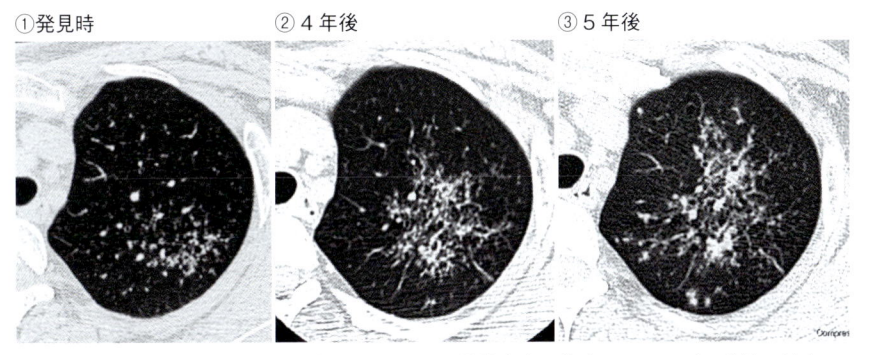

b. CT所見の推移：CT所見は当初、限局した細葉性病変の集合であったが、次第に拡大し、最後には粒の大小不同、離れた場所への散布など、にわかに活動性が高まっていることがわかる。

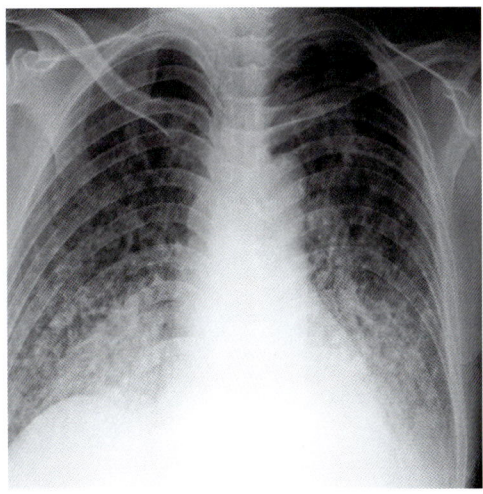

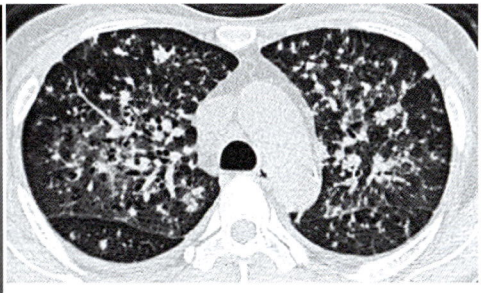

c. b③のわずか2カ月後に呼吸困難で救急受診：重篤な呼吸不全の像を呈し、喀痰の抗酸菌塗抹は3＋（ガフキー8号相当）であり、粟粒結核からARDSへの進展が認められた。

図6　症例2　限局性細葉性結核症の緩慢な経過を5年間にわたって確認できた52歳、女性

3 肺結核症の諸相

主は小肉芽腫を作って反応する，という形を繰り返し，極めて緩慢に，しばしば年の単位で経過するが[4]，そのまま徐々に拡大を続け，最終的に細葉性のままで肺全体にまで及び，岡分類ⅡBとなることもある（p75〜を参照）。しかしある時点で宿主の免疫状態が乱れるとそこから急速に進展することもある。

症例2

52歳，女性。局所の細葉性病変の緩慢な進展から最後は急激な進展，粟粒結核症に至った経過を5年間にわたって確認できた例

2003年に全身性エリテマトーデス（systemic lupus erythematosus：SLE）を発症，長期ステロイド治療が行われていた。1年後の単純X線写真（図6a①）で左肺尖部に粒状影の集合を確認できる。CTも撮影され異常の存在には気づかれていたが（図6b①），診断確定のための手続きは取られなかった。その4年後の単純X線写真（図6a②）では粒状影はその数を増し範囲も拡大してきている。CTでも配列にまったく規則性のない粒状影が，4年前よりは広く展開している（図6b②）。しかし空洞など，結核症を思わせる特徴的な所見はない。その1年後，咳嗽が始まり，撮影された単純X線写真，CTでは粒状影の範囲が一段と拡大しているが（図6a③，図6b③），やはり経過観察とされた。その2カ月後，発熱と呼吸困難で救急受診，CTで粟粒結核症とその急性呼吸窮迫症候群（acute respiratory distress syndrome：ARDS）化と判断され（図6c），喀痰から多量の結核菌が塗抹で証明された。長期ステロイド投与による免疫低下があったことが，最後の2カ月で起こった急速な全身化に関連した可能性が考えられる。

おわりに

このように画像上拡がりが小範囲にとどまる結核症の中にも，画像を丹念にみれば，静止状態や緩慢な拡大から急速な進展まで，菌と宿主の相克のさまざまな展開が読み取れる。

文献

1) 岩崎龍郎．結核の病理．東京：保健同人社，1951．復刻版．東京：結核予防会，1976．
2) 村田喜代史．肺結核の画像診断．泉　孝英，監．冨岡洋海，編．結核第4版．東京：医学書院，2006：98-121．
3) 氏田万寿夫．肺抗酸菌症．胸部のCT．第3版．東京：メディカルサイエンスインターナショナル，2011：354-88．
4) 平野　淳，多田敦彦，瀧川奈義夫，ほか．約3年間画像所見上変化を認めなかった細葉性肺結核の1例．結核 2004；79：475-9．

（徳田　均）

結核腫と肺癌の鑑別

COLUMN

結核腫は，肺野の孤立性結節として検診などを契機に発見され，しばしば肺癌との鑑別が問題となるが，喀痰や内視鏡検査から結核菌が証明され難いため，画像診断の重要性は高い。

CT所見は，末梢肺野の境界明瞭な充実性結節である。大きさは1～3cm大が多く，辺縁は平滑なものから凹凸不整で棘状突起を有するものまでさまざまである(「小範囲に限局する結核症」，p59，図2d参照)。経過中に空洞化することもある。結核腫は，周囲に経気道的な病変分布を示す小結節や気管支拡張を伴うことがあり，肺癌との鑑別に有用な所見である(「小範囲に限局する結核症」，p59，図2a参照)。

^{18}F-FDGを用いたPET-CTは，細胞の糖代謝亢進の多寡を画像化するモダリティであり，良悪性の鑑別診断に期待される。しかし，結核または

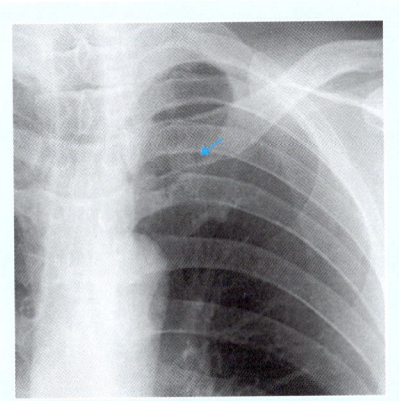

a. 単純X線像(拡大)：左肺尖に境界明瞭な結節影を認める(→)。

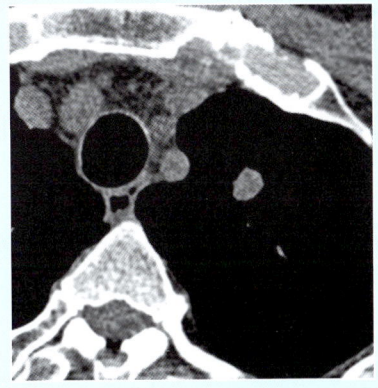

b. 単純CT(縦隔条件)：9mm大の非石灰化結節がみられる。

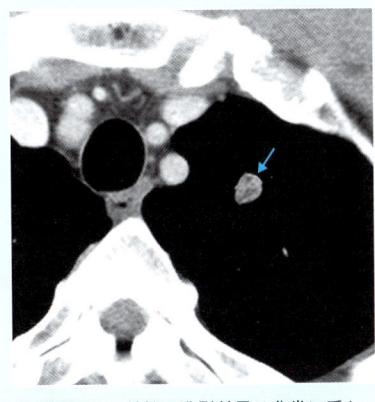

c. 造影CT：結節の造影効果は非常に乏しい(→)。

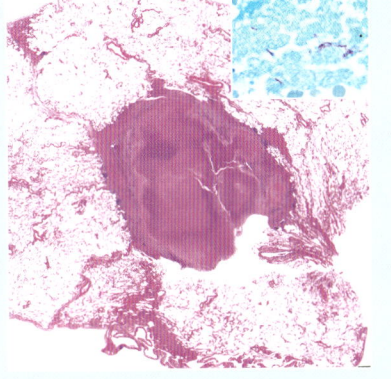

d. 切除標本(ルーペ像)：境界明瞭な充実性結節で，中心部の多くは肉芽組織に囲まれた乾酪壊死である。
右上：病理組織像(Ziehl-Neelsen染色)，乾酪壊死内のピンクに染まる抗酸菌。

図7　定期的に撮影された胸部単純X線写真で肺結節を指摘：60歳男性，結核腫

3 肺結核症の諸相

MACが証明された3cm以下の肺結節47例におけるFDG-PETの報告[1]では，結節のSUVmaxは平均5.05±1.56(2.5〜7.6)と中等度の集積を示すとされ，肺癌との鑑別におけるPET-CTの有用性は低い。

結核腫をはじめとする感染性肉芽腫を強く疑うCT所見は，結節内部の石灰化の存在や，造影CTで結節内部の造影効果が乏しく辺縁部のみが輪状に増強されるパターン(rim enhancement)である[2]。Rim enhancementは，結節辺縁部の肉芽腫性炎症や線維性組織が中心部の乾酪壊死部に比し強く造影されることによる[2](図7)。石灰化は悪性腫瘍でも時に認められるが，結節中心部や層状，斑点状の石灰沈着は炎症性肉芽腫と考えてほぼ誤りではない[3]。肺結節のCT診断においてHRCTは不可欠な検査法である。さらに，結節内のわずかな石灰化や過誤腫に特徴的な脂肪の有無の評価のためには，非造影CTで縦隔条件の薄いスライス厚で画像再構成を行うことが重要である[3]。

文献

1) Demura Y, Tsuchida T, Uesaka D, et al. Usefulness of 18F-fluorodeoxyglucose positron emission tomography for diagnosing disease activity and monitoring therapeutic response in patients with pulmonary mycobacteriosis. Eur J Nucl Med Mol Imaging 2009 ; 36 : 632-9.
2) Murayama S, Murakami J, Hashimoto S, et al. Noncalcified pulmonary tuberculomas : CT enhancement patterns with histological correlation. J Thorac Imaging 1995 ; 10 : 91-5.
3) Edey AJ, Hansell DM. Incidentally detected small pulmonary nodules on CT. Clin Radiol 2009 ; 64 : 872-84.

（氏田万寿夫）

3 肺結核症の諸相

5) 広範囲に展開する結核症

はじめに

　肺結核症が両肺に広く病変を形成する広範囲進展例は，今日なおしばしば遭遇する。その多くは咳，痰などの呼吸器症状，発熱，倦怠感，体重減少などの全身症状がありながら受診をためらい医療機関へのアクセスが遅れるパターン（patient's delay）であるが，一方無症状，あるいは症状が軽微で重病感を欠く例もあり，あるいは進行が急速で発症から2，3週で来院時すでに広範に広がっていたという例までさまざまである。以下，いくつかの例に則して考察する。

結節影，粒状影が広範に分布する例

症例

61歳，女性

　症状は3週間来の軽微な咳のみ。胸部単純X線写真（図1a）で両上肺野，右下肺野に結節影，粒状影を認める。CTでは両上葉に径1～1.5cm大の境界明瞭な結節影が複数個，その周囲に粒状影が区域性に分布している（図1b）。これら結節影の一つに微小透亮があり，空洞化が疑われる。また右中葉（図1c）には粒状影がやはり区域性に散布しているが，浸潤影，塊状影などはみられない。検痰で塗抹陰性，培養陽性（80 colony）で診断確定した。

　全体としては頭側から尾側へ，背側から腹側へ，という肺結核症の進展の原則に合致しているが，この例では最初から散布される菌量が少なく，上葉にみられる小結節（小葉～半小葉大の病変が固まったもの）が比較的初期の病巣で，その周囲および中葉の細葉性病変はその一つに起きた空洞から少しずつ菌が散布され，それに対して宿主の免疫系がmodestに反応して形成されたものと考えられる。宿主の防衛機構がしっかり発動されいったん被包化にこぎ着けるのだが，結局はその一部に破綻が生じ，そこから菌が散布され進展していったものであろうが，浸潤影や塊状影がみられずこのように微小病変のみからなるのは，散布される菌量が少しずつであったこと，および反応が常にmodestだったことがあったのであろう。ちなみに本患者は10年前胃癌で胃全摘術を受けているが，週3日プールに行くなど，元気な生活を送っていた。

067

3 肺結核症の諸相

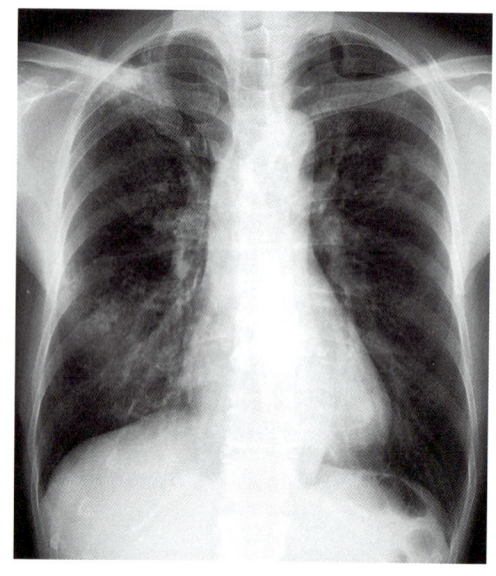

a. 単純 X 線像
両上肺野，右下肺野に結節影，粒状影を認める。

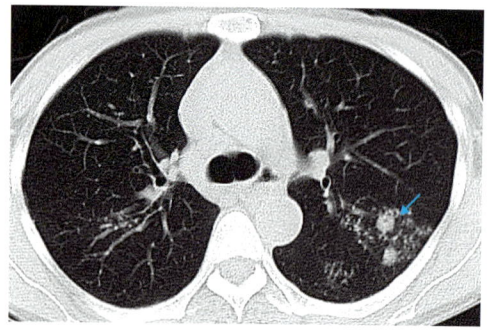

b. 左上葉の結節影とその周囲の粒状影。これら結節影の一つには微小透亮があり（→），空洞と思われる。

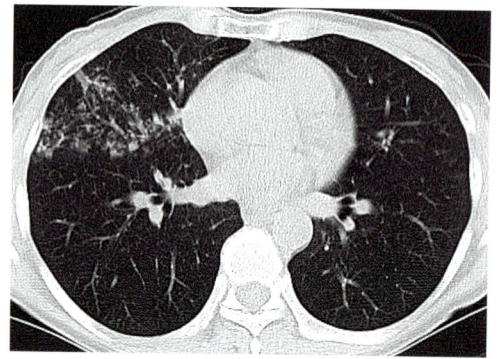

c. 右中葉に粒状影が広範に散布している。浸潤影，塊状影などはみられない。

図1 小結節影，粒状影が広く展開した軽症結核：61歳，女性

塊状影が多発する例

症例

69歳，女性

　コントロールの不良な糖尿病があり，その治療中に偶然単純X線写真（図2a）で異常を発見された。発熱はなく，呼吸器症状もまったくない。両側の上肺野に塊状影があるが，これだけからは転移性肺腫瘍との鑑別も問題となる。CT（図2b）でよくみると周囲に細葉性病変があり，また右下葉の病変にも同様の所見が目立つ（CT省略）。これらより画像からは肺結核症が疑われたが，痰が得られないため，気管支鏡検査を行った。塗抹陰性，培養陽性（20 colony），TB-PCR陽性で，結核症と診断，糖尿病のコントロールが困難だったため，1年3カ月に及ぶ結核治療を行ったが，1年後再発した。このような塊状影は部分的には広範囲の肺結核症においてよくみられるが，この例のようにそれが主所見である

5)広範囲に展開する結核症

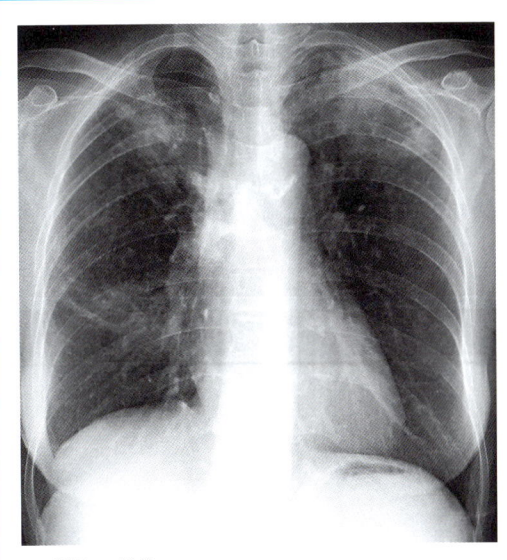

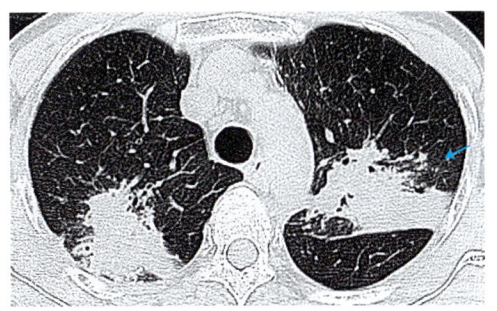

b. CT：主たる病巣は塊状影であり，転移性腫瘍との鑑別も問題となる。周辺の細葉性病変（→）が鑑別の決め手。

a. 単純X線像

図2　無症状，糖尿病コントロール中に偶然発見された塊状影：69歳，女性

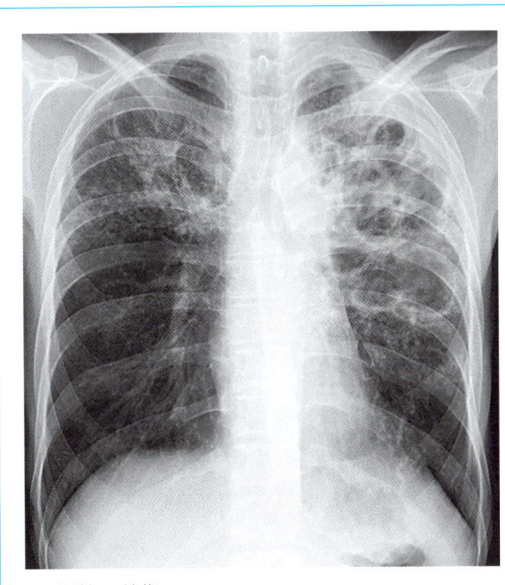

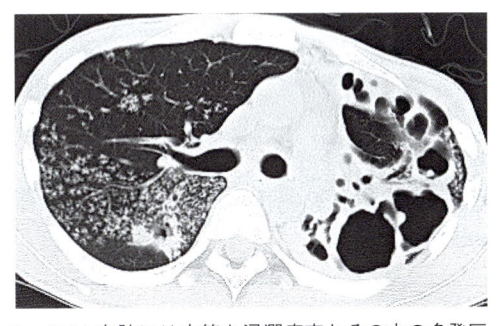

b. CT：左肺には広範な浸潤病変とその中の多発巨大空洞がある。一方，右肺野は規則正しく配列する小葉中心性の粒状影が印象的で，宿主の免疫能はかろうじて保たれていると推定される。

a. 単純X線像

図3　下痢と体重減少でまず腸結核を発見され，次いで肺病変に気づかれた26歳，男性

069

3 肺結核症の諸相

のは珍しい。糖尿病に伴う免疫異常がなんらかの形で関与した可能性はある。

受診の遅れから空洞形成，広範な粒状影散布，肺外結核，全身状態の低下に至った例

症例

26歳，男性，外食チェーン店でアルバイト

5カ月来の下痢，体重減少10kg。大腸内視鏡で腸結核を疑われ，肺の精査となった。単純X線写真（図3a）では左上〜中肺野および右上肺野に比較的壁の薄い多房性空洞が認められる。CT（図3b）では左肺野に粗大な空洞が多発し，右肺野には小葉中心性の粒状影が広がっている。空洞から散布された菌がこのような粒状影を形成したものであるが，結核症でこれほど整然とした配列は珍しい。最近一斉に起きたものであろう。WBC 11,380/μl，CRP 18.7mg/dl と炎症反応は強く，また Hb 10.9g/dl，Alb 2.1g/dl と貧血，低栄養が著しい。検痰で塗抹3＋（ガフキー10号相当）であった。受診の遅れがこのような広範な進展を許したと思われるが，若年者の生活，経済状況の厳しい昨今，このように進展した状態での発見は今後も起こると思われる。

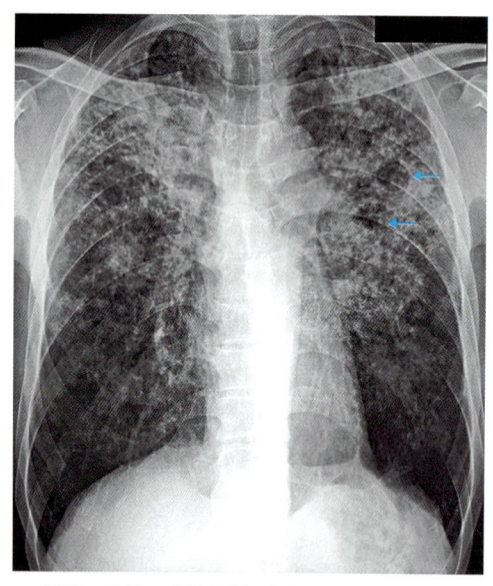

a. 両側に広範に小結節影，粒状影が散布している。空洞はこの写真では左肺野に2カ所に認められる（→）。

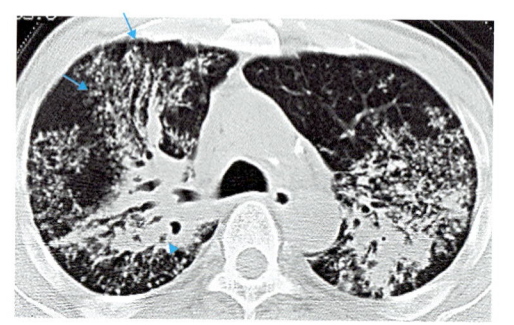

b. 右上葉では気管支に沿って粒状影（細葉性病変）が展開しており（→），区域性の分布である。肺門部で病変は融合して塊状をなしている（▶）。

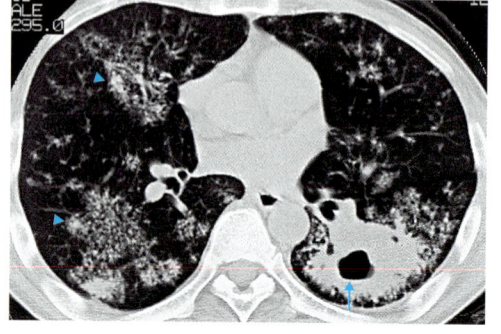

c. やはり配列に規則性の乏しい粒状影（細葉性病変）が所々集簇しているが（▶），左下葉にはそれらが融合してできたと思われる塊状影があり，内部に空洞が生じている（→）。

図4　9カ月来の咳を主訴とする壮健な男性，44歳

空洞形成，広範な散布があるがなお全身状態は保たれている例

症例

44歳，男性，建築業（現場）

9カ月来の咳，体重減少（3kg）があったが，元気に働いていた。数カ月に及ぶ長い病悩期間，また単純X線写真（図4a）にみられる進行した肺結核のイメージとはうらはらに，るいそうはなく，Hb 14.7g/dl，Alb 4.5g/dlと，全身状態は冒されていない。炎症反応はCRP 6.0mg/dlと軽度上昇している。

CT所見（図4b，c）は，広範であるにもかかわらず，細葉性病変が主であり，長期間にわたって免疫力は適度に発揮されてきたと推定される。全身状態が保たれていることと照応する。栄養不良の高齢者の肺炎型（「結核性肺炎」の症例，p45参照）とはまったく異なる。しかし右肺門部，左下葉など一部に融合，洞化が起きており，これは最近のことと推定され，流れが変わってきて最近になり症状を呈するに至ったものであろう。このような細葉性病変を主とする緩慢な病態（その極限として岡分類ⅡB型がある。「岡分類ⅡB型」，p75参照）の成り立ちについて，岩崎は，このような宿主においては免疫力は，hyperでもなくhypoでもなく，modestに保たれている，と考察している[1]。

多発結節影として拡がり，直近まで全身状態が保たれていた例

症例

47歳，男性

6カ月来の咳，3週来の息切れ，食思不振を主訴に受診。独居，経済的困窮者である。BMI 24.9と肥満体質，全身状態も良好。炎症反応はCRP 8.9mg/dl，ESR 76mmと上昇。単純X線写真（図5a）では右肺優位に浸潤影，斑状影，結節影が多発，左肺にも結節影が多数みられる。CT（図5b，c）では，右肺上葉は広範な浸潤影で，内部に大小の不整形空洞が多数生じている。一方左肺野，および右下肺野においては，細葉性結節性病変が多数形成され，一部融合もしているが，収縮傾向も認められ，それぞれの局所においては治癒へと向かう流れもある。この例では病変は最初，少しずつ散布される菌に対して細葉性結節性病変が広範に形成されていた（その症状としては咳が対応）と推定され，全身状態が直前まで保たれていたことがそれを裏づける。最近になって右上葉に広範な菌の散布による浸潤性病変，次いで内部の乾酪壊死，そこからの空洞形成が起こり，3週間来の食思不振，息切れなどの重い症状を呈するに至ったものと推定される。

肺尖部の細葉性病変（慢性）から下肺野の浸潤影（急性）まで，結核症の全経過を一望できる若年者例（再掲）

症例

結核性肺炎の項で提示した症例を再掲：24歳，女性

3週間前に血痰，10日前より咳，痰，息切れ，1日前38.5℃の発熱。単純X線写真では，右上肺野，および下肺野に広範な浸潤影を認める。上葉の陰影は，胸膜近傍で濃淡の境界が鮮明で，葉間線も凹であり，ある程度時間の経った病変であることをうかがわせる。一方下肺野は，すりガラス影，浸潤影であり，収縮傾向はなく，新しい病変であることが示唆される。左中肺野には境界の明瞭な

3 肺結核症の諸相

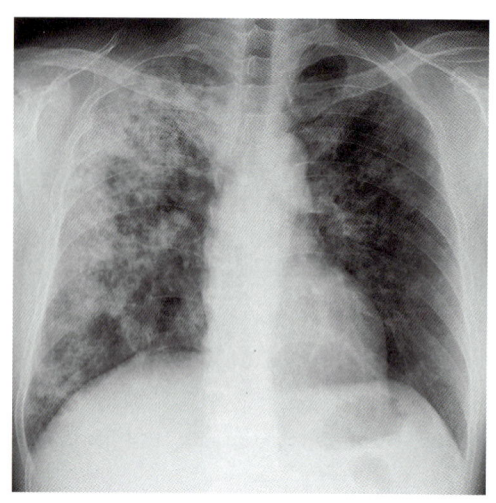

a. 右側優位の広範な浸潤影，斑状影，結節影。左肺には斑状影が多発。軟部組織の厚さから，肥満型であることがわかる。

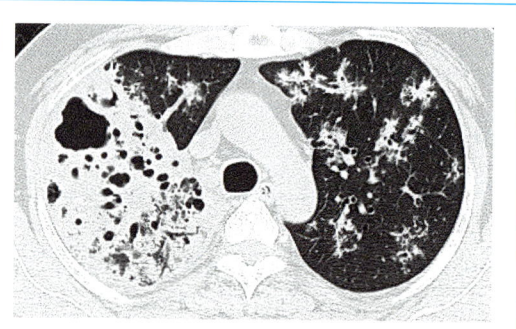

b. 右肺は広範な浸潤性病変で，内部に乾酪壊死を起こし，多数の空洞が生じている。

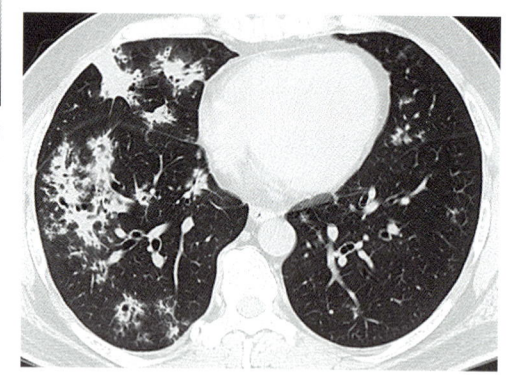

c. 左肺，および右下肺野においては，細葉性結節性病変が多数形成され，一部融合もしているが収縮傾向も認められ，これらの所見は宿主の免疫能が保たれてきたことを示している。

図5 6カ月来の咳，3週来の息切れ，食思不振を主訴とした47歳，男性

小結節影，粒状影を認め，その分布は区域性であり，やや古いものと推定される。

CT（図6b）では，左肺尖部に細葉性病変の集合があり，これはおそらく年の単位で存在していたもので（「小範囲に限局する結核症」，p63，図6参照），ここが最初の結核病変と推定される。右肺尖（図6c）には小結節とその内部の空洞があり，ここから一連の展開が始まったものであろう。右上肺野には汎小葉性の浸潤影，すりガラス影があり，やや時間の経った浸潤性病変で，一部に小空洞があり乾酪壊死も始まっていると推定される。肺底部においては（図6d）汎小葉性の浸潤影に加え，その周囲に広範なすりガラス影がある。最も直近に起きた病変であり，大量の菌の散布によりこのような肺炎様の病変を形成したものと推定される（「結核性肺炎」p40参照）。最近の発熱，咳，痰などの急性症状に対応する病変である。

本例はこのようにみてくると，当初肺尖部で小範囲の細葉性病変として緩慢に経過していたものが，空洞形成をきっかけに菌の経気道的散布が始まり，浸潤性病変の形成，その乾酪化，空洞形成というサイクルを繰り返し，最後に一挙に大量の菌の散布が下肺野に起きて症状を発し，受診に至ったものと推定される。

5）広範囲に展開する結核症

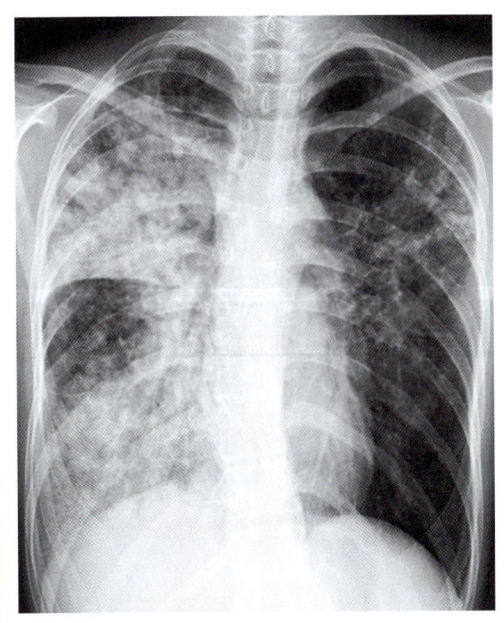

a. 右上肺野と下肺野に広範な浸潤影，それに重なって多数の結節影の重なりがある。左肺野は，硬い（やや古さを感じさせる）結節影，粒状影の区域性の拡がりがある。

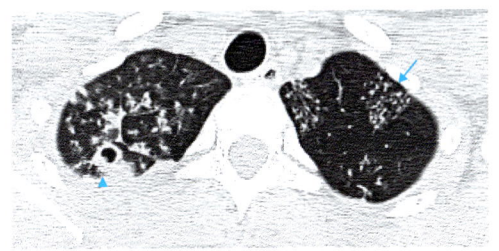

b. 左肺尖部に細葉性病変の集合があり（→），これはおそらく年単位で存在していたもので，ここが最も初期の病変と推定される。右肺尖には小空洞がみられ（▶），ここが悪化の出発点であろう。

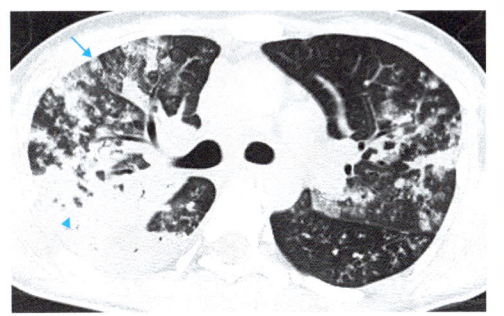

c. 右上肺野には汎小葉性の浸潤影，すりガラス影があり（→），散布された大量の菌によって起きた浸潤性病変である。小空洞があり（▶），すでに乾酪壊死も始まっていることがわかる。

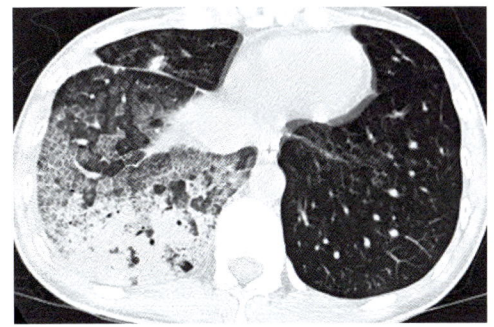

d. 肺底部には背側の浸潤影に加え，その周囲に広範な汎小葉性のすりガラス影がある。これらは最近起きた大量の菌散布により起きたものである。

図6　3週間来の咳，痰，息切れ，発熱：24歳，女性

おわりに

　以上，広範囲に広がった肺結核症をみてきたが，その画像所見はさまざまである。これは肺結核症の進展の仕方がさまざまであることに対応し，結核菌の活動とこれを制御しようとする宿主の免疫反応の相克の仕方が変異に富むことの反映である。しかし肺結核症の病理，病態についての基礎知識を踏まえれば，このような画像から進展経過の推定が可能で，それは実際の臨床経過とよく一致し，画像の読影を通してその患者に起きた事態を溯及的に推定することが可能となる。これはわが国の結核病学の先達が作り上げた，結核

073

3 肺結核症の諸相

症の病理形態学的観察に基づきそれを X 線読影学に関連づける,世界に類のない誇るべき研究成果である[1〜3]。

文献
1) 岩崎龍郎. 改訂結核の病理. 東京:結核予防会, 1997.
2) 岡 治道. 肺結核症 X 線影像の病理解剖学的分析. 結核病論上巻. 大阪:永井書店, 1950.
3) 岩井和郎. 図説・結核の病理:結核症の発病, 進展, 重症化の機序. 東京:結核予防会, 2012.

(徳田 均)

3 肺結核症の諸相

6) 岡分類ⅡB(慢性細葉性散布肺結核症)

はじめに

　全肺にびまん性に粒状影がみられる結核としては，血行散布性結核である粟粒結核を誰しも思い浮かべる。しかし，一見胸部単純X線写真ではそのようにみえながら，臨床症状は穏やかで，HRCTや病理所見で精細に観察すると，粒とみえたものは大部分が末梢気道を中心とした病変，細葉性病変である例に遭遇する。この特異な病像に最初に気づき報告したのは，わが国の病理学者岡治道であり[1)2)]，彼が大成した岡氏肺結核病型分類（Ⅰ～Ⅺ）の中で播種状分布を呈する病型Ⅱの中にBとして位置づけられた（Aは血行散布性肺結核症，すなわち通常の粟粒結核症）[3)4)]。

　今日この岡氏肺結核病型分類は，あまりに精密，複雑で，また近年の進歩した化学療法により，病型の如何を問わず結核は治癒する病気となったので，参照されることはほとんどなくなったが，ⅡB（岡自身は「慢性散布肺結核症」と名づけたが，これでは細葉性とのニュアンスが伝わらず，本書では岩崎のその後の命名を参考に「慢性細葉性散布肺結核症」との名称を提案する）のみは，ほかにこれを記述する語がなく，現在でも有効な用語である。なお，欧米にはこの概念はない。精緻に肺結核症の病理所見を検討してきたわが国の結核医たちの偉大な達成である。

症例提示

　以下，3症例を提示しつつこの特異な病型を考えてみたい。

症例1

30歳代，男性

　2週間前からの下痢，1週間前からの発熱（38℃前後）で受診。呼吸器症状はない。BMI 16と痩せ型の体型，WBC 9,100/μl，CRP 11.7mg/dl，Alb 2.3g/dl。

　単純X線写真（図1a）では，両側肺野に，左右対称性，上肺野優位に小結節影〜粒状影が広く散布している。粒状影の大きさは大小さまざまだが，一つ一つはくっきりとしている。CT（図1b）では両側肺にびまん性に微細粒状影があり，一部には分岐状影もみられる（→）。その分布には一見ほとんど規則性はないが，一部で区域性であり（▶），気道を

075

3 肺結核症の諸相

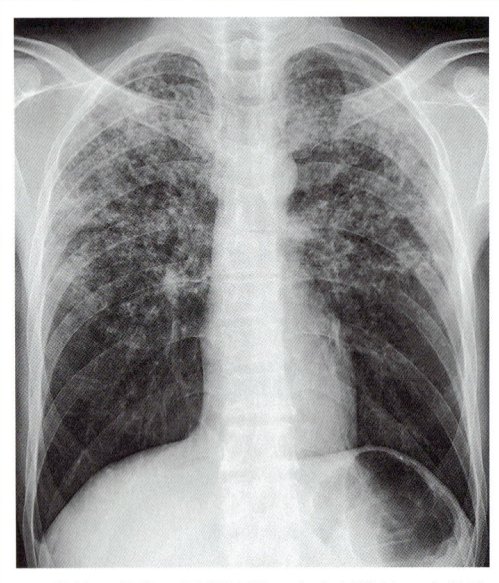

a. 単純 X 線像：両側肺野に左右対称性に小結節影～微細粒状影が広く散布している。上肺野優位の分布である。

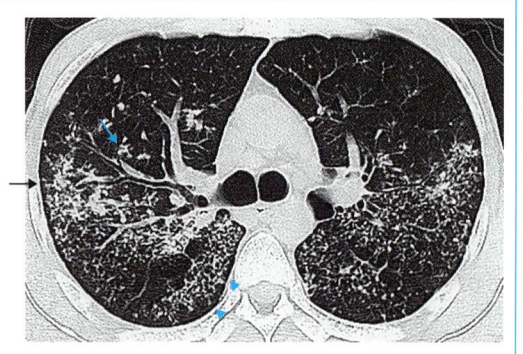

b. HRCT：広範に微小結節が広がっているが，その配列に解剖学的な規則正しさはなく，小葉（細葉）中心性とはいえない。一カ所分岐状影がある（→）。わずかに（→）矢印の部で，胸膜と一定の距離がある。小葉中心性分布といえるのはここだけである。（▶）ではS⁶に区域性の分布がみられ，この所見だけが経気道的な成り立ちを示唆している。

図1 症例1 岡分類ⅡBの典型例

介して広がった病気であることが示唆される。また一部ではあるが胸膜と一定の距離を示し（→），小葉（細葉）中心性の部分もある。全体として，肺尖・上肺野優位の細葉性病変の集合であり，経気道性の展開であることは確実だが，空洞などの粗大な散布源は見いだせない。本例は胃液検査から結核菌が証明され，また大腸内視鏡検査で腸結核の所見であった。下痢と低蛋白血症はこれで説明がつく。

症例2

90歳，男性

2カ月前より37℃台前半の微熱あり，また3kgの体重減少があり受診。入院時164cm，51kg，Hb 10.8g/dl，CRP 9.6mg/dl，血沈70mm。血液ガス（室内気）ではPaO₂ 64.6Torr，PaCO₂ 34.3 Torrと酸素化障害を認めた。スパイログラムでは%VC 65.9%と拘束性障害。ツベルクリン反応は発赤8×7mmであった。

単純X線写真（図2a）では全肺野に粒状影を認めるが，その分布はむらがあり，区域性の傾向がみられ，また肺底部には及んでいない。

CT（図2b, c）では，ほぼ大きさの揃った粒状影が密に展開しているが，分布は区域性であり，かつまったく病変のない健常な肺野が間に介在している。粒状影の配置に一見規則性はないかのごとくであるが，一部に分岐状影もみられ，また血管から一定の距離をおいて規則正しく配列する細葉性結節性の所見もみられることから（図2c, ▶），これらの粒状影は細葉性病変であると考えられ，単純X線写真の所見も併せ岡分類ⅡB型肺結核症と判断される。

気管支鏡検査で経気管支肺生検（transbronchial lung biopsy：TBLB）で類上皮細胞肉芽腫，そのZiehl-Neelsen染色で抗酸菌陽性所見を得，肺結核症と診断した。なお気管

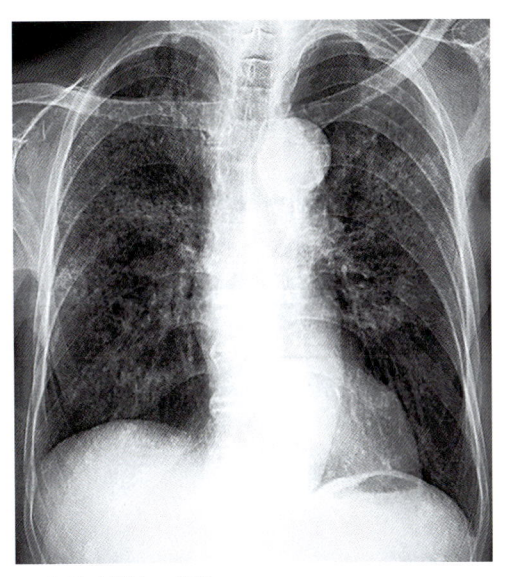

6）岡分類ⅡB（慢性細葉性散布肺結核症）

a. 初診時単純X線像

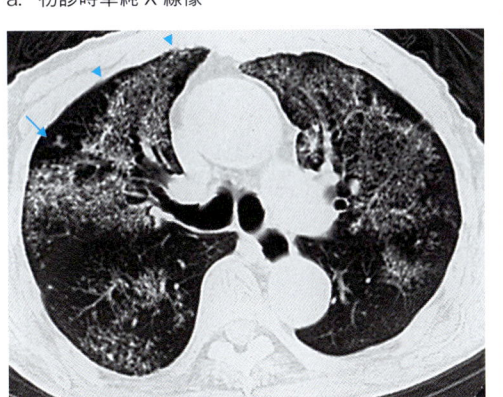

b. CT（5mm厚スライス）：粒状影の密な集合はその分布に一見規則性は認め難いが，大まかにいえば区域性である（▶）。1カ所分岐状影（→）が認められ，末梢気管支病変であることが推定される。

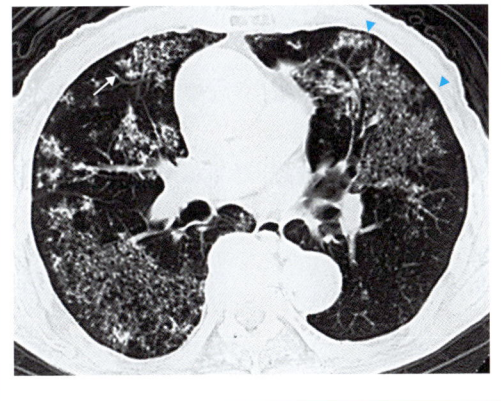

d. 3年9カ月前：右上肺野縦隔寄りに限局した粒状影（→）

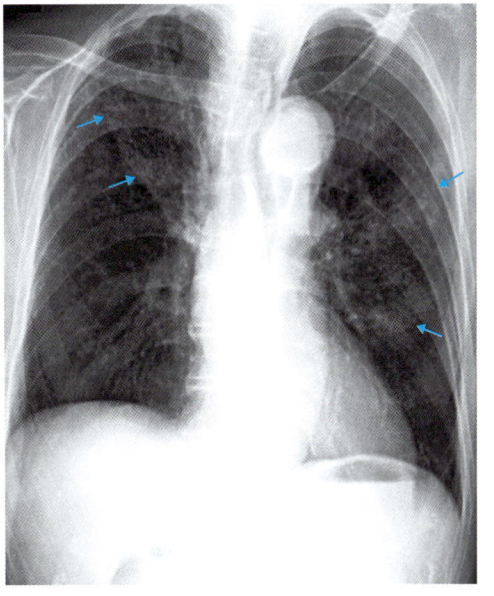

e. 8カ月前：右上肺野の粒状影はその範囲を拡大，また左肺野にも区域性分布を示す粒状影が出現している。

c. 区域性の分布（▶）がこの疾患が経気道性であることを示唆している。右の上葉，肺静脈で囲まれた領域（1小葉内）に粒状影が桑の実状に配列している。細葉性結節性病変の所見である。

図2　症例2　経気道性に成立したと推定される岡分類ⅡB

077

3 肺結核症の諸相

支肺胞洗浄液（bronchoalveolar lavage fluid：BALF）の抗酸菌は塗抹培養とも陰性であった。イソニアジド（isoniazid：INH），リファンピシン（rifampicin：RFP），エタンブトール（ethambutol：EB）9カ月間の治療で症状，胸部陰影いずれも消失し，治癒を得た。

本例では過去の単純X線写真の検討から進展様式を知ることができた。3年9カ月前の単純X線写真（図2d）では，右上肺野縦隔寄りに区域性に広がる粒状影の所見が認められる。8カ月前の写真（図2e）では，病変は左肺野にも拡大している。その分布は疎密があり，気管支の走行に一致して密であり，明らかに区域性である。すなわち本例においては，右上葉から始まった細葉性病変が4年近い時間をかけて経気道性に全肺野に拡大したと判断される。経気道性に成立した岡分類ⅡB型肺結核症と考えられた。

症例3

36歳，女性

主訴は4カ月来の微熱，頸部リンパ節腫脹，単純X線写真上のびまん性粒状影。WBC 3,930/μl，Hb 12.1g/dl，CRP 0.3mg/dl，血

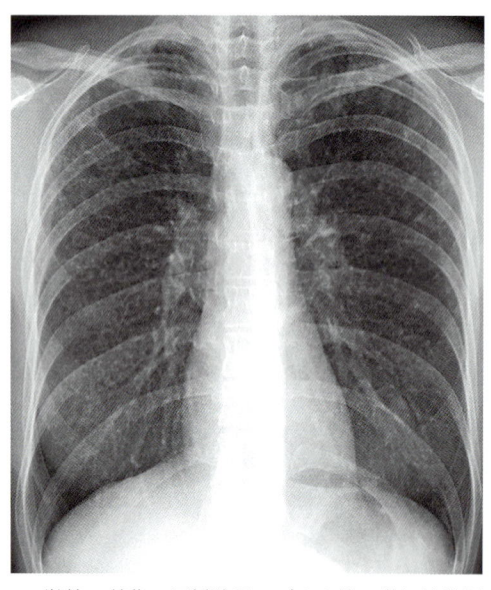

a．単純X線像：両側肺野にびまん性に微細粒状影がみられる。その分布は左右対称で，また上，中肺野優位である。

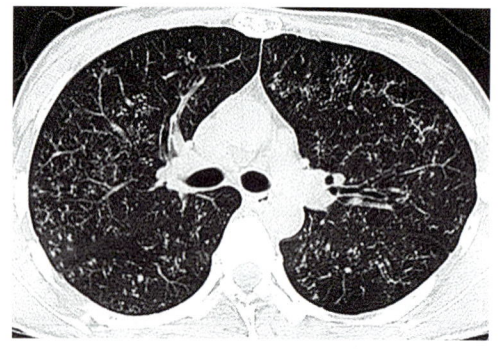

b．HRCT：右肺野では胸膜，血管から一定の距離を置いて整然と配列する粒状影，分岐状影がみられる。これらは気道を中心とした病変と考えられる。一方左肺野では粒状影は比較的疎に分布し，ランダムな分布を示すものもあり，それらは血行性に成立した可能性が推定される。

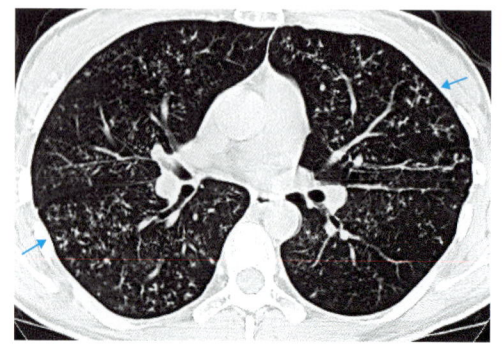

c．HRCT：右下葉では小葉中心性の分岐状影が目立つ（→）。このスライスでは病変はほとんど小葉（細葉）中心性である。

図3 症例3 まず血行性に成立，その後経気道性進展を起こしたと推定される岡分類ⅡB

6)岡分類ⅡB(慢性細葉性散布肺結核症)

沈48mm。

単純X線写真(図3a)では全肺野にびまん性の粒状影をみる。粒は粟粒結核としてはやや粗大で,その分布は肺尖に密で下肺野で疎である。

CT(図3b, c)では,両肺野にびまん性に分岐状影がみられ,その分布は多くの部位で小葉(細葉)中心性である。すなわち末梢気道に一致した病変が主体であり,いわゆる細葉性病変である。Tree-in-bud appearance もみられる。これら画像からほぼ典型的な岡分類ⅡB型肺結核症が疑われた。その他に少数ながら必ずしも小葉中心性ではない微細粒状影もみられる。この意義づけは後述する。

気管支鏡検査では,BALFで抗酸菌塗抹2+,TB-PCR陽性であった。またTBLBで壊死を伴わない類上皮細胞肉芽腫の所見を得た。以上より岡分類ⅡB型肺結核症と診断した。

本症例では過去に複数回単純X線写真が

a.「粟粒結核症に酷似せる増殖性細葉性結核症」(岡治道 昭和14年)

粟粒結核症   慢性散布肺結核症

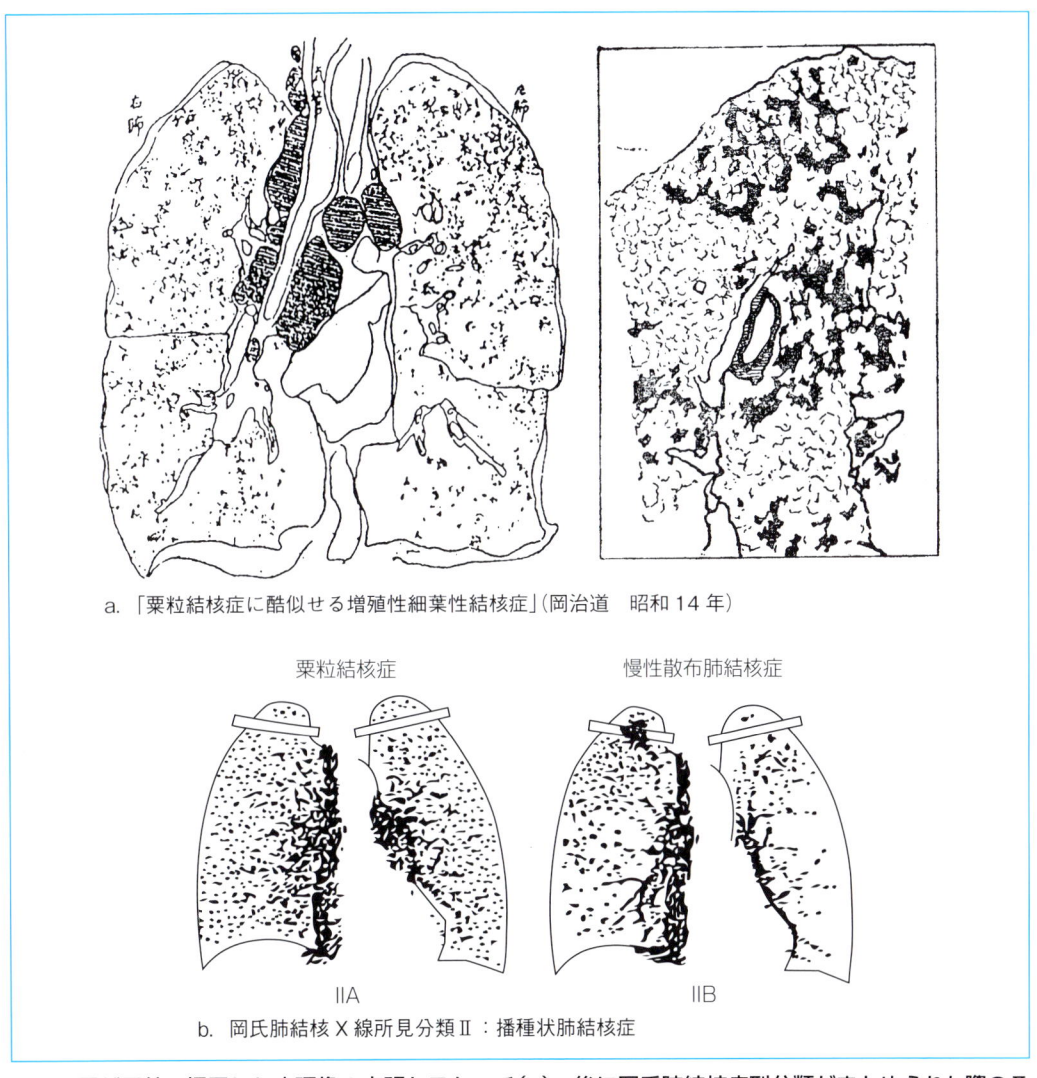

ⅡA   ⅡB

b. 岡氏肺結核X線所見分類Ⅱ:播種状肺結核症

図4 岡が原著で提示した病理像の克明なスケッチ(a),後に岡氏肺結核病型分類がまとめられた際のⅡ型のシェーマ(b)

撮影されており，それを仔細に検討すると，すでに4カ月前から全肺野に粒状影が出現してきており，それが徐々に増大してきた経過が確認できた．微熱とも併せこれらの粒状病変はまず菌の血行性散布により成立し，その一つ一つの病変が気腔に破れ管内性に拡大したものと考えられた．上記，CTでランダムな分布を示す粒状影(粒の一部が胸膜に接するなど)は，血行性を示唆する所見といえる．

慢性細葉性散布肺結核症(岡分類ⅡB)とは

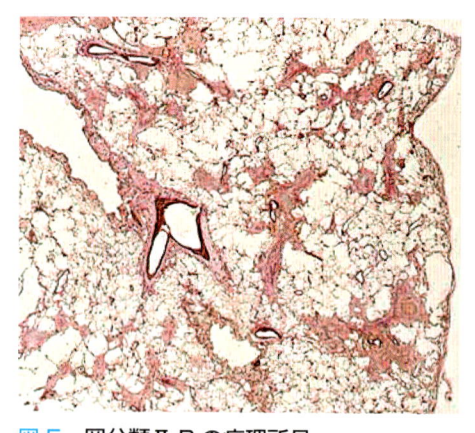

図5 岡分類ⅡBの病理所見
乾酪性肉芽腫性病変が主に末梢気道を足場として形成され分岐状の形態を示している．岡の示したスケッチ(図4b)を参照．(武村民子先生提供)

繰り返し述べてきたように，細葉性病変は，慢性に経気道性に進展してゆく肺結核症において形態上の最大の特徴であるが，通常空洞，塊状病変，浸潤性病変などの粗大病変の周辺に付随的にみられるものである[5]．本病型のようにそれが主役として肺に広範に拡がり，しかもその散布源が見いだしがたい病態ははなはだまれなもので，岡が初めて「粟粒結核症に酷似せる増殖性細葉性結核症」として報告し(図4a)[1]，後に自らの作り上げた肺結核症X線所見分類の中にⅡ(播種型肺結核症)のBとして位置づけられた[3)4]（図4b)．図5に別症例の病理写真を示す．病変は末梢気道の内腔を足場として形成された増殖性病巣である．その単純X線像は「肺野に広く細かい病変が散布されたものである．その散布状況は全肺野一様ではなく粗密の差があり，一つ一つの病影も多少大小があり，形も不規則である．典型的には，両側肺に殆ど対称的に，上方は密で下方に行くに従って疎に細葉性病変が散布している」とされている[6]．頻度としては0.5%という数字が結核実態調査の結果として報告されている[7]．

本病型は，通常は肺結核症の脇役的な変化である細葉性病変が，主役となって肺内に広く分布し，しかも菌の散布源(空洞など)がみられないという特異な病態であり，なぜこのような事態が成立するのか理解が難しい．岡は乾酪性気管支炎などの目立たない散布源がどこかにあり，そこからの経気道性散布が時間をかけて起きたものであると考察した[1)2]．一方岩崎は，多数の粟粒結核症のCT像の観察から，典型的な粟粒結核症においても肺尖部において小病巣が気腔に破れ管内性の広がりを示す例が数多く見いだされ(「粟粒結核」p82参照)，典型的な岡分類ⅡBとの間に連続的な移行があることから，岡分類ⅡBは血行散布に始まり，個々の病巣の気腔内進展により成立すると主張した[8]．本項の症例2は経気道性，症例3は血行性の成り立ちであり，そのいずれも機序としてあり得ることを筆者は報告した[9]．

本病型においては，既存の病巣から菌が少量ずつ散布され，それに対し宿主が強い滲出反応ではなく，常にmodestな反応(増殖性反応)で対応し続けることから起こると解されている．臨床的には極めて緩慢に進展し，

呼吸器症状も乏しく，全身状態も保たれることが多い。菌量が少ないので，喀痰からの菌の検出は難しく，気管支鏡検査が必要となることもある。

文献

1) 岡　治道. 肺結核症レントゲン影像の病理解剖学的分析，粟粒結核症に酷似せる増殖性細葉性結核症. 実践医理学 1939；9：1-21.
2) 岡　治道. 肺結核症X線影像の病理解剖学的分析. 結核病論上巻. 大阪：永井書店，1950：158-66.
3) 岡　治道. 肺結核症の分類. 戦争と結核. 東京：日本医事新報社，1943：170-94.
4) 岩崎龍郎，重松逸造. 肺結核症の病型分類. 胸部レ線写真読影講座第10集. 東京：金原出版，1953：8-17.
5) 徳田　均. 肺結核の画像所見：細葉性病変とその諸相. 結核 2009；84：551-7.
6) 厚生省, 編. Ⅶ 判定の基準 1 肺結核の病型分類. 第1回結核実態調査. 東京：結核予防会 1955：25-7.
7) 厚生省, 編. 性・年齢階級・病型別, 肺結核所見判定成績. 第1回結核実態調査. 東京：結核予防会，1955：262-3.
8) 岩崎龍郎. 改訂結核の病理. 東京：結核予防会，1997：95-6.
9) 徳田　均. 慢性細葉性撒布肺結核症(いわゆる岡ⅡB型)の成立期序：2症例からの考察. 結核 2007；82：507-13.

（徳田　均）

4 血行性播種性結核

粟粒結核

粟粒結核とは

粟粒結核（miliary tuberculosis）とは，結核菌が血行性に全身に散布され，複数の臓器にびまん性に微小結核結節を形成する病態をいう。肺の病変が胸部単純X線写真で容易に認識し得ることから，肺だけの変化と思われがちであるが，菌は肺病変を形成した後，肺静脈系を通り抜け大循環に入って，全身の臓器に病変を形成する。

かつては初感染に引き続いてリンパ血行性に全身に広がる早期蔓延型（一次結核症）と，いったん治癒した病巣から宿主免疫の低下などを機に再燃が起こり血行性散布となる晩期蔓延型（二次結核症）とが区別されたが，最近は高齢者でも初感染結核はありえ，両者の鑑別はしばしば困難なので，この区別にこだわる必要は必ずしもない。

菌の血管への侵入門戸は肺のほか，リンパ節，腎，骨などであり，必ずしも胸腔内とは限らない[1,2]。

背景に何らかの免疫低下のある宿主が多く，ヒト免疫不全ウイルス（human immunodeficiency virus：HIV）感染者，糖尿病，人工透析，ステロイドやTNF阻害薬などの免疫抑制薬投与，血液疾患，老齢，アルコール多飲などが挙げられる。これらはいずれもわが国で増加を続けており，そのためわが国の粟粒結核は増加の一途をたどっている。診断の遅れが致命的となる（抗結核薬投与開始後でも死亡率15～20％）疾患なので，早期診断，早期治療が必要である。

臨床症状としては発熱が最もよくみられるもので（出現率は80～90％といわれる），咳，痰などの呼吸器症状は少ない。発熱1～2週間までの初期には，不明熱として，同様の病状を呈し得る膠原病，悪性腫瘍などとの鑑別に苦しむことが少なくない。肺CTなどの画像診断に期待が寄せられるゆえんである。

粟粒結核の病理

図1aに粟粒結核の剖検肺のマクロ病理所見を示す。大きさの不揃いな微小～小結節が肺内にびまん性に散布している。それらの結節と胸膜や太い肺血管などとの間に一定の位置的関連は認められない。

図1bに弱拡大病理所見を示す。多数の結核結節がみられるが，それらは胸膜，肺静

粟粒結核

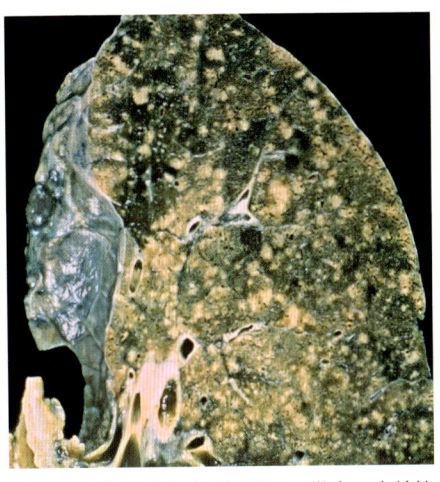

a. マクロ像：大きさの不揃いな微小～小結節が肺内にびまん性に散布している。それらの結節と胸膜や太い肺血管などの既存構造との間に一定の位置的関連は認められない。（河端美則先生提供）

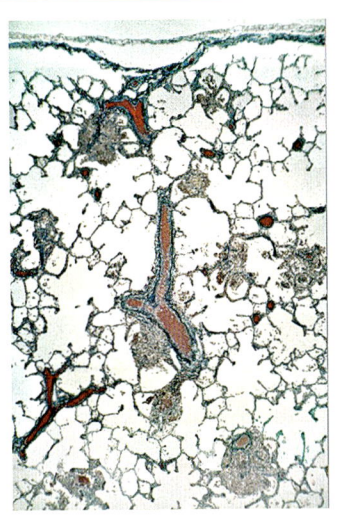

b. 弱拡大像：多数の結核結節は，既存構造（肺静脈＝小葉の境，気管支，胸膜など）と一定の連関なく，ランダムに分布している。（河端美則先生提供）

図1 粟粒結核の病理所見

脈，気管支などとの一定の関連性は示さない。

結節は多くの場合，増殖性病変であり，その大きさも一定であることが多い。しかし時に滲出性病変もある。

粟粒結核の画像

図2aに典型例の単純X線写真を示す。両肺にびまん性に非常に微細な粒状影が均一に分布している。縦隔リンパ節の腫大があり，おそらく初感染から引き続いての発病と思われる（早期蔓延型）。なお同様の所見はHIV感染者の結核でもみられる。

図2bにCT像を示す。非常に微細な，粒の一つ一つがくっきりとした粒状影が全肺野にほぼ均一に分布している。それらの粒と肺血管，胸膜などとの間に一定の位置関係はみ

られず，小葉構造を基礎としたCT診断学の用語では「ランダム」な分布である。

また粒の分布は必ずしも均一とは限らない（図3a）。局所的な血流，あるいは換気の不均等によるものであろう。また上肺野に密に，下肺野にやや粗に，という傾向もしばしばみられる[2)3)]。

粒の大きさも均等とは限らない。粗大な結節が混じることはよくある[4)]。大きめの結節の成り立ちには二通りあり得る。一つは，病理学的に結節が滲出性であることで，免疫不全患者における結節の大小不同はこれに由来するものであろう（図3b）。もう一つの機序は管内（経気道）進展である。粟粒結核の一つ一つの結節は肺胞壁など間質に形成されるが，その一部はやがて気腔に破れ，その後は管内性に展開する。岩崎はCTでそのような所見がしばしばみられることを指摘しており[2)]（図4a），この現象は上背部に多いとし

083

4 血行性播種性結核

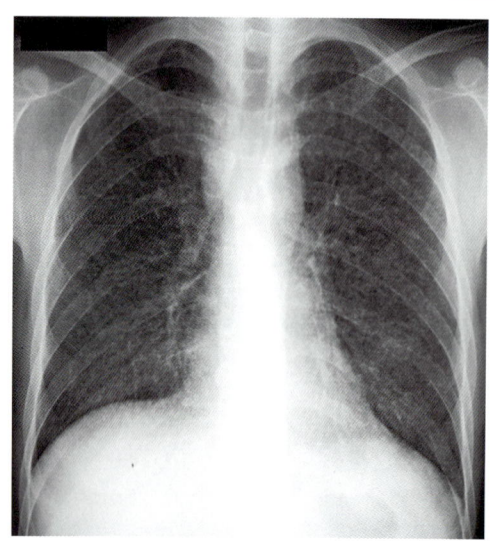

a. 単純X線像：全肺野に非常に細かい粒状影が均一な密度で散布されている。縦隔リンパ節腫大があり，早期蔓延型と推定される。

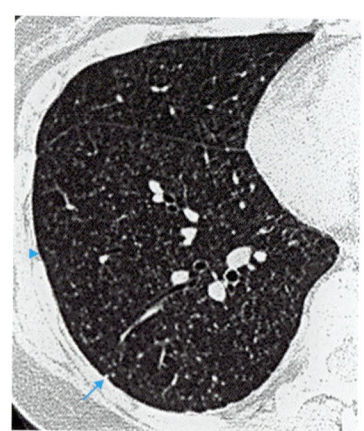

b. 粟粒結核の典型例。微細な粒状影が全肺野に均一に分布している。肺血管や胸膜との間に一定の位置関係はみられない（ランダムな分布）。たとえば，（→）の粒は胸膜に接しているが，（▶）の粒は胸膜からやや離れている。

図2　典型的な粟粒結核

ている。図4bにそのような例を示した。

この管内性進展から浸潤影を呈するに至ることもしばしばある（全粟粒結核の30％以上）（図4c）。

■画像の経時的変化

結核菌は必ずしも一挙に多量が血中に入るわけではない。過去の病理学的検討から，粟粒結節には比較的時間の経ったものとできて間もないものとが混在するという。すなわち少しずつ菌の血行散布が継起するらしい。画像検査でも，当初認められないか少なかった粒が徐々に増加してくることはよく観察されてきた。

実際，発熱が始まって間もない頃にはHRCTでも粒を把握しがたいが，2週間前後間を空けて再度撮影すると，多数の粒状影が認識できることは少なくない。図5に不明熱で結核も疑い検索を繰り返したが，診断に至らず，18日目の再度のCTでようやく粒状影を見いだし，診断につながった例を示す（関節リウマチでTNF阻害薬使用下の患者）。不明熱で血行散布性結核を疑った場合，初回のCTで粒状影を検出できなくとも諦めず，一定の期間をおいて再度調べることが肝要である。

粟粒結核と急性呼吸不全

粟粒結核から広範なびまん性肺胞傷害（diffuse alveolar damage：DAD）を起こし，ARDSを起こし得ることはよく知られている。図6aは独居，栄養不良の60歳代，男性。突然の呼吸不全で救急搬送された。CT（図6b）では肺野にびまん性に微細粒状影があり，それに加えて，広範にすりガラス陰影が出現しており，画像から粟粒結核からの

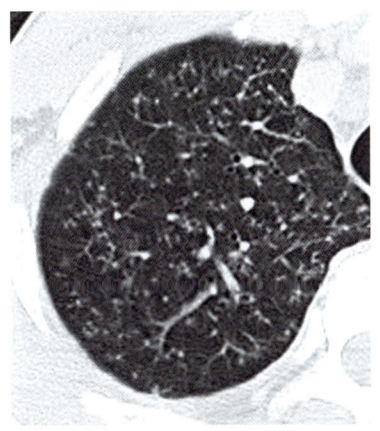

a. 粟粒結核の分布は時に均一でないことがある．瘢痕，気腫など局所の要因がある場合，あるいはそのような要因がない場合でも，粒の数が少ないときは不均一のことはよくある．

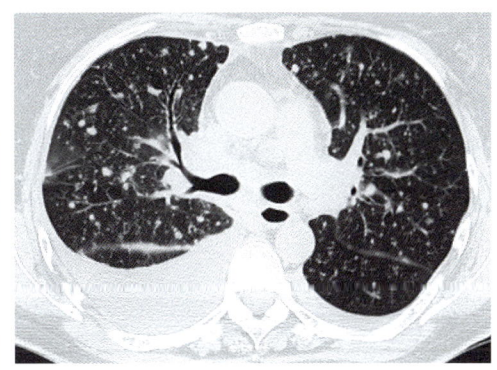

b. 粟粒結核の粒〜結節は時に大小不同のことがある．潰瘍性大腸炎に対しTNF阻害薬投与中に起きた粟粒結核．粒の大きさは大小不揃いである．免疫不全者などで時にこのパターンがみられる．

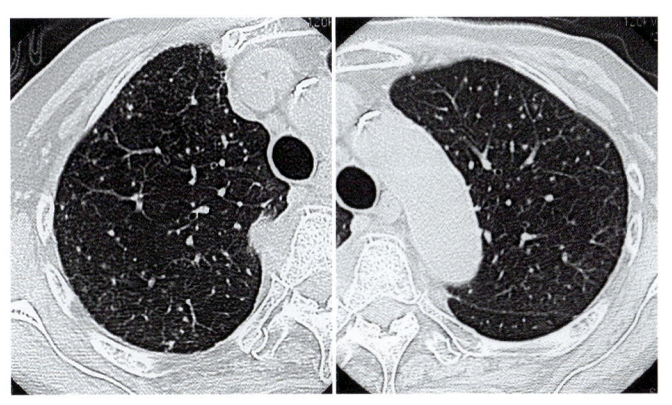

c. 結節数が少ない粟粒結核もある．

図3 さまざまな粟粒結核

ARDS化が強く疑われた．本例は尿および血液培養から結核菌が検出され，ステロイドを含む強力な治療を行ったが，死亡した．図6cには，原因不明のARDSで死亡したが，後日血液培養から結核菌が証明され，粟粒結核症と判明した80歳，男性の画像を示す．CT所見が定型的ではなく，生前に粟粒結核を疑うことができなかった．ARDSの鑑別診断として常に粟粒結核も考えるべきであることは，日本呼吸器学会のALI/ARDSガイドラインにも明記されている．永井は粟粒結核の死亡例の多くは入院時ARDS合併例であったと報告している[5]．

文献
1) 岩井和郎．各臓器の結核：粟粒結核．岩井和郎,編．結核病学 1. 基礎・臨床編．東京：結核予防会．1985：143-4.
2) 岩崎龍郎．粟粒結核症とその周辺．改訂結核の病理．東京：結核予防会，1997：41-9.
3) 氏田万寿夫．肺抗酸菌症．胸部のCT 第3版．東京：メディカルサイエンスインターナショナル，2011：354-88.

4 血行性播種性結核

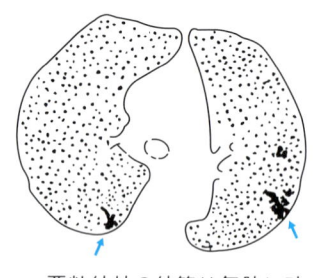

a. 粟粒結核の結節は気腔に破れ，気道内を管内性に広がることがある。この場合，喀痰検査で菌陽性となりやすい。岩崎の粟粒結核症例CTのスケッチ図より。
（岩崎龍郎．改訂結核の病理．東京：結核予防会，1997：45より引用）

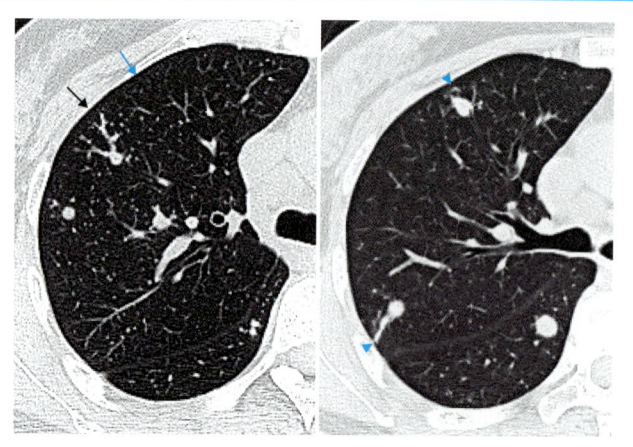

b. 肺野に微細粒状影が散布している（→）。一部に大きい結節もみられる（▶）。（→）の部位で分岐状を呈しており，最末梢の微小結節から管内進展したものと考えられる。大きい結節はこのようにして形成されたものと考えられる。

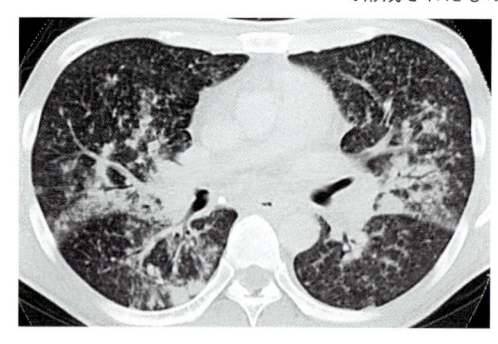

c. 粒状影以外に浸潤影を伴うことも少なくない。管内性進展から浸潤影を呈するに至ったと推定される，HIV感染者の粟粒結核，20歳代，男性。

図4 粟粒結核の管内性進展

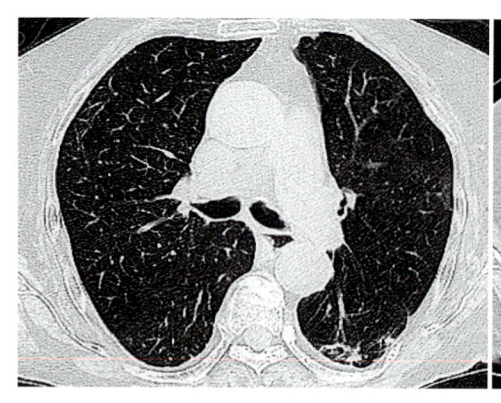

初回CT
不明熱の精査で行った初回のCTでは肺野に異常を見いだせず。

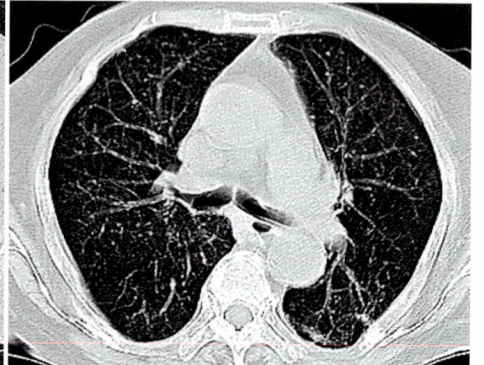

18日後のCT
ようやく肺野に多数の粒状影を見いだすことができ，診断につながった。

図5 2度目のCTでようやく粟粒陰影を見いだし得た例
粟粒結核は当初，HRCTでも検出できないことがある。その場合，10〜14日おいての際CT検査で検出できることが多い。

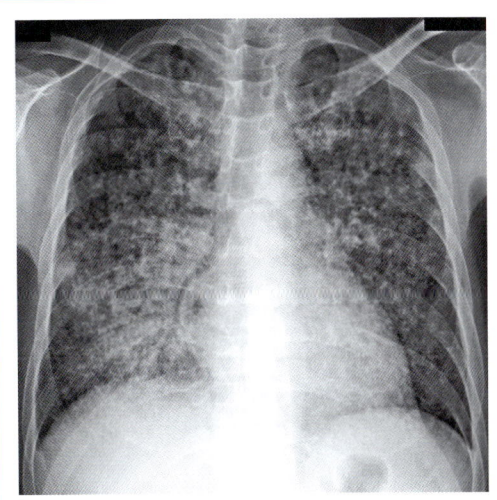

a. 60歳代，男性：呼吸不全で搬送。

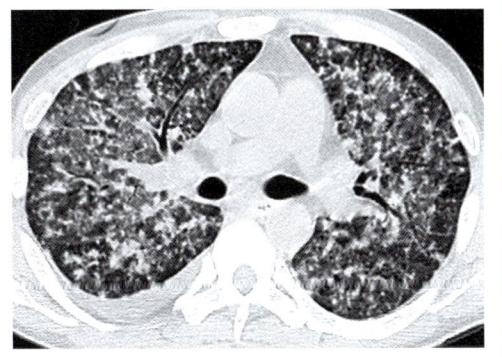

b. ARDS化した粟粒結核：肺野にランダムに分布する粒状影に加えて，地図状のすりガラス影が広がり，粟粒結核からのARDS化と考えられる。

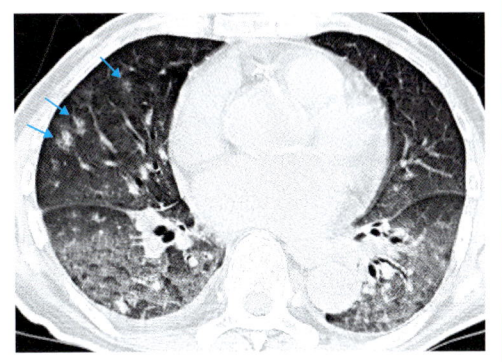

c. 別症例。原因不明のARDSで死亡。後日血液培養から結核菌が証明され，粟粒結核と判明した80歳，男性：びまん性のすりガラス影（特に両下葉においては汎小葉性）があるが，肺野に大小不同の小結節影が多数認められる(→)。

図6 粟粒結核は時にARDS化する

4) Fujita J, Bandoh S, Kubo A, et al. High-resolution CT shows a variety of appearance in disseminated tuberculosis in adults. Int J Tuberc Lung Dis 2006 ; 10 : 222-6.
5) 永井英明. 増えている粟粒結核：肺外結核はどう診断しどう治療するか？ 四元秀毅, 倉島篤行, 編. 結核Up to Date 第3版. 東京：南江堂, 2010：121-5.

（德田　均）

5 気管支の病変

気管・気管支結核

はじめに

　結核菌は気管支壁内に病変を形成することが多い。末梢の細葉性病変の誘導気管支においても微量な菌によって乾酪性気管支炎を起こし，それが画像上 tree-in-bud appearance として示現されることは「細葉性病変」(p29)で述べた。より太い気管支(区域，亜区域レベル)でも空洞などの多量の排菌源からの誘導気管支にはほぼ必発の所見であり，画像上壁の肥厚，内腔の狭窄などとして認められる(図1)。気管，主気管支などの中枢気道でも潰瘍性病変を作ることが多く，これは結核菌が気管支腺開口部より導管内に落ち込むことが病変形成の出発であるとされる。

　本項では，中枢気道の病変が臨床上，画像上，主所見であるような病変につき述べ，またやや末梢側の病変でCT上顕著な所見を呈する例にも触れる。

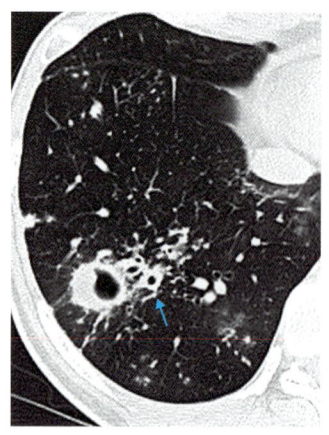

図1　空洞の誘導気管支にみられた結核性病変
空洞の誘導気管支に壁の肥厚がみられる(→)。排菌源の誘導気管支にはほぼ必発の所見である。

気管・気管支結核

　結核性病変が中枢側の気道(気管〜区域気管支)に形成され，それを内視鏡的に確認し得た場合，気管支結核(気管・気管支結核とも表記)という。

　その頻度は入院肺結核症例の2〜10%との報告があるが，気管支鏡検査をどれくらい積極的に行うかによってこの数字は異なる。

　女性に多く，若年者に多い。糖尿病などの基礎疾患は少ない。部位は気管，左主気管支に多いとされる。強い咳，喘鳴などが主症状である。

　この病態が臨床上の問題となるのは，①肺

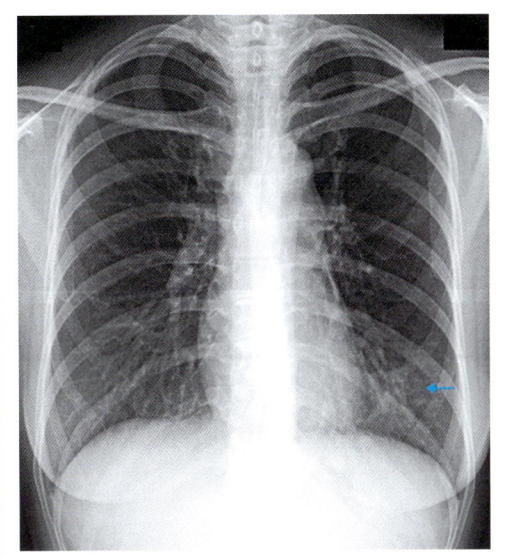

a. 3カ月来咳と黄色痰があったが，慢性気管支炎として治療されてきた。単純X線像では左下肺野に斑状影，結節影が認められるのみである（→）。

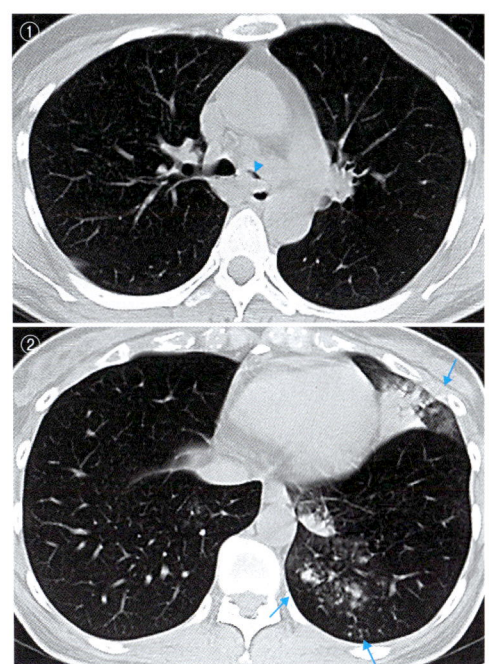

b. CT：①左主気管支は高度に狭窄している（▶）。②舌区に浸潤影，下葉に散布性小結節影，粒状影を認める（→）。aの単純X線像では舌区病変のみが認められていた。

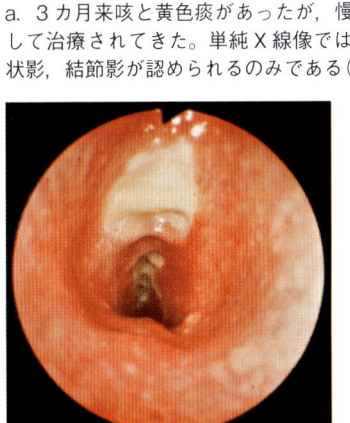

c. 内視鏡所見：気管上部から，白苔を伴った潰瘍がとびとびに連なり，左主気管支は高度狭窄している。

図2　症例1：46歳，女性

野病変が軽微な場合，肺結核症としての特徴的所見を欠くため結核症が疑われず，排菌陽性率が高いにもかかわらず診断が遅れやすい，②治療開始が遅れると，主気管支（特に左主気管支）の破壊が広範となり，治癒後高度の狭窄を起こして外科的治療が必要になることがある，などの点においてである[1)2)]。

症例提示

以下，症例を提示しつつ解説する。

症例1

40歳代，女性

3カ月来の咳，黄色痰があったが，近医で

5 気管支の病変

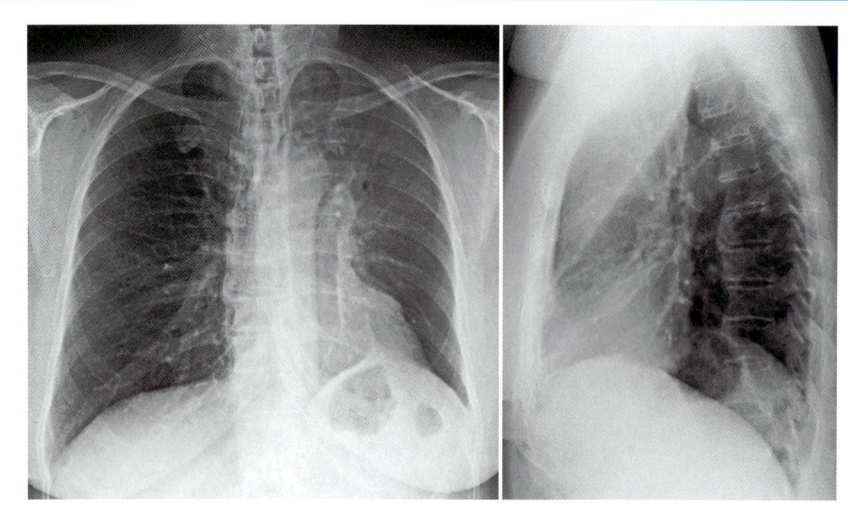

a. 単純X線像：典型的な左上葉無気肺の像である。

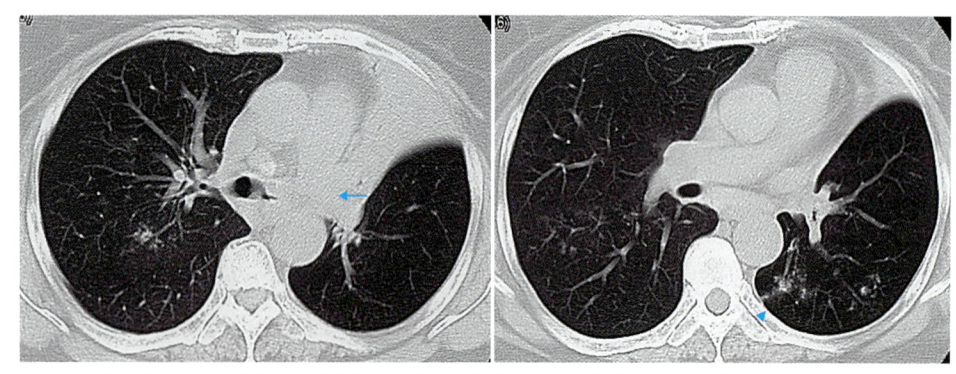

b. CT：左上葉は完全に虚脱。左主気管支は高度に狭窄している（→）。左S⁶に散布性粒状影を認める（▶）。

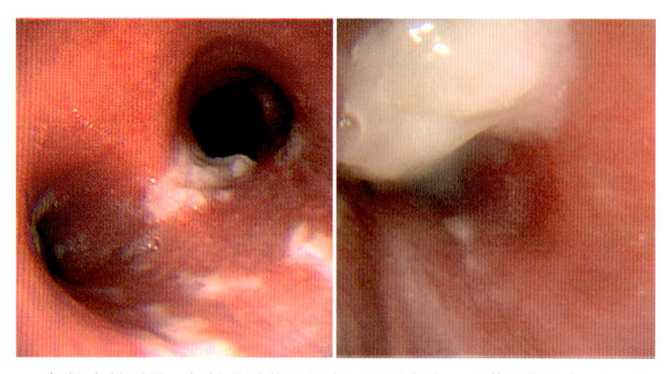

c. 気管支鏡所見：気管分岐部は発赤，浮腫高度。白苔が散在している。
左主気管支は白苔が末梢方向に続き，内腔は高度に狭窄。

図3 症例2 左上葉完全無気肺を呈した気管支結核：54歳，女性

慢性気管支炎として対応されていた。胸部単純X線写真(図2a)では左下肺野にわずかに斑状影が認められるのみである。CT(図2b)では左舌区・下葉に散布性の浸潤影，小結節影，粒状影があり，抗酸菌感染症を疑う所見である。気管分岐部の高さのスライスでは，左主気管支の高度狭窄が認められる。肺機能では1秒率59％と低下，喀痰検査で抗酸菌塗抹陽性であった。気管支鏡検査はこの病態を一挙に明らかにしてくれる。直視下所見で気管前壁から左主気管支に連続する白色の潰瘍形成が認められた(図2c)。この部の洗浄で抗酸菌塗抹陽性，結核菌であることが判明した。

本例のように肺野病巣はわずかで気管支病変が高度であるような気管支結核はまれではなく，その疑いをもたないまま喘息，慢性気管支炎として処理されることがある。診断が遅れればその間大量排菌が続き，周囲への感染を起こすことになる。長引く咳，痰(有色)を訴える患者を診る臨床医は常に本症の可能性に留意すべきである。

症例2

54歳，女性

1カ月来の喘鳴で受診。単純X線写真で左上葉が完全に無気肺となっている(図3a)。CTでは左上葉は高度に虚脱，左主気管支は高度に狭窄している(図3b)。左S⁶に散布性粒状影を認め，ここから抗酸菌感染症を疑うことができる。気管支鏡検査(図3c)で，気管分岐部は発赤，浮腫が高度で，白苔が散在している。左主気管支は白苔が連続して奥まで続いており，内腔は高度に狭窄している。抗酸菌塗抹で2＋(ガフキー3号相当)，培養で結核菌と同定された。

本例のように非喫煙者に左上葉無気肺をみ，CTで左主気管支の高度狭窄～閉塞をみたら，悪性腫瘍と並んで，気管支結核を考慮すべきである。肺野の散布性粒状影が診断の助けとなる。気管支鏡検査前にこれを知っておくことで，内視鏡従事者の感染リスクを減らすことができる。

乾酪性気管支炎

上述のように，結核菌は末梢から中枢までさまざまなレベルの気管支で気管支壁内に乾酪性病変を作る。これが肺野の比較的末梢側の気管支に起こった場合，気管支壁は肥厚し，内腔は乾酪性物質で閉塞され(図4)，CT画像上，肺野病変に連続した棍棒状の所見として認められる(図5)。

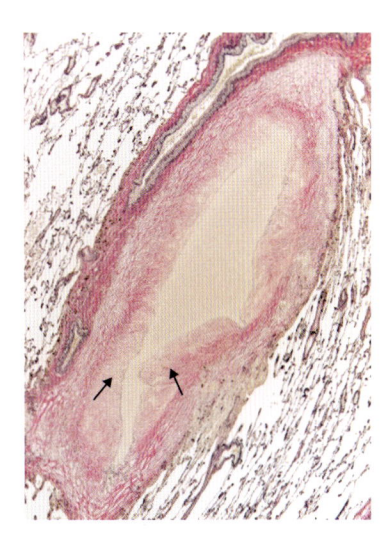

図4 結核症における気道閉塞―乾酪性気管支炎
筋性肺動脈枝に随伴して拡大した気管支内腔は，乾酪物質で充満し完全に閉塞している。膠原線維層と乾酪物質に挟まれて，遺残した肉芽組織がみられる(→)。(蛇澤 晶先生提供)

5 気管支の病変

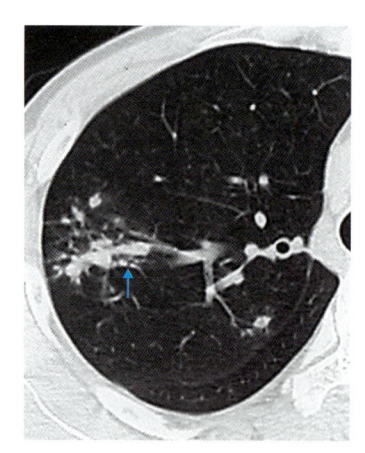

図5　乾酪性気管支炎
肺結核症の一部にみられた棍棒状病変。病理学的には乾酪性気管支炎と推定される。

文献
1) 田村厚久, 蛇沢 晶, 益田公彦, ほか. 気管支結核の現状：103例の解析. 結核 2007；82：647-54.
2) 倉沢卓也. 気管・気管支結核. 冨岡洋海, 編. 結核第4版. 東京：医学書院, 2006：221-8.

（徳田　均）

6 胸膜の病変

結核性胸膜炎

はじめに

結核性胸膜炎は全結核の10〜15％を占める。一方全胸水貯留疾患の13〜25％を占めるともいわれる。画像所見として胸水貯留が主である場合，ほかの疾患との鑑別に苦しむこととなる。

発症機序

結核性胸膜炎の発症機序には二通りが想定されてきた。一つは若年者に初感染に引き続いて（感染から3〜6カ月経って）起こるもので[1]，しばしば急速に大量の胸水貯留を来す。胸膜直下の初感染病巣や肺門リンパ節病巣からの胸膜への炎症の波及によるもので，菌は証明されず，自然消退も多いことから，遅延型過敏反応による免疫学的機序によるものと考えられ，胸部単純X線写真では肺野病巣が認識できないことから特発性胸膜炎の名が与えられてきた[1,2]。

今一つは高齢者の内因性再燃において，胸膜直下の病巣から炎症が胸膜に波及して起こるもので，いわば感染性の機序によるものであり，随伴性胸膜炎と呼ばれてきた。

この両者は機序としてはまったく異なるものと考えられてきたが，近年高齢者の初感染例が増加し，高齢者の場合免疫性か感染性かの区別は現実には困難である。

特発性胸膜炎

症例

23歳，男性（図1a）

1週間前からの39℃に及ぶ高熱と乾性咳嗽を主訴に受診。このような若年者で定型的な臨床経過の場合，胸水所見から診断がつくことが多く，画像検査はさしたる意義を持ち得ない（図1b）。胸水所見ではリンパ球優位，ADA 89 IU/l と高値で，結核菌は証明されなかったが，結核性胸膜炎（いわゆる特発性胸膜炎）と診断，治療を開始，その後順調に経過した。

6 胸膜の病変

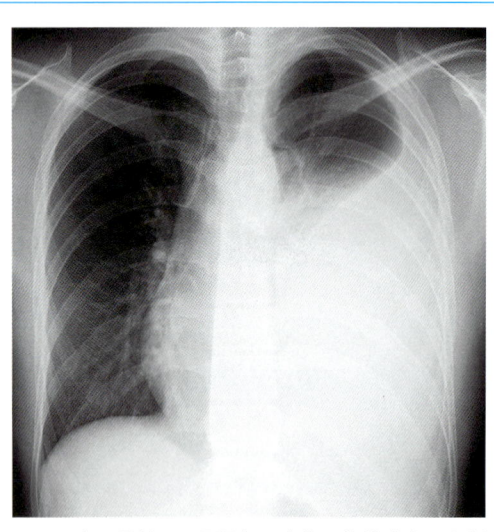

a. 23歳，男性。1週間来の高熱，乾性咳嗽。穿刺胸水でリンパ球優位，ADA 89 IU/ℓと高値で，結核性胸膜炎と診断した。

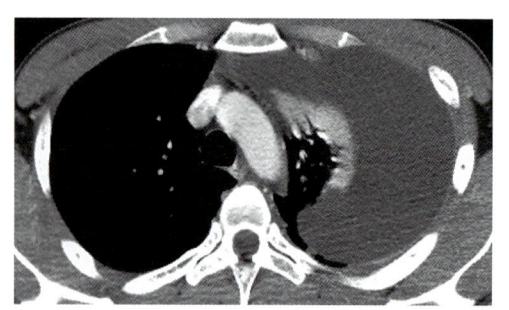

b. CT像：大量の胸水と受動無気肺の所見のみで，診断に有用な情報は得られない。若年者の定型的な経過を取る結核性胸膜炎は，画像所見よりも，胸水検査の結果から診断できることが多い。

図1　若年者の結核性胸膜炎

随伴性胸膜炎

症例1

67歳，男性（図2a）

　胃癌，膀胱癌の術後フォロー中，偶然に右中肺野末梢に結節影を見いだされ，さらに経過観察中に胸水が出現した。このような場合，胸水貯留の原因として悪性腫瘍転移の可能性も含め，詳細な検討が必要となる。

　穿刺排液後のCT（図2b）では，中葉に胸膜に接して多角形の境界明瞭な結節があり，その周囲に大小の粒状影がみられ，肺結核症を疑う所見である。悪性腫瘍の胸膜播種を疑わせる所見はない。

　気管支鏡下に結節部の擦過診を行い，細胞診は陰性，結核菌がPCRで証明され，診断が確定した。

症例2

71歳，男性（図3a）

　1カ月前より10kgの体重減少があり，2週前より40℃の高熱が出現した。CT（図3b）で，左S^6に胸膜に近接して不整形の結節影（いくつかの結節影の融合）があり，その周囲に散布性粒状影を伴い，慢性肺結核症の特徴に合致する。胸水所見でリンパ球優位，ADA 78 IU/ℓと高値，QFT陽性。これらの所見を総合して，菌は陰性だが結核性胸膜炎と診断した。機序としては随伴性胸膜炎と考える。臨床経過は1カ月前からなので，おそらくゆっくりと一連のプロセスが進行したものと思われる。治療開始後の経過は順調であった。

　以上のように，結核性胸膜炎でもCT検査を行うと高率に肺内に異常所見がみつかる。所見陽性率は37％との報告もある[3]。

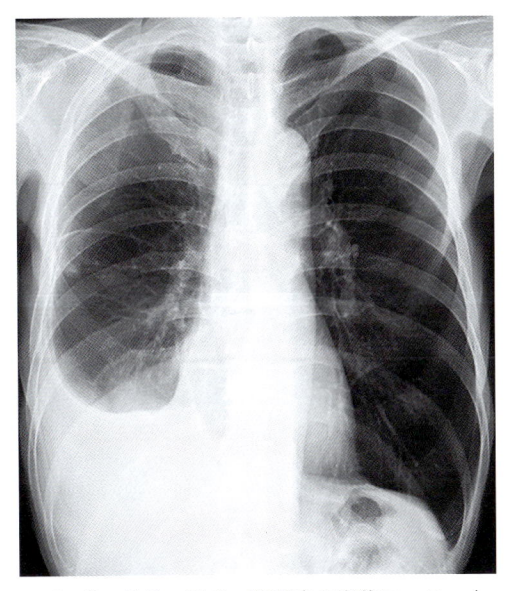

結核性胸膜炎

a. 67歳，男性。胃癌，膀胱癌の術後フォロー中，偶然に右中肺野末梢に結節影を発見，経過観察中に胸水が出現した。このような場合，転移性の可能性も含め，詳細な検討が必要となる。

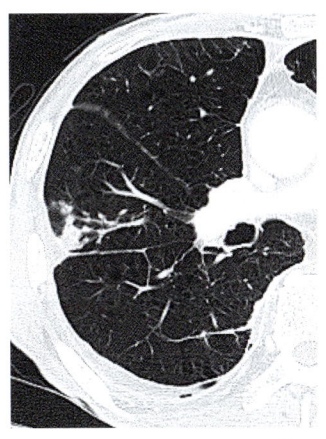

b. 胸水穿刺排液後のCT：悪性との鑑別が必要な場合，胸水の穿刺排除後のCT検査は重要である。中葉に胸膜に接して境界明瞭な多角形の結節がありその周囲に粒状影が配列している。この部の気管支鏡下擦過診で結核菌が証明され，診断が確定した。

図2 悪性腫瘍治療後のフォロー中に発見された肺野結節影と胸水

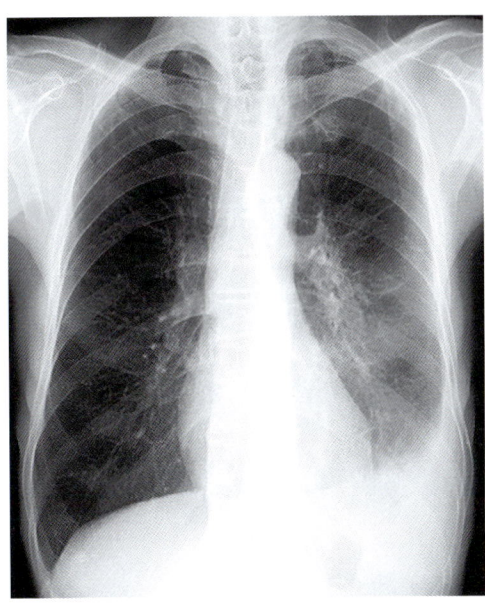

a. 71歳，男性。1カ月前より体重減少10kg，2週前より高熱。単純X線像では胸水以外の所見は指摘困難。

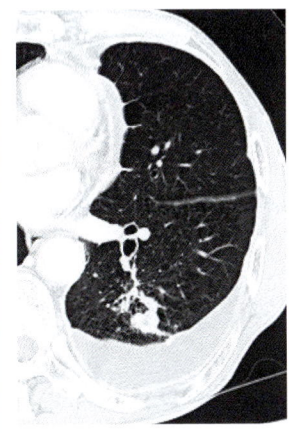

b. CT：左S^6に胸膜に近接して不整形の結節影（いくつかの結節影の融合），周囲に散布性粒状影を伴い，慢性肺結核症の特徴を備えている。随伴性胸膜炎。胸水所見でリンパ球優位，ADA 78 IU/ℓと高値，QFT陽性。結核性胸膜炎と診断。

図3 体重減少と発熱を伴った高齢者の胸膜炎

6 胸膜の病変

おわりに

　高齢者の胸水貯留の場合，しばしば悪性との鑑別が問題となるので，胸水を排除し肺の含気が十分回復した時点でCTを撮影するなどの画像診断上の工夫も，ほかの検査に劣らず重要である。

文献
1）岩崎龍郎．改訂結核の病理．東京：結核予防会，1997：35-40．
2）岩井和郎．各臓器の結核：胸膜炎．岩井和郎，編．結核病学 1．基礎・臨床編．東京：結核予防会，1985：144-5．
3）Kim HJ1, Lee HJ, Kwon SY, et al. The prevalence of pulmonary parenchymal tuberculosis in patients with tuberculous pleuritis. Chest 2006 ; 129 : 1253-8.

（徳田　均）

7 宿主条件

免疫低下宿主の結核

はじめに

　結核の病像は，比較的に毒力の弱い菌である結核菌の活動と，それに対する宿主の感染防御免疫系の複雑な応答とで形成される。免疫に変調を来した宿主では，結核症の病像が健常者のそれとは異なったものになることは想像に難くない。

　免疫不全の要因としては，従来からよく知られていた加齢，糖尿病，慢性腎不全，長期ステロイド投与など，そして1980年代から加わったHIV感染があるが，今世紀に入って新しい病態，生物学的製剤などの新規免疫調節剤による免疫抑制が加わった。

　これら基礎疾患により，細胞性免疫の低下の仕方も異なり，結核症の病像もそれに従って異なる。特に生物学的製剤投与下の結核症は，従来のものとは異なる複雑な病態を呈しており，新たな問題を投げかけてきている。

　本項では，HIV感染，糖尿病，慢性腎不全，生物学的製剤の4つに絞って，症例を提示しつつその病像をみてゆく。

HIV感染症

　HIV感染症は1980年代から世界的な蔓延を来し，わが国もその例外ではないが，近年，欧米では対策が奏功し減少に転じつつある。一方わが国ではなお増勢が続き，当分の間HIV感染とそれに関連する感染症の問題は臨床医にとって重要な課題であり続ける。

　HIV感染症はTリンパ球，その中でもCD4陽性リンパ球が選択的に減少する疾患である。CD4リンパ球はマクロファージ系と連動してさまざまな病因微生物に対して防御免疫を構築している。特に抗酸菌においてこの系の働きは重要で，侵入してきた結核菌に対する初期免疫，また食菌に抵抗する結核菌を肉芽腫内に封じ込める獲得免疫のプロセスなどにおいて大きな役割を演じている。

　これらの機能が低下することで，結核の外来性感染が発症しやすくなり，また内因性再燃が起こりやすくなる。HIV感染者の結核発病率は一般人口の100倍以上といわれ，年率にして5〜10％といわれる[1]。

　なおHIV感染者の結核発症率は，その地域のHIV感染および結核の蔓延状況に左右

7 宿主条件

される。国内でもこの2疾患の蔓延は地理的遍在が著しく，いずれも東京，名古屋，大阪など大都市に多く，それ以外の地域では少ない。したがって以下の記述はこれら蔓延度の高い地域において特に重要であることを強調しておきたい。

HIV感染者の結核の病像は，CD4リンパ球の減少の程度により異なるといわれる。CD4リンパ球数が$200/mm^3$以上で免疫能が比較的保たれている場合は一般の二次結核症と大きく変わるところはないが，$200/mm^3$を下回ると異なる様相を呈するとされる[2]。

その特徴は，①通常の経気道性散布以外に，血行性散布，リンパ行性進展が多い，②その結果として粟粒結核，リンパ節結核などの肺外結核が多い，肺結核に限定すると，①肺の病巣は肺のどの部位にも起こり得る，②個々の病巣は細葉大のものが多く（すなわち肉芽腫は形成され），増殖性もしくは滲出性であるが，融合傾向は少ない，③乾酪壊死や空洞形成は少ない，特に大きな空洞形成はまれ，④発病，進展は一気に起こるため，健常者の結核の特徴である「新旧の病変の混在」は少ない，⑤肺門，縦隔リンパ節腫大は高頻度にみられる，などである[1]。

粟粒結核は非常に多く，臨床例で30％，剖検例ではほとんど全例にみられるという。また永井の報告によると，新たに結核と診断された患者中のHIV抗体陽性率は3.2％であるが，粟粒結核に限ると28.6％であったという[3]。

またリンパ節には広範な壊死が必発で，これは外来性，内因性にかかわらない。実際画像所見では高頻度にリンパ節腫大とその内部の壊死所見がみられる。

症例

HIV感染者として外来フォロー中の34歳，男性

CD4リンパ球数は$12/\mu l$。4日前からの咳，痰，高熱　頸部リンパ節腫脹があり，検痰で抗酸菌塗抹陽性，TB-PCR陽性。

胸部単純X線写真（図1a）では両中，下肺野に粒状影，小結節影が拡がっている。肺門・縦隔リンパ節腫大がみられる。CT（図1b, c）では，縦隔条件で肺門，縦隔一体となったリンパ節腫大があり，その内部は広範に低吸収域となっている。壊死状態であることが示唆される。肺野条件では両肺野にびまん性に微細粒状影があり，粟粒結核の所見であるが，それに加えて，気管支血管束の肥厚がみられ，リンパ路に病変が起きていることが示唆される。また浸潤影もみられ，経気道散布が起きていることを示している。このような複雑な進展は，健常者では決してみられないものである。

図1dはHIV感染者の剖検で得られた縦隔リンパ節のマクロ病理所見である。リンパ節は広範に乾酪壊死に陥っている。

糖尿病

糖尿病は肺結核患者の基礎疾患として，高齢を除いて最も頻度が高い。わが国の新登録結核患者で糖尿病を合併している割合は近年上昇傾向にあり，14～15％である。健常者に比べて結核発症リスクは3～6倍といわれ，発症年齢もわが国の全般的な傾向と異なり，50歳代の若年者でもみられる。糖尿病患者における感染防御免疫の低下についてはよく調べられており，好中球や肺胞マクロファージの機能障害，サイトカイン産生能の低下な

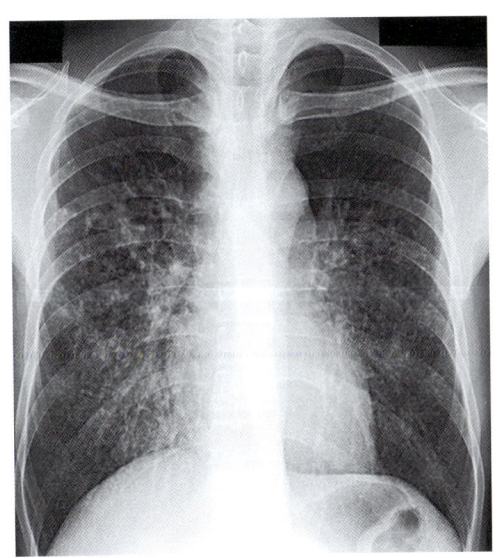

a. HIV感染者として外来フォロー中，4日前からの咳，痰，高熱　頸部リンパ節腫脹，検痰で抗酸菌塗抹陽性(+)，TB-PCR陽性。

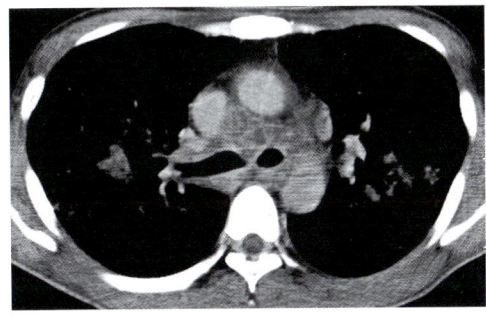

b. CT：縦隔条件で広範なリンパ節腫大を認め，その内部は低吸収域となっている。

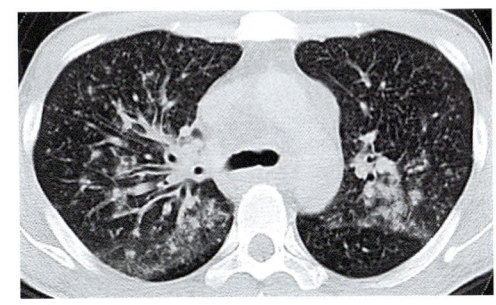

c. CT：肺野では両肺にびまん性の粒状影があり，粟粒結核の所見，その他に気管支血管束の腫大（リンパ行性を示唆），浸潤影（経気道散布を示す）の所見があり，多彩な進展様式がみられる。

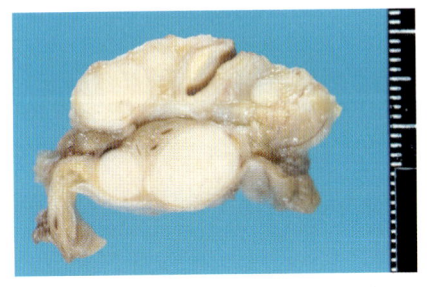

d. 縦隔リンパ節のマクロ病理所見（別症例）：縦隔リンパ節は広範に乾酪壊死に陥っている。（蛇澤　晶先生提供）

図1　HIV感染者の結核：34歳，男性

どが報告されている。

しかしなぜ肺結核の発症が多くなるのかについては，今のところ明確な説明は得られていない。

画像上の特徴については，下肺野分布が多い，空洞形成が多い，との報告が多い。糖尿病非合併患者に比べ，短期間で重症化しやすいといわれている[4]。

症例

78歳，男性。7年前から糖尿病で治療中

1週間来，咳，痰，食思不振があり受診した。糖尿病のコントロールは当初良好であったが半年前，コンプライアンス不良で悪化，HbA1c 9％台となった。糖尿病性網膜症，腎症がある。CT（図2）で，右上肺野には浸潤影，周囲のすりガラス影を認め，その中に空洞がみられる。左S^6には被包乾酪巣の空洞

7 宿主条件

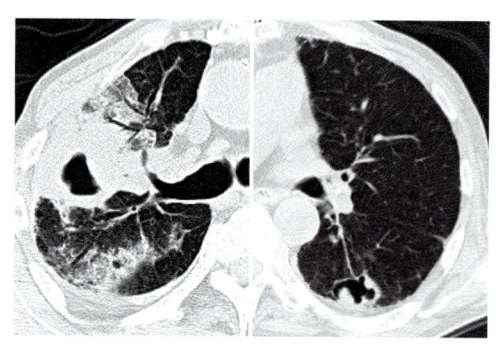

図2　糖尿病患者の結核：78歳，男性
右上肺野には，浸潤影，その中の空洞，周囲のすりガラス影を認める。左S^{6}の結節は境界明瞭で被包乾酪巣と思われるが，これも空洞化している。

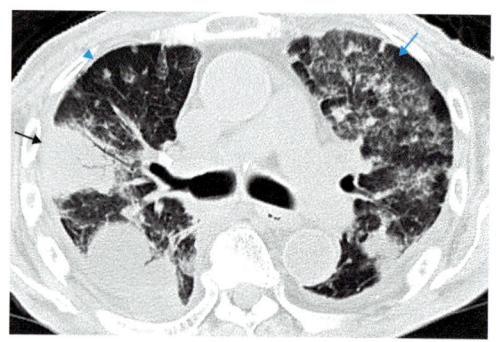

図3　透析患者の結核：85歳，男性
浸潤影(→)，すりガラス影(→)，小結節影(▶)など，多彩な所見がみられる。それぞれ経気道性，血行性の進展を示唆する。この所見から肺結核と診断することは困難で，抗菌薬不応の肺炎においては常に結核の可能性を疑って精査すべきである。

化もみられる。

慢性腎不全（透析）

慢性腎不全，特に透析患者は結核症のハイリスクグループである。結核罹患率は一般人口の6倍との報告がある。これはその基礎疾患の大部分が糖尿病性腎症であることも与っているのかもしれない。

特徴は，①そのほとんどが内因性再燃である，②かつては導入直後の発症が多いとされたが，現在ではそのような傾向はない，③粟粒結核やリンパ節結核など肺外結核が多い，④不明熱で発症，抗結核薬投与でようやく解熱する例が1/3を占める，⑤肺結核では空洞形成が少ない（おそらく乾酪壊死を起こしにくい）[5]。

症例

透析導入後3年の85歳の男性に発症した肺結核

浸潤影，すりガラス影(管内性進展)，多発結節影(血行性)など多彩な所見がみられる(図3)。これだけの肺病変がありながら，咳，痰などの呼吸器症状はなく，食思不振，微熱が主訴であった。透析患者の肺結核の典型例である。

生物学的製剤投与下

2000年代初頭に導入された生物学的製剤（TNF阻害薬など）は，関節リウマチ，クローン病，潰瘍性大腸炎など難治性炎症性疾患の治療に革新をもたらしたが，一面でその有害事象として感染症，中でも結核症の多発をもたらし，大きな問題となっている。

特徴として，①内因性再燃が多いが，外来性感染も少なくない，②肺外結核，特に粟粒結核の形を取ることが多い，③肺結核の病像は一般宿主のそれと大きく異なるわけではない，④発症に際してそれまで使用していた免疫抑制薬を一斉に中止するとしばしばparadoxical reactionを引き起こす。これは免疫再構築症候群(immune reconstitution inflammatory syndrome：IRIS)の一つと考えられている。

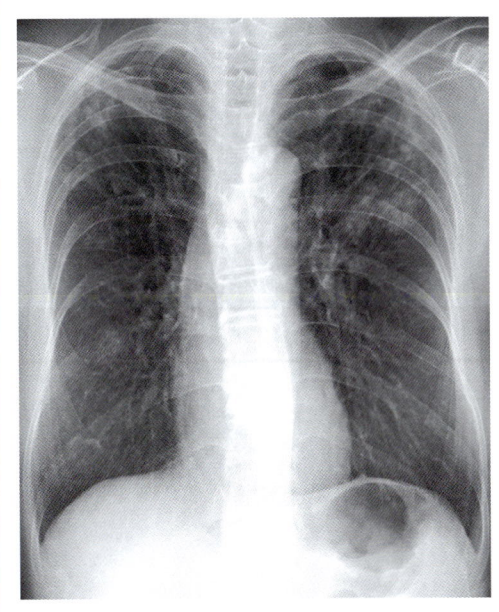

a. 両上肺野に区域性に展開する結節影，浸潤影であり，通常の結核症と異なるところはない。

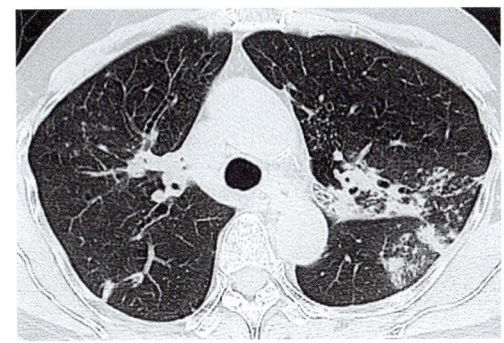

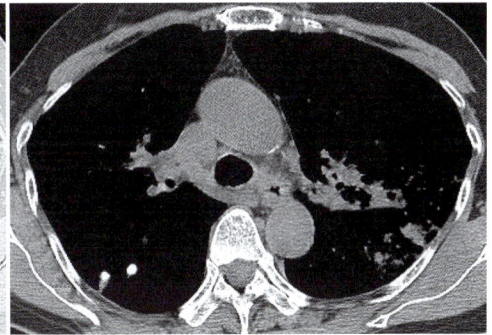

b. CT でも浸潤影，粒状影（細葉性病変）を認め，これも通常の結核症と異なるところはない。縦隔条件で右上葉に石灰化巣がみられ，潜在性結核感染症であり，ここからの内因性再燃と推定される。

図4 IFX 投与下に発症した肺結核症：59歳，女性，関節リウマチ

■関節リウマチで TNF 阻害薬投与下に発症した結核症

図4a は関節リウマチ（RA）の治療としてのインフリキシマブ（infliximab：IFX）投与5年目に発症した肺結核症である。単純X線写真の所見は，両上肺野に区域性に展開する結節影，浸潤影であり，通常の結核症と何ら異なるところはない。CT（図4b）でも境界の鮮明な浸潤影に加えて周囲に粒状影が認められ，細葉性病変と考えられ，これも通常の結核症と異なることはない。縦隔条件で肺内に石灰化病巣が認められ，ここからの内因性再燃と推定される。なお，生物学的製剤投与開始後の結核症の発症時期は3～6カ月が最も多い。本例の発症時期は異例に属する。

■治療開始早期の paradoxical reaction（免疫再構築症候群；IRIS）

結核症と診断され，抗結核薬の投与が開始されると同時に，それまで使用されていた免

7 宿主条件

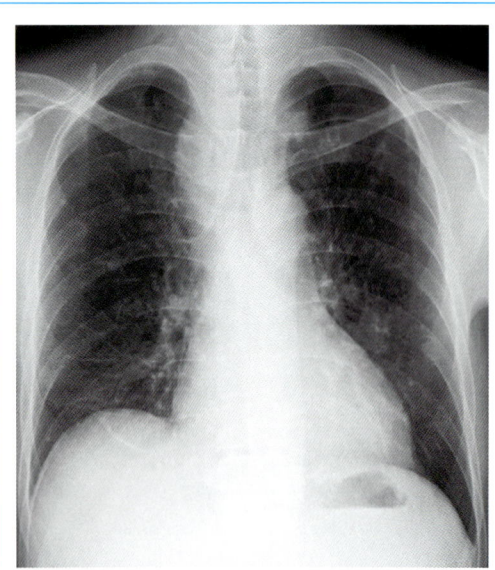

a. 結核治療開始後2カ月の単純X線像：縦隔の腫瘤と気管の左への圧排偏位を認める。
IFXは結核治療開始後，中止されていた。

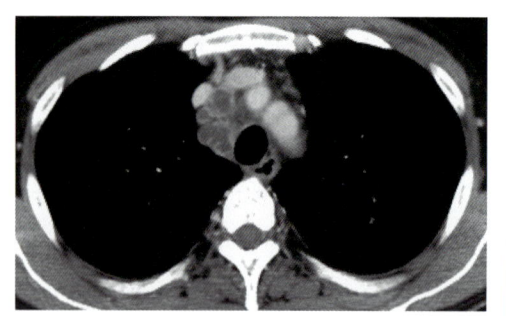

b. CT縦隔条件：縦隔の腫瘤とみえたものはリンパ節の腫大であり，内部は低吸収域となっている。

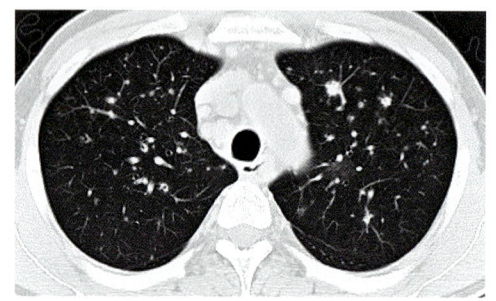

c. 肺野条件：大小の結節（おそらく血行性散布）を認める。

図5 症例1 IFX投与下の結核症治療中に発生したIRIS：45歳，男性，クローン病

疫抑制薬は生物学的製剤を含め中止されることが多いが，元来これら生物学的製剤投与の対象となる疾患は，過剰免疫をその本質とするので，突然すべての免疫抑制薬を中止すると免疫の強い再発現を来し，体内に存在している結核菌に対して激しい炎症が起こり，病態を悪化させることがある。病像は結核の治療中時に起こる事態として知られてきた初期悪化（paradoxical reaction）に重なるが，より重篤で，時に生命が脅かされることもある。元々IRISはHIVの領域で，抗レトロウイルス治療（antiretroviral therapy：ART）が開始され，免疫が復活してきたとき，体内に抗原性の強い微生物が残留しているとそれに対して激しい炎症が惹起され，病像が悪化する病態に対して与えられた名称であるが，

近年HIV以外のさまざまな分野で同様のことが起こることが注目されている。肺結核症の診断後，生物学的製剤を突然中止するとIRISが起こることは欧米ではつとに認識されており，わが国でも報告がではじめた[6)7)]。

症例1

クローン病でIFX投与中に結核を発症，リンパ節腫大を来した45歳，男性

クローン病で1年前からIFX投与が開始された。咳嗽，発熱で発症，胸部画像で縦隔リンパ節の腫大を認めた。気管分岐部より超音波ガイド下経気管指針生検（endobronchial ultrasound-guided transbronchial needle aspiration：EBUS-TBNA）施行，TB-PCR陽性，培養陽性。肺結核症と診断，抗結核薬治

免疫低下宿主の結核

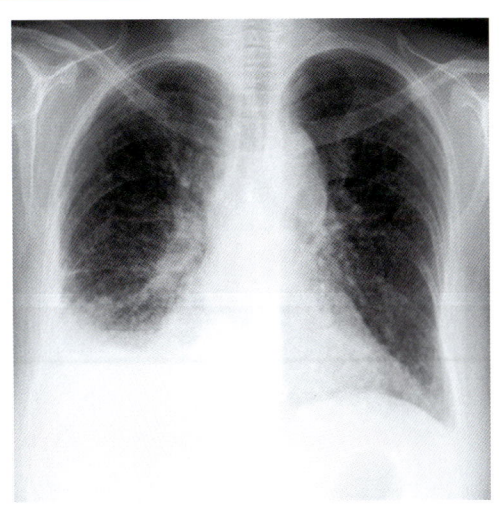

a. 右の胸水と両肺野のびまん性粒状影が認められる。

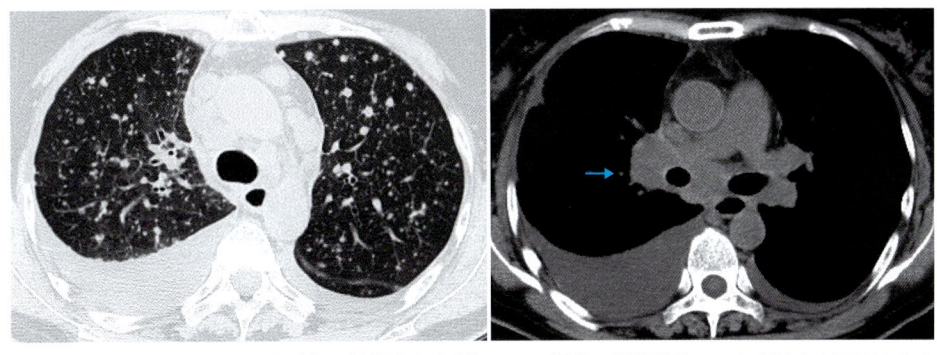

b. 肺野に大きさの不揃いな小結節〜粒状影を多数認める。通常の粟粒結核でこれだけ大小不同のあることはまれで，大きくなる要因は滲出性病変となるためと推定される。縦隔および右肺門リンパ節は高度に腫大している(→)。

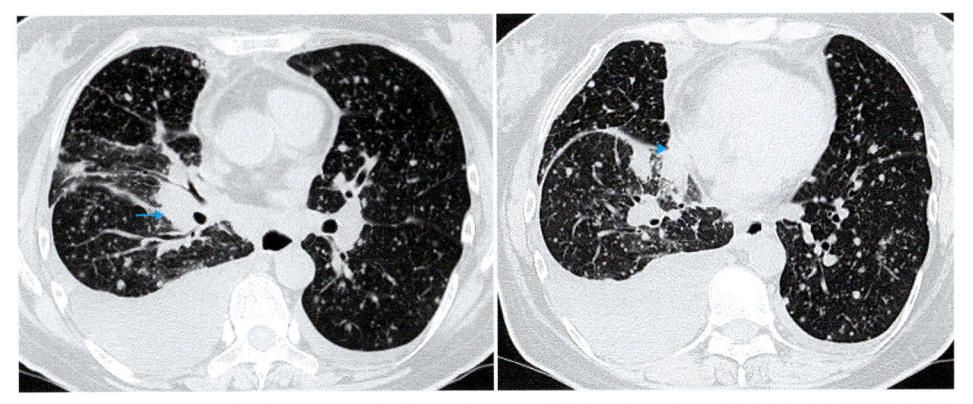

c. 右肺門リンパ節腫大(→)のため，中葉支，下葉支は高度狭窄。右下葉には汎小葉性の浸潤影(▶)が認められ，これが初感染原発巣であり，肺門リンパ節腫大，さらに縦隔を介しての全身血行性散布（早期蔓延）が起きたと考えられる。

図6 症例2 ADA投与下に結核を発症，治療開始直後に重症化した55歳，女性，潰瘍性大腸炎

療が開始された。結核治療開始2カ月で肺・縦隔病変は改善がなく，むしろ悪化。再度の気管支鏡検査でTB-PCR(+)，培養(+)となった。結核菌は全剤感性であった。

単純X線写真(図5a)で縦隔の腫瘤と気管の左への圧排偏位，CT縦隔条件(図5b)で縦隔の腫瘤は腫大した多数のリンパ節からなり，その内部は低吸収域となっている。肺野条件(図5c)で大小の結節影(おそらく血行性散布が悪化したもの)を認める。縦隔リンパ節腫大がまったく改善しないため，プレドニゾロン(prednisolone：PSL)10mg/日開始，並行してIFX投与(月1回)も再開したところ，リンパ節は徐々に縮小し，3カ月後には単純X線写真上著明な改善を認めた。

症例2

潰瘍性大腸炎(ulcerative colitis：UC)でアダリムマブ(adalimumab：ADA)投与中に発症した重症粟粒結核，55歳，女性

25年来のUC，6カ月前ADA導入，以降UCは安定。1カ月前より咳嗽，1週間前より発熱。単純X線写真(図6a)で右胸水と肺野のびまん性粒状影が認められる。CT(図6b)では肺野に大きさの不揃いな小結節〜粒状影を多数認める。粟粒結核の所見だが，これだけ大小不同のあることはまれで，一部が滲出性の形を取って大きくなっているものと推定される。縦隔および右肺門リンパ節は高度に腫大している。より尾側のスライス(図6c)をみると下葉に汎小葉性の浸潤影があり，これが初感染原発巣と考えられる。右肺門(特に中，下葉)のリンパ節腫大，そして血行性散布であり，外来性感染から早期蔓延への一連の流れと考えられる。この症例はADA投与下の抗酸菌免疫の低下状態で，外来性に初感染結核が起こり，肺門，縦隔リンパ節腫大に及び，また血行散布性に肺全体に拡がったと推定された。

この患者では抗結核薬投与開始後，胸水の急速な増量と酸素化障害が起こり，mPSL 250mg 3日間では抑止できず，mPSL 1,000mgが病状の制御のために必要だった。肺内に大量に散布された結核菌に対して強い免疫発動が起こったものと推定され，入院の14日前にADAが最終投与されていることを考え合わせると，この強い炎症は生物学的製剤中止後のIRISと考えられる。

文献

1) 永井英明，蛇澤 晶．HIVと結核．四元秀毅，倉島篤行，編．結核Up to Date 第3版．東京：南江堂，2010：168-75.
2) 氏田万寿夫．5. 肺抗酸菌症 a 肺結核症．村田喜代史，上甲 剛，村山貞之，編．胸部のCT 第3版．東京：メディカルサイエンスインターナショナル，2011：354-74.
3) Nagai H. Study of tuberculosis in patients with human immunodeficiency virus infection. 結核 2015；90：1-5.
4) 山岸文雄．免疫抑制宿主における結核の臨床像とその対策．結核 2006；81：631-8.
5) 冨岡洋海．肺結核の治療上問題となる合併症：腎不全．冨岡洋海，編．結核第4版．東京：医学書院，2006：202-4.
6) 各論2. 抗酸菌感染症 a 結核症．生物学的製剤と呼吸器疾患・診療の手引き．東京：日本呼吸器学会，2014：49-57.
7) Singh N, Sun HY. Immune reconstitution inflammatory syndrome in non-HIV immunocompromised patients. Curr Opin Infect Dis 2009；22：394-402.

(徳田 均)

COLUMN

妊娠と結核

　妊娠が結核の進行に与える影響については，古くからさまざまに議論されてきた。諸説を総合すると，軽症の結核の場合は妊娠中に悪化することは少ないが，進行結核ではさらなる悪化が起こり得ること，またいずれの場合も出産後悪化することが多い，とすることでおおむね一致している。

　出産後の悪化の原因については，過労，内分泌環境の変化などの関与も考えられるが，最近は免疫学的変動を重視すべきとの意見が強くなってきている。妊娠中は妊婦には，遺伝子学的にその半分が非自己である胎児を拒絶しないため，Th1系の細胞性免疫を抑えるという形で免疫学的寛容が成立しているが(図7)，出産後その必要がなくなると急激に本来の免疫が回復する。このとき肺内に結核菌が存在していると強い免疫反応により炎症が激化し，悪化が起こると考えられる。免疫再構築症候群の一つである[1]。

　図8は30歳代，女性。検診時に胸部異常陰影を見いだされたが，すでに妊娠初期でCTなどの検索ができず，T-spotTB検査は陰性で経過を観察した。出産直前の単純X線写真では陰影の変化は認めなかった。出産後1カ月でCT検査(図9)施行，配列に規則性のない粒状影の集合であったが，一部にtree-in-budの所見があり，画像的には肺結核を強く疑った(「小範囲に限局する結核症」，p58)。喀痰が得られず，3カ月目，陰影の増悪があり，気管支鏡検査施行，塗抹＋(ガフキー1号相当)，TB-PCR陽性，培養2＋で診断が確定し，4剤化学療法開始，以後の経過は順調であった。なお，2度目に行ったT-spotTBは陽性であった。分娩後にそれまで長期間安定していた結核が増悪した例であり，免疫再構築症候群として理解すべき症例である。

　川辺は妊娠中に発病，出産後に急に悪化した症例，あるいは出産後発病した例，計14例を考察し，出産後急速に悪化することが多いことを強調している[2]。

　妊娠中には画像検査や気管支鏡検査は行えないが，軽症の場合は進行しないことが多いので，経過観察として，むしろ出産後の悪化を警戒すべきであろう。

文献
1) Singh N, Perfect JR. Immune reconstitution syndrome and exacerbation of infections after pregnancy. Clin Infect Dis 2007 ; 45 : 1192-9.
2) 川辺芳子，佐藤紘二，林　孝二，ほか．若年結核，特に妊娠中，出産後に発症した肺結核の検討．結核 1992 ; 67 : 234-5.

（徳田　均）

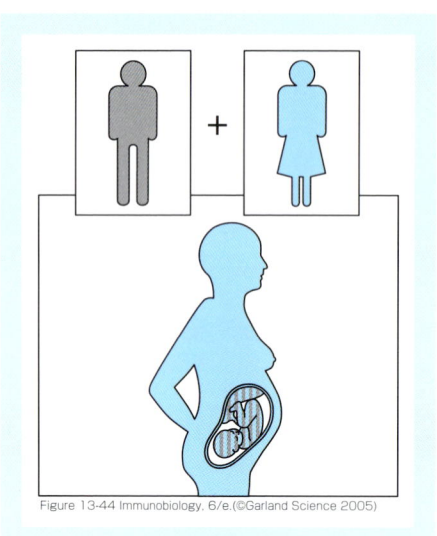

7 宿主条件

妊婦にとって胎児の遺伝子の半分は他者由来であり，通常の免疫状態では拒絶される（流産する）可能性がある。これを防ぐため，妊婦の免疫は Th2 優位に傾き，Th1 系は抑えられている。

図7　免疫学の観点からみた妊娠

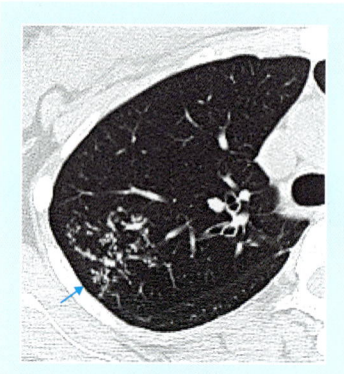

分布に規則性のない粒状影であるが，一部に tree-in-bud 所見を認める（→）。限局性細葉性結核の所見。

図9　出産後1カ月のCT

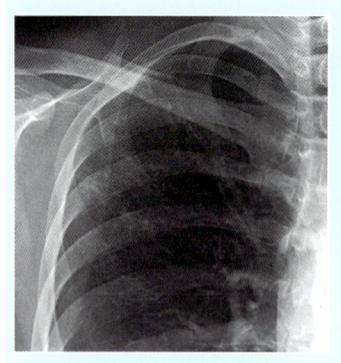

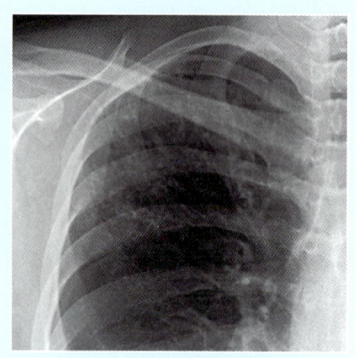

a. 健診発見時：右上葉に不規則に分布する粒状影，このとき妊娠初期であり，画像検査できず，喀痰得られず，T-spot*TB* 検査は陰性で，経過観察とした。

b. 出産後3カ月：粒状影が増加し，範囲も拡大しており，明らかに増悪である。

図8　単純X線像

8 肺結核症のX線所見分類

日本結核病学会病型分類（学会分類）

はじめに

肺結核症のX線病型分類は，岡氏肺結核病型分類，学研肺結核病型分類（学研分類）などがあり，それぞれに綿密な学問的検討を経て成立したものであるが，結核の治療が進歩し，大部分の例において治癒が得られる疾患になった今日，これらの精緻な分類は臨床現場では必ずしも必要でなくなった．現今は専ら患者管理と疫学的解析を目的として作成された日本結核病学会病型分類（学会分類）が用いられる．

これは胸部単純X線正面像により，病変の性状，拡がり，病側を判定，記載するもので，結核患者発生届けや結核医療費公費負担申請書などで用いられる．

病巣の性状は，空洞の有無とその大きさを重視（I，II），空洞がない場合は病変の安定性によって分類（III，IV，V）する．粒状影，結節影，浸潤影といった陰影パターンは問わない．

I，IIは感染源としての危険度を重視したもので，I＞IIと排菌の恐れが大きいと考えられ，家族や接触者の検診をどの範囲で行う

かの重要な判定材料となる．

III，IV，Vはその患者の管理上どの程度の注意を要するかを判断するための分類で，IIIは基本的に治療が必要，IVはその大部分は治療を要しない，経過観察のみでよいとの趣旨である．

これに病側（病変が片側か両側か），病変の拡がり（3段階で評価）を併せ記載するよう定

表1　日本結核病学会病型分類（学会分類）

a. 病巣の性状
　一般型
　　0：無所見
　　I：広汎空洞型
　　II：非広汎空洞型
　　III：不安定非空洞型
　　IV：安定非空洞型
　　V：治癒型
　特殊型
　　H：肺門リンパ節腫脹
　　Pl：滲出性胸膜炎
　　Op：手術の後

b. 病巣の拡がり
　　1：第2肋骨前端上縁を通る水平線以上の肺野の面積を越えない範囲（一側肺野面積の約1/3以内）
　　2：1と3の間
　　3：一側肺野面積を越える範囲

c. 患側
　　r：右側のみに病変があるもの
　　l：左側のみに病変があるもの
　　b：両側に病変があるもの

8 肺結核症のX線所見分類

められている。

その他，手術後の変化，胸水，肺門リンパ節腫大については特殊型として付記する（表1）。

なお，現今はCTが撮影されることが多く，単純X線写真より豊富な情報が得られることが多い。単純X線写真で非空洞型と判定されても，CTで空洞が見いだされる，といった場合の扱いが問題となる。これについては明確な規定はない。要は感染源としてどれくらい重大かであるので，たとえば単純X線写真ではrⅢ1であるが，CTで空洞が見いだされた場合，rⅢ1（CT rⅡ1）と付記するのがよい。

病巣の性状

■ I型（広汎空洞型）
空洞面積の合計が拡がり1を超し，肺病変の拡がりの合計が一側肺に達するもの

広い空洞は，広範な滲出性病巣内に乾酪壊死を生じ形成されるもので（「空洞」, p49参照），通常多量の排菌があることを示唆する。また空洞以外の肺内病変が広範に存在することは，排菌期間が長いことを意味する。周囲に被感染者がいる可能性が高い。厳重な疫学調査および管理が必要となる（図1）。

■ II型（非広汎空洞型）
空洞を伴う病変があって，上記I型に該当し

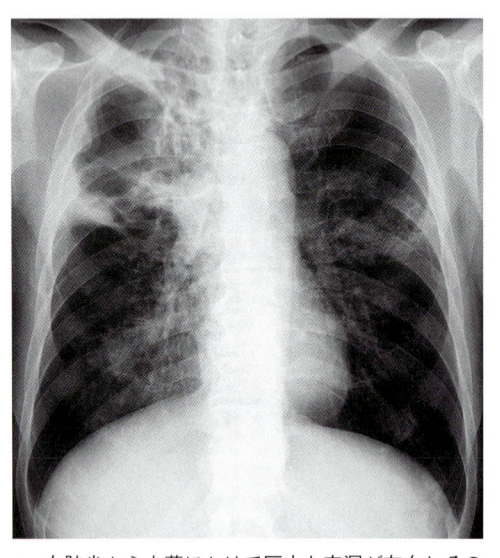

a. 右肺尖から上葉にかけて巨大な空洞が存在しその空洞の面積は拡がりは1を超える。そのほかに肺内に多数の結節影，浸潤影を認めるが，仮に左肺野の病変を右側に移して（この際詰め込み過ぎないこと）みると，肺野病変の拡がりはほぼ片側肺に達することがわかる。以上より学会分類はbI2となる。

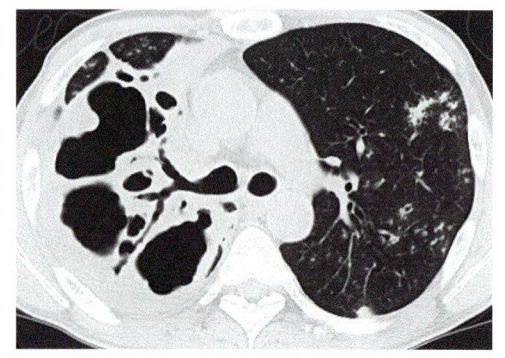

b. ほぼ右上葉全体を占める滲出性病巣と，その内部に乾酪壊死を経て形成された巨大空洞。左肺にも散布性病巣が多数形成されている。

図1　I型（広汎空洞型）

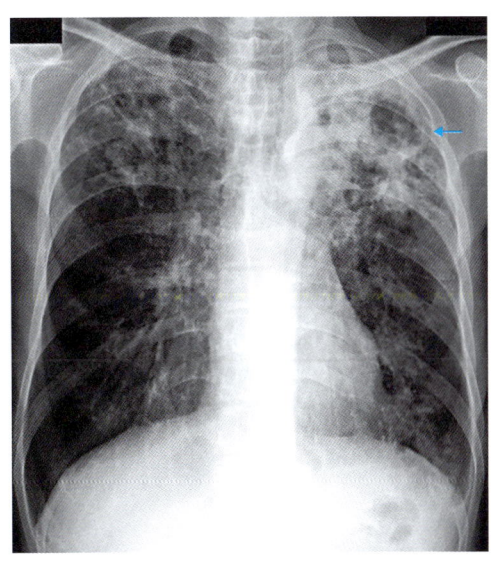

日本結核病学会病型分類（学会分類）

a. 左上葉に空洞があるが，その面積は比較的小さく，拡がりは1を超えない。空洞周囲，および右上葉，左下葉などに結節影の散布が広く認められ，それらの面積を合計すると片側肺を超える，すなわち拡がり3である。学会分類はbⅡ3となる。

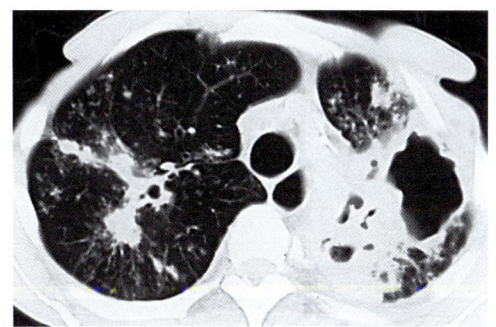

b. 左上葉の滲出性病巣中に形成された空洞。対側肺にも多数の結節があるが，融合，収縮傾向を示し，やや時間の経った慢性経過例である。これらは長期間排菌が続いていたことを示唆している。

図2 Ⅱ型①

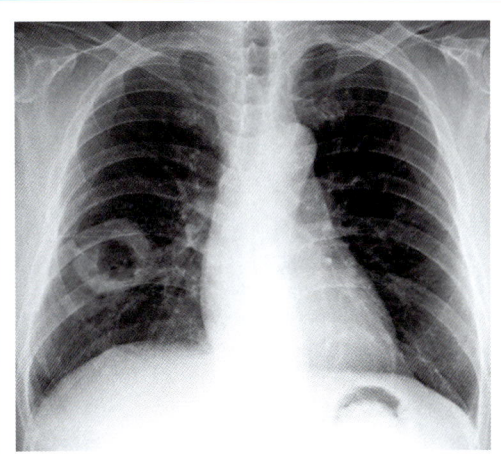

a. 右中〜下肺野に腫瘤影とその内部の空洞を認める。空洞部分の面積は拡がり1を超えない。その他の病変は少なく，空洞近傍に結節影を認めるのみである。結核腫型空洞の学会分類はrⅡ1となる。

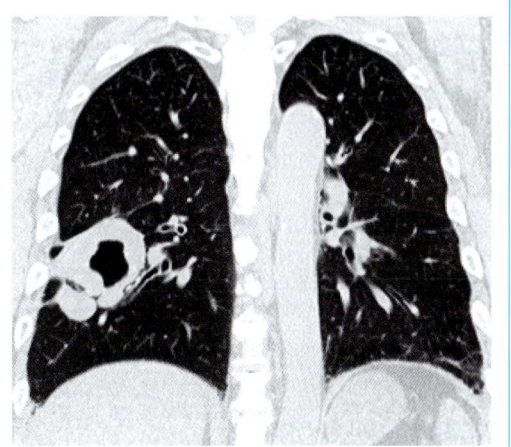

b. 右下葉の境界の明瞭な塊状影とその内部の空洞。いったん被包化された（増殖性病巣）病巣からの乾酪壊死と中心部の軟化融解，排除による空洞形成と思われる。

図3 Ⅱ型②

8 肺結核症のX線所見分類

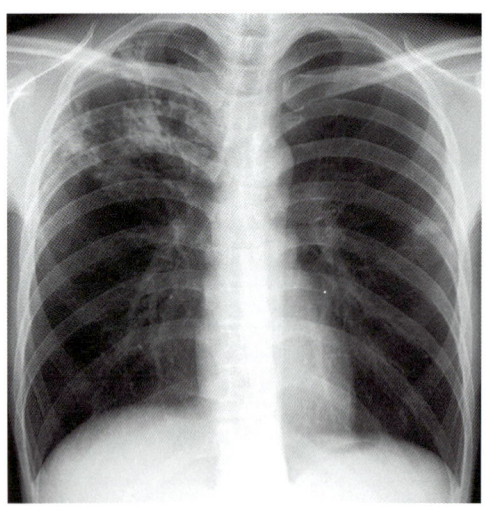

a. 右上肺野に大小の結節，あるいはその融合した浸潤影が認められる。この単純X線像からは空洞は明らかではない。病変の拡がりは，左の病巣を右に移して合計しても一側肺に達せず2である。したがって学会分類はbⅢ2となる。

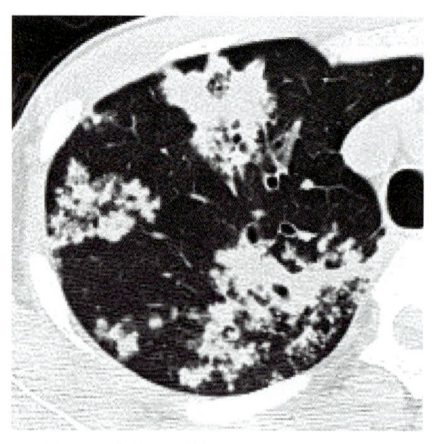

b. 肺野に多数の結節あるいはその融合した塊状影を認める。空洞はない。おのおのの病巣の境界は比較的明瞭であり，増殖性である。

図4 Ⅲ型①

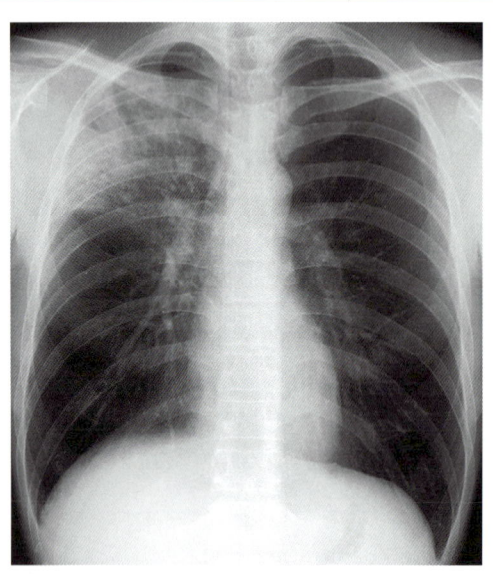

a. 右上葉に肺炎様陰影を認める。空洞はみられない。したがってⅢ型であり，拡がりは1よりは広いが一側肺には達しないので2，病型はrⅢ2となる。

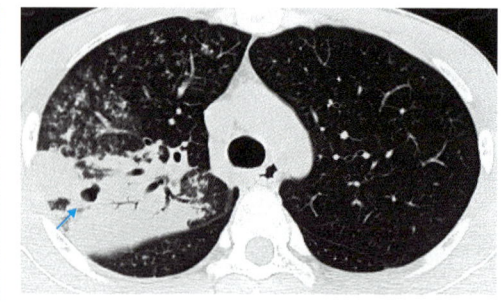

b. 右上葉の汎小葉性の浸潤影，周囲の粒状影(細葉性病変)があることから，滲出性病変のある程度時間の経ったものと思われる。1カ所空洞があり(→)，これを重視すれば，学会分類は，rⅢ2(CT rⅡ2)となる。

図5 Ⅲ型②

ないもの

　空洞が小型であることは，比較的小範囲の滲出性病巣あるいは増殖性病巣からの空洞であることを意味し，排菌量はⅠ型より少ない傾向にある。一方肺内病巣の多寡は，排菌量，あるいは排菌期間と相関し，感染源としての危険度を評価する際の独立因子である（図2，3）。

■Ⅲ型（不安定非空洞型）
空洞は認められないが，不安定な肺病変があるもの

　この型には，さまざまな病型が含まれる。大小の結節の集合からなるもの，結核性肺炎，粟粒結核などすべてこれに含まれる。排菌量は少なく，周囲に感染を起こしている可能性は比較的低い（図4〜6）。

■Ⅳ型（安定非空洞型）
安定していると考えられる肺病変のみがあるもの

　一般臨床の場で見いだされた異常所見に対してこの型を最初に適用することはまれである。通常は検診で発見された軽微な所見について，指示区分として用いられる。また活動性結核として治療した後の経過観察において，もはや活動性はないとの判定を示す用語として用いられる（図7）。

■Ⅴ型（治癒型）
治癒所見のみのもの（図8）

　石灰化，瘢痕化病変，胸膜癒着のみの例。

■特殊型
　H：肺門リンパ節腫脹
　Pl：滲出性胸膜炎
　Op：手術の痕

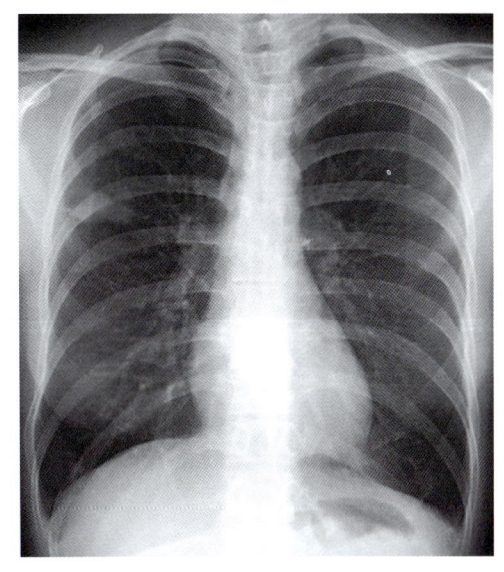

図6　Ⅲ型③
右中肺野に不整形の結節影を認める。精査の結果，結核腫と判明した。これもⅢ型である。学会分類は *r* Ⅲ1となる。

病巣の拡がり

　1：第2肋骨前端上縁を通る水平線以上の肺野の面積以下（おおよそ一側肺野面積の1/3と考えればよい）
　2：1と3の中間
　3：一側肺野面積以上

　病変が両側にある場合は，病変をいずれか一方の肺野に合わせたとして拡がりを考える。この際，無理に詰めすぎないことが大切。

病　側

　r：右側のみに病変のあるもの
　l：左側のみに病変のあるもの
　b：両側に病変のあるもの

8 肺結核症のX線所見分類

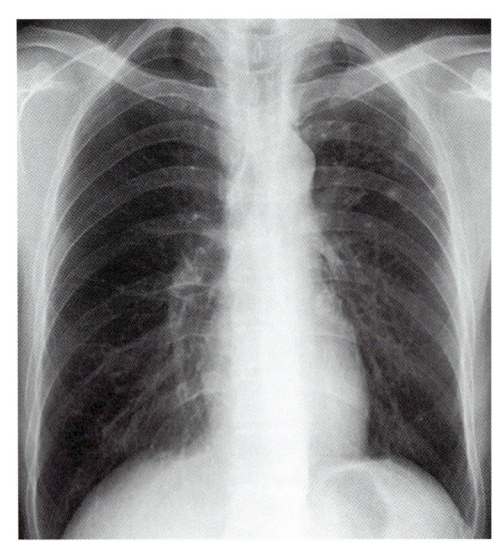

a. 左上肺野に大小の結節の集合が認められる。個々の病巣は境界がくっきりとしており，ほぼ安定した病巣とみなし得る。lⅣ1と判定する。

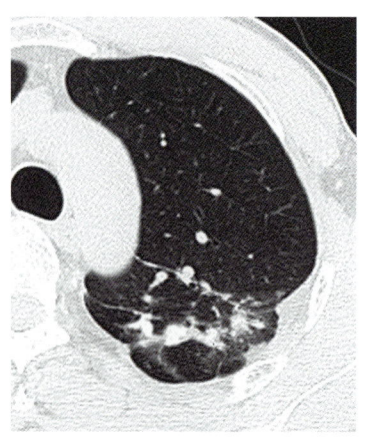

b. CT：複数の結節の集合であり，境界の明瞭さ，線状影，隣接する胸膜の肥厚などが強い収縮過程をうかがわせる。自然過程でも治療によっても，このような像はもたらされる。

図7　Ⅳ型

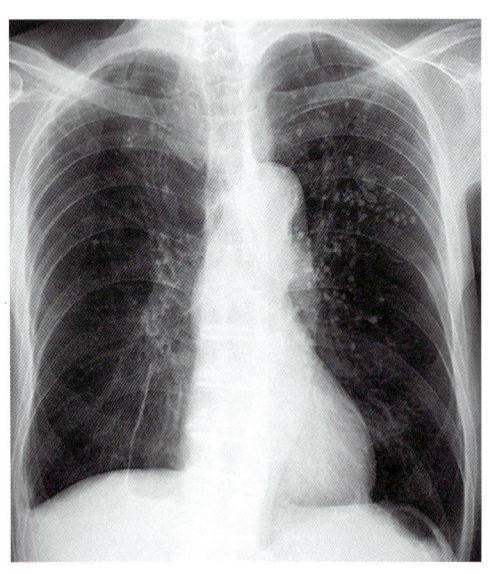

a. 左上〜中肺野に結節の集合がみられる。明らかに石灰化の濃度であり，治癒を営んだ病変と判定できる。

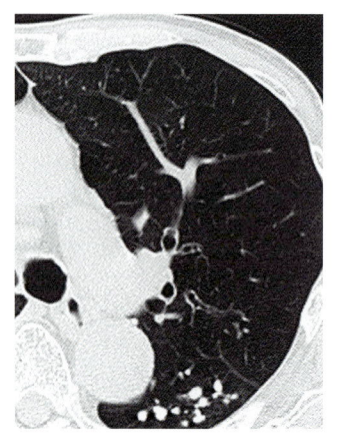

b. 石灰化下結節の集合であることがCTで一層はっきりわかる。

図8　Ⅴ型

判定に際しての約束

①判定に際していずれに入れるか迷う場合には次の原則によって割り切る。

ⅠかⅡはⅡ，ⅡかⅢはⅢ，ⅢかⅣはⅢ，ⅣかⅤはⅣ

②拡がりの判定，病側の判定とも，Ⅰ～Ⅳ型に分類し得る病変について行う。

③特殊型のみのときは，病側のみを記し，拡がりはなしとする。

④Ⅴ型（治癒型）のみのときは病側，拡がりは記載しないでよい。

記載の仕方

①病側，病巣の性状，拡がりの順に記載する。例えば bⅠ3，lⅡ2，rⅢ1 のようになる。

②特殊型があるときは，その病側と病型を前記の記載の次に付記する。例えば lⅢ1rPl，bⅡ2 lOp，rⅢ1 rH，Ⅴl Op のようになる。

文献
1) 結核の診断：画像診断．日本結核病学会，編．結核診療ガイドライン改訂第3版．東京：南江堂，2015：13-28．
2) 高瀬　昭．結核症のX線病型分類．結核 2011；86：607-17．

（徳田　均）

II 非結核性抗酸菌症

1 非結核性抗酸菌症の臨床
2 MAC症
3 その他の非結核性抗酸菌症

1 非結核性抗酸菌症の臨床

1）非結核性抗酸菌とは

　非結核性抗酸菌（nontuberculous mycobacteria：NTM）とは，結核菌群（Mycobaterium tuberculosis complex）とらい菌（Mycobacterium leprae）以外の抗酸菌の総称である。1990年代以降の遺伝子学的解析の普及によって，次々と新たなNTMが同定されており，現在では国際的に登録されている菌種は150種を超える。NTMそのものは1882年にKochが結核菌を発見した直後から認められたが，ヒトへの感染症の本格的な研究は1950年代に入ってからである。当時は確固とした分類がなく，「結核菌以外の抗酸菌 mycobacteria other than tuberculosis，MOTT」とか「非定型抗酸菌 atypical mycobacteria」などと呼ばれていた。

　1959年に，米国の微生物学者 Emest H. Runyonは，全米各地から収集した400以上の抗酸菌株について検討し，集落形態，着色，発育速度などから，NTMを4群に大別し抗酸菌分類学の基礎を築いた（Runyon 1959）（表）。Runyon（ラニヨン）分類では，固形培地を用いてコロニー形成に7日以上を要するものを遅発育菌（slow growers）と定義し，遅発育菌はさらに色素産生と光反応性によりⅠ～Ⅲ群に分けられる。7日以内にコロニーを形成するものは迅速菌（rapid growers）と呼びすべてⅣ群に分類される。Runyon分類は，NTMを4つのグループに分け，ある程度の菌種を推定できる点で有用であり，現在もその価値は失われていない。

表　非結核性抗酸菌のRunyon分類

分類		コロニーの性状	ヒトの病因となる主な菌種
遅発育菌：コロニー形成に1週間以上を要する	Ⅰ群　光発色菌	暗色では発色しないが，光を当てると黄色から橙黄色を呈する	M. kansasii, M. marinum
	Ⅱ群　暗発色菌	暗色で培養しても黄色から橙黄色を呈する	M. scrofulaceum, M. xenopi, M. gordonae, M. szulgai, M. ulcerans
	Ⅲ群　非光発色菌	灰白色のコロニーで色素を産生しない	M. avium, M. intracellulare, M. malmoense, M. nonchromogenicum, M. shimodei
迅速発育菌：1週間以内にコロニー形成	Ⅳ群		M. abscessus, M. chelonae, M. fortuitum

NTMは結核菌と異なり，池，沼，河川や土壌などの自然環境や，水道水や浴室などの居住環境内に常在する弱毒菌である。環境に広く分布しているため，日常生活においてすべての人が菌に曝露されていると考えられる。NTMのヒトからヒトへの感染は疫学的に否定されており，菌の塵埃や水滴を吸入することで体内へ侵入すると考えられているが，なぜ免疫能の正常な特定の宿主に感染症を惹起するのか，いまだ解明されていない。

文献
1) Runyon EH. Anonymous mycobacteria in pulmonary disease. Med Clin North Am 1959 ; 43 : 273-90.

（氏田万寿夫）

COLUMN

非結核性抗酸菌の語源

　非結核性抗酸菌の菌種名の由来から，その発見の歴史を垣間見ることができ興味深い。

　M. avium（アビウム）：ラテン語の鳥（*avis*）に由来する。同菌種は1892年にSternbergにより鳥型結核菌（*Bacillus tuberculosis gallinarum*）として発表され，1901年にChesterがこれを*M. avium*と命名した。

　M. intracellulare（イントラセルラーレ）：新たなノカルジア菌として報告されていた*Nocardia intracellulare*がこの菌と同じであることから，Runyonが1967年に命名した。

　M. kansasii（カンサシイ）：カンザス州在住のアメリカ先住民から分離されたことによる。なお，英語圏ではカンザシアイと発音される。

　M. abscessus（アブセッサス）：膿（abscess）を形成する菌であることから名付けられた。

　M. chelonae（ケロネ）：ギリシア語の亀（khelone）に由来する。

　M. xenopi（ゼノピイ）：ヒキガエルの一種*Xenopus laevis*より分離されたため。

　M. shimoidei（シモイデイ）：この菌を初めて分離したわが国の抗酸菌症研究の草分けの1人，下出久雄に由来する。

文献

1) 倉島篤行. 呼吸器疾患の70年を振り返る. 非結核性抗酸菌症. 日胸 2011；70：171-9.
2) List of prokaryotic names with standing in nomenclature. URL：http://www.bacterio.net/mycobacterium.html

〈氏田万寿夫〉

1 非結核性抗酸菌症の臨床

2) 非結核性抗酸菌症の現状

　非結核性抗酸菌による感染症（NTM症）は世界的にみて増加傾向にある。原因となる菌種は国により，また同一国内でもその地域によって実に多様であり，わが国で最も頻度の高い*Mycobacterium avium* complex（MAC）は多くの国で第1位を占めるが，2位以下の菌種は国や地域毎にさまざまである[1]。例えば，韓国では*M. abscessus* complexが14〜33%とMACに次いで多く[2]，台湾においても第2位以下は*M. abscessus*，*M. fortuitum*，*M. chelonae*とRunyon分類Ⅳ群（迅速発育菌）が続き[3]，*M. kansasii*の頻度は低い。北米でもMACに次ぐ菌種は迅速発育菌だが，第3位には*M. xenopi*が分離されている[1]。この理由として，土壌，天候や人口密度などの地理的要因や産業，宿主（遺伝素因），菌種の差異が影響していると推察される。

　MACは従来，*M. avium*と*M. intracellulare*の2種が知られていたが，近年，MACの遺伝子学的検索が進歩し，*Mycobacterium chimaera*という種が同定されるようになった。Boyleらの報告では，2000〜2012年に肺の448検体から分離されたMACについて遺伝子検査を行ったところ28%が*M. chimaera*だった[4]。*M. chimaera*の感染は，*M. avium*や*M. intracellulare*に比べ免疫抑制薬使用者に多く，*M. intracellulare*と比べると感染は再発・再感染を起こしやすいという特徴があった。遺伝子学的検索の進歩により，菌種と臨床像の関係がより明らかになれば，診断から治療選択への流れがスムーズになることが期待される。

　わが国のNTM症の推定罹患率は，国立療養所非定型抗酸菌症共同研究班が，全国調査をもとに1971〜1997年までの26年間毎年発表し，その後は非定型抗酸菌症研究協議会が主体となり，2001年と2007年に報告されている[5]。それらによれば，人口10万人あたりの推定罹患率は，1971年には0.89であったが，1980年に1.51，1991年に2.45，1997年に3.2，2007年には5.7と，増加の一途であった[5]。そして，2014年に実施された厚生労働省阿戸班による全国疫学調査（回答病院数551，回収率62.3%）では，肺NTM症の推定罹患率は人口10万人あたり14.7という結果を示した[6]。この数字は7年前の約2.6倍であり，菌陽性肺結核罹患率10.7（2013年）を超えている。NTM症の新規患者は急激に増加しているのである。2014年調査において，NTM症は菌種別では，MAC症が88.8%と大多数を占め，*M. kansasii*症は4.26%，*M. abscessus*症は3.32%であった[6]。

1 非結核性抗酸菌症の臨床

2001年の調査では，それぞれ83%，8%，2%であり[7]，MAC症に加え，*M. abscessus*症の増加が注目される。

罹患率増加の理由として，医療従事者のNTMに対する関心の増加，核酸同定法など検査法の向上，人口の高齢化や免疫低下患者の増加などが考えられる。さらに，NTMは温水を好み塩素殺菌に抵抗性であるため，地球温暖化による湖沼の温度上昇より菌が増加している可能性や，生活に温水，シャワーを利用する頻度が高くなったことなども一因と思われる。国際的にみても突出しているわが国のNTM症の罹患率の高さは，検診やCT装置の普及によって，より小さく早期の病変が発見される頻度が高いこととも無関係ではないであろう。

罹患率はあくまで推定であるが，森本らは，厚生労働省統計情報部の人口動態統計の死亡統計項目からNTM症による男女別死亡数の年次推移を求め，さらに総務省国勢調査成績を用いて粗死亡率を，また2000年の人口規模を基に年齢調整死亡率を算出している[8,9]。これらによれば，NTM症による死亡は1970年に3人が記録されたが，1980年に30人，1990年158人，2000年608人，2010年1,121人と確実に増加している。年齢調整死亡率の推移を図1に示すが，結核死亡率の減少に相反してNTM症による死亡率は急増しており，近い将来，結核の死亡率を上回ると考えられる。一方，男女別では，2000年を境に男性のNTM症による死亡率は減少に転じている。これはおそらく，男女間での平均寿命の延びの違いのほかに，NTM症の患者像の変化―陳旧性結核やCOPDを背景に発症する男性患者の減少と基礎疾患のない中高年女性の中葉舌区型MAC症の増加―を反映していることが考えられる。

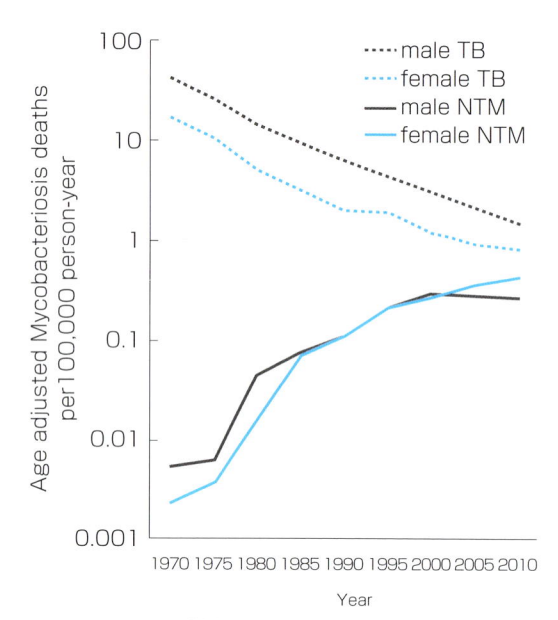

図1　NTMと結核の年齢調整死亡率
（Morimoto K, Iwai K, Uchimura K, et al. A steady increase in nontuberculous mycobacteriosis mortality and estimated prevalence in Japan. Ann Am Thorac Soc 2014 ; 11 : 1-8 より引用）

NTM症の多くは化学療法に抵抗し難治性であるため，有病率は罹患率以上に高いと考えられる。Morimotoらは，2005年でのNTM症の有病率は罹患率の6～10倍高い，10万人あたり33～65人と推計している[9]。概して，肺NTM症の進行は緩徐である。長期間変化に乏しい症例もあるが，一見軽快したかにみえて再度増悪する症例も少なくない。図2に長期間観察されたMAC症の1例（初発時57歳の女性）を提示する。初診時は右肺末梢の小結節の集族であったが，空洞化や対側への病変拡大が緩徐に進み，種々の治療を行うも徐々に肺の荒廃が進行し，発病22年後に呼吸不全で死亡した。MACに対して有効かつ確立した治療法はない現在，このような経過を辿るNTM症に遭遇する機会は増えるであろう。今後，COPD，肺癌とならび対策を要する呼吸器疾患の一つとして非結

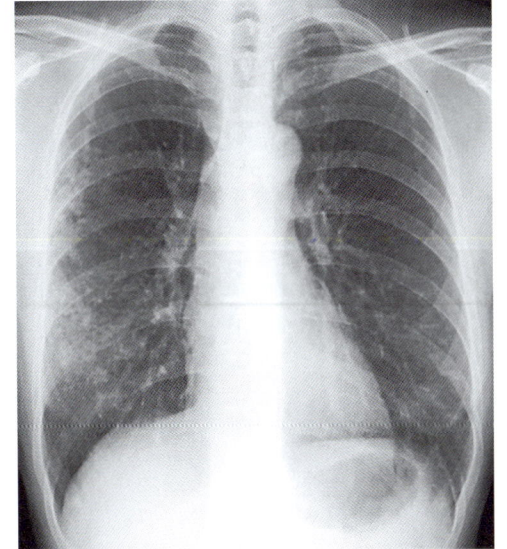

初発時57歳　　　　　　　　　68歳時

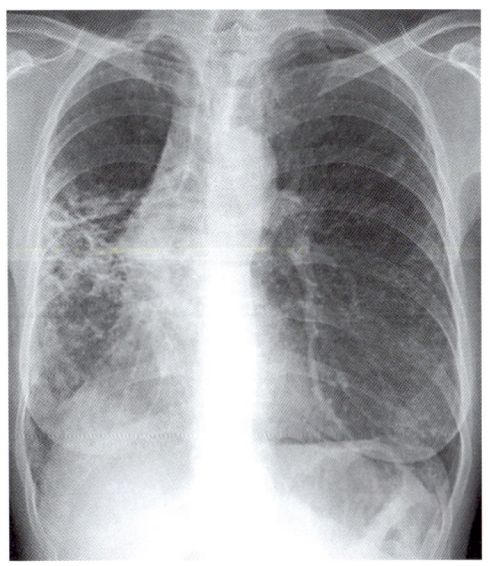

76歳時

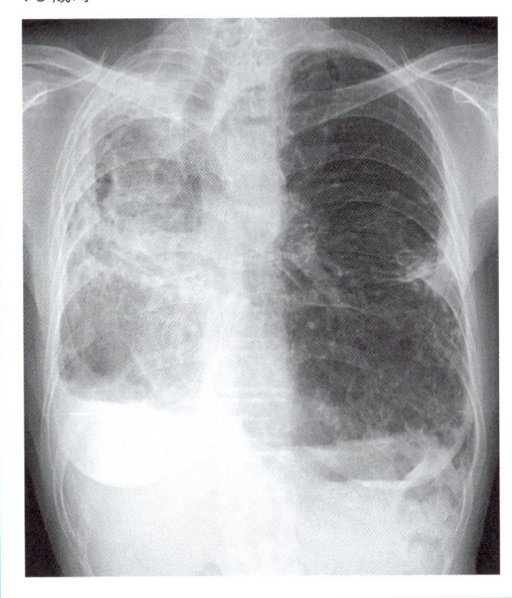

初発時には右肺末梢の小結節影を主体とする病変であった。あらゆる努力にもかかわらず、病気は緩慢に進行し、肺の荒廃を来し、最後は発病後22年で呼吸不全により死亡した。

図2　緩慢かつ確実に進行する肺MAC症

核性抗酸菌症は重要となると予測される。

文献

1) Hoefsloot W, van Ingen J, Andrejak C, et al. The geographic diversity of nontuberculous mycobacteria isolated from pulmonary samples. An NTM-NET collaborative study. Eur Respir J 2013 ; 42 : 1604-13.

2) Kwon YS, Koh WJ. Diagnosis of pulmonary tuberculosis and nontuberculous mycobacterial lung disease in Korea. Tuberc Respir Dis 2014 ; 77 : 1-5.

3) Chen JY, Lai CC, Sheng WH, et al. Pulmonary infection and colonization with nontuberculous mycobacteria, Taiwan, 2000-2012. Emerg Infect Dis 2014 ; 20 : 1382-5.

4) Boyle DP, Zembower TR, Reddy S, et al. Comparison of clinical features, virulence, and relapse among *Mycobacterium avium* complex species. Am J Respir Crit Care Med 2015 ; 191 : 1310-7.
5) 倉島篤行, 雨宮 湖. 厚生労働省研究班の疫学調査から. 特集：非結核性抗酸菌症の今. 日胸 2015 ; 74 : 1052-63.
6) 雨宮 湖, 森本耕三, 星野仁彦, ほか. 平成26年度非結核性抗酸菌症の疫学・診断・治療に関する研究委託業務成果報告書. 厚生労働省, 2014 : 9-14.
7) 佐藤滋樹. 肺非結核性抗酸菌症の最近の話題. 現代医学 2008 ; 56 : 317-24.
8) 森本耕三, 岩井和郎, 大森正子, ほか. 日本の非結核性抗酸菌死亡における統計的分析. 結核 2011 ; 86 : 547-52.
9) Morimoto K, Iwai K, Uchimura K, et al. A steady increase in nontuberculous mycobacteriosis mortality and estimated prevalence in Japan. Ann Am Thorac Soc 2014 ; 11 : 1-8.

〔氏田万寿夫〕

1 非結核性抗酸菌症の臨床

3) 非結核性抗酸菌症の診断

診断基準

　NTM症の確定診断は，結核症と同じく菌の分離・同定である．ただし，NTMは環境中に存在する菌であるため，喀痰や胃液などから菌が検出された場合に菌の混入(contamination)や定着(colonization)を否定する必要がある．わが国では，2008年に日本結核病学会と日本呼吸器学会合同での診断基準が設けられており，臨床的基準と細菌学的基準の両者を満たすことが診断要件とされる(表)．臨床的基準の骨格はHRCTを含む画像所見であり，旧診断基準に記載されていた「臨床症状あり」が削除されたことは大きな変更点である．症状が出現する以前に，検診やほかの理由で施行されたCT検査で発見されるNTM症が多いわが国の実情に即しているといえる．しかし，画像所見が重視されているとはいえ，これ単独で診断できるほど疾患特異的ではなく，たとえば関節リウマチの気道病変のように多区域性の気管支拡張や小結節を呈する疾患もまれではない．確定診断には，喀痰であれば2回以上の異なる検体での培養検査陽性が求められることに留意したい．

表　肺非結核性抗酸菌症の診断基準(日本結核病学会・日本呼吸器学会基準)

A. 臨床的基準(以下の2項目を満たす)
　1. 胸部画像所見(HRCTを含む)で，結節性陰影，小結節性陰影や分枝状陰影の散布，均等性陰影，空洞性陰影，気管支または細気管支拡張所見のいずれか(複数可)を示す．
　　　ただし，先行肺疾患による陰影がすでにある場合は，この限りではない．
　2. 他の疾患を除外できる．
B. 細菌学的基準(菌種の区別なく，以下のいずれか1項目を満たす)
　1. 2回以上の異なった喀痰検体での培養陽性．
　2. 1回以上の気管支洗浄液での培養陽性．
　3. 経気管支肺生検または肺生検組織の場合は，抗酸菌症に合致する組織学的所見と同時に組織，または気管支洗浄液，または喀痰での1回以上の培養陽性．
　4. まれな菌種や環境から高頻度に分離される菌種の場合は，検体種類を問わず2回以上の培養陽性と菌種同定検査を原則とし，専門家の見解を必要とする．
以上のA, Bを満たす．

(肺非結核性抗酸菌症診断に関する指針— 2008年．結核 2008；83：525-6より引用)

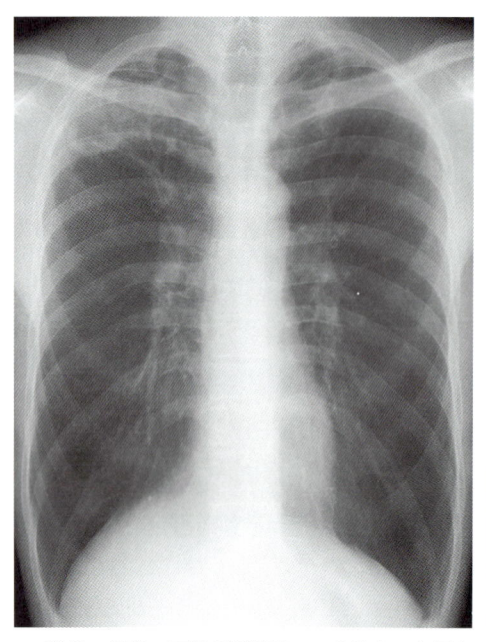

1 非結核性抗酸菌症の臨床

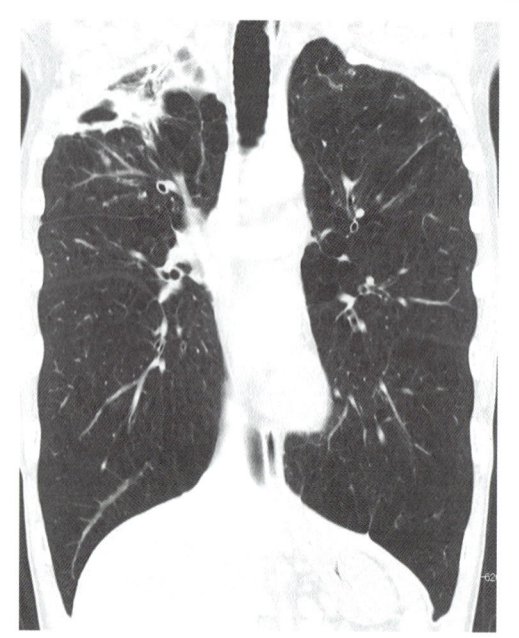

a. 単純X線像：両肺は過膨張で，右肺尖に空洞病変を認める．中葉や舌区を含めほかの肺野に異常影を認めない．

b. CT（冠状断MPR）：高度の肺気腫を背景として，薄壁とはいえない空洞が右肺尖に認められる．結核との鑑別は困難である．

図1　肺MAC症：59歳，男性
検診異常影．喫煙10本/日×40年．喀痰培養で複数回 M. avium を検出．抗GPL-core IgA抗体陽性（1.06 U/ml）．

抗酸菌感染症が疑われる場合の細菌学的検査として，古くから塗抹，培養検査が行われている．特に，結核の可能性がある場合には，感染危険の評価を行える点でも迅速に結果が得られる塗抹検査は重要である．ただし，塗抹検査では結核かNTMか，生菌か死菌かの区別はできない．培養検査は，塗抹検査よりも鋭敏な方法であり，生きた菌がいるかどうか，つまり活動性の疾患か否かを判定するうえで最も重要な検査である．近年では，塗抹，培養検査と平行して，迅速診断として核酸増幅法（PCR法など）が行われることが多い．この方法により結核かMACかが数時間で判定し得るが，菌量や菌の生死はわからないため，塗抹，培養検査と併せた補助診断法としての位置づけである．抗酸菌が同定されたが，核酸増幅法で結核およびMACが陰性の場合には，培養で発育した菌を用いてDNA-DNAハイブリダイゼーション（DDH）法によって抗酸菌の同定検査を行う流れが一般的である．

血清診断法―キャピリア®MAC抗体ELISA法

診断基準が簡略化され使いやすくなったとはいえ，細菌学的診断基準には菌の培養陽性が求められる．わが国では画像でNTM症が疑われる症例が少なくなく，確定診断に侵襲的な気管支鏡検査が必要とされることが多々ある．また，気管支鏡検査で診断されたとしても，必ずしも治療開始に結びつくわけでは

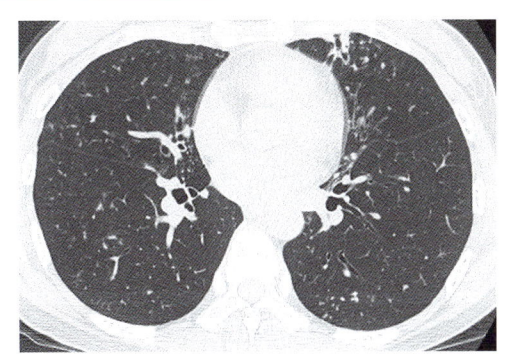

a. HRCT（初診時）：舌区や左下葉末梢に気管支拡張や高コントラストの小結節の集族を認め，結節・気管支拡張型 MAC 症を疑う。

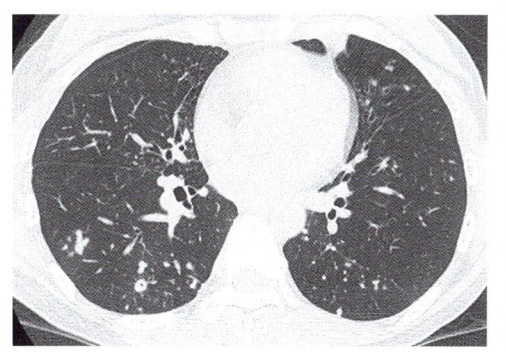

b. HRCT（1 年後）：舌区の結節は消退しているが，左下葉の小結節は増加し，右下葉の末梢に気管支壁肥厚や多発小結節が出現している。病変の増悪と思われる。

図 2　肺 MAC 症：73 歳，女性
検診異常影。抗 GPL-core IgA 抗体陽性（5.62 U/ml）。

なく，医師，患者ともに気管支鏡検査に踏み切れない理由の一つとなっている。

　Kitada らは，結核菌や *M. kansasii* 以外の NTM の細胞壁を構成する糖蛋白脂質（glycopeptidolipids：GPL）抗原に対する血清中の IgA 抗体を ELISA で測定する方法を開発し，MAC 症診断の感度 84.3%，特異度 100% であったと報告した[1]。高い特異度は，肺結核，ほかの肺疾患，MAC の混入を完全に除外できる点で有用性が高い（図 1）。本法をもとに開発されたキットが，「キャピリア®MAC 抗体 ELISA」として 2012 年秋に保険収載され，臨床応用されている。MAC 以外の迅速発育菌などでも陽性となる点や免疫低下患者では抗体価低下により偽陰性となる可能性などの問題点はあるが，臨床的基準は満たすが喀痰が得られない，あるいは菌が証明されない患者の補助診断や，侵襲的な気管支鏡検査の適応を判断する際の参考として，今後さらに活用されると思われる。自験例では，抗体価陽性例では比較的短期間で画像上増悪する傾向がみられた（図 2）。抗体価が病勢や疾患経過とどのように相関するのか，興味深いところである。

文献
1) Kitada S, Kobayashi K, Ichiyama S, et al. Serodiagnosis of *Mycobacterium avium* complex pulmonary disease using an enzyme immunoassay kit. Am J Respir Crit Care Med 2008 ; 177 : 793-7.

（氏田万寿夫）

1 非結核性抗酸菌症の臨床

4）非結核性抗酸菌症の病理

　非結核性抗酸菌症の病理形態的所見としては，一般的に結核に類似した病変が形成されるが，肉眼的には肺に限局した病変として，①空洞，②小結節性肉芽腫性病変，および③気管支病変があり，さらに免疫低下例では④全身性血行散布病変も起こり得る。

　空洞は結核の好発部位である肺尖部よりも上葉上部や，下葉肺尖部や底区などに形成されるが，最近は空洞型は減少した。代わって中葉・舌区に結節性気管支拡張型病変を形成する例が多数を占めるに至っている。

　空洞は一般に孤立性で薄壁のことが多く，周辺散布巣に乏しいのが結核と異なる。また非結核性抗酸菌症では一般に単位病変は小さく，乾酪壊死化は軽度で，空洞壁は特異的および周辺の非特異的肉芽の形成が弱い傾向にある。また誘導気管支の壁内性に肉芽性病変を形成するのが目立ち，その結果としての気管支拡張型病変の形成が多い。

　組織学的には結核性病変と質的に同様で，類上皮細胞肉芽腫とラングハンス型巨細胞からなる肉芽組織を中心に乾酪壊死がみられ，乾酪壊死部は軟化融解して排除されて空洞を形成し得る。しかし結核性病変に比べると，滲出性変化に乏しくその乾酪化も少なく，増殖性肉芽腫性変化を主としているが類上皮細胞などの特異的反応が弱いのがみられ，同じ抗酸菌でありがなら両菌の毒性の強弱が特異的病変の量的な差をもたらしていることがうかがわれる。また非結核性抗酸菌は気管支上皮への付着性のよいことが実験的に示されていて，気管支拡張型病変形成機序の一端が示唆されている。なお非結核性抗酸菌症では結核の初期変化群のごとく肺と流域リンパ節に対をなして病変を形成することはない。

　以下に本邦症例の大部分を占める慢性肺 *Mycobacterium avium* complex（MAC）症に比較的特徴的と思われる病理・組織学的所見を供覧する（図1〜18）。本症の臨床的記載に合わせて理解していただきたい。

4）非結核性抗酸菌症の病理

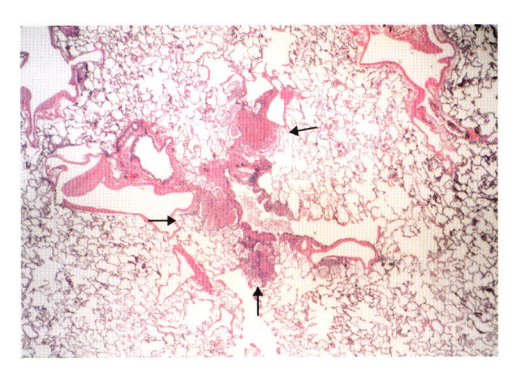

図1　肺内初発病変
終末細気管支を中心としてその周辺肺胞領域に数個の肉芽腫性変化が形成されている（→）。細気管支から末梢肺胞領域に吸い込まれた数個の菌が，それぞれの局所で炎症性変化を引き起こして複数の肉芽腫を形成したものと思われる。

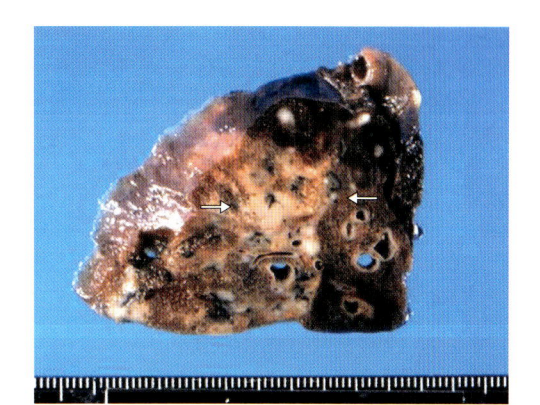

図2　初発浸潤性病変：限局性浸潤巣
小葉間隔壁で明瞭に境された浸潤性・非乾酪性病変（⇨）。細葉気管支部に沈着した黒色粉塵の所見から，細葉性気管支肺炎の数個集合した病変であることが示されている。ほかに径数mmの微小な被包白亜化巣も散在している。胸膜はまったく肥厚なく半透明。

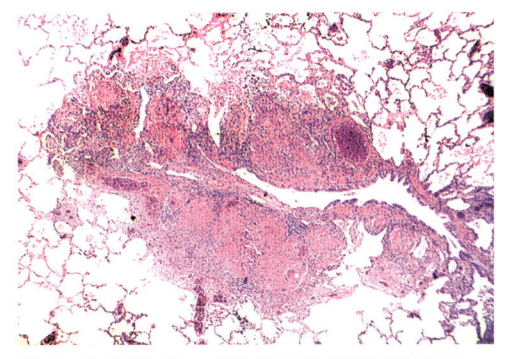

図3　やや進展した細気管支性肉芽腫性病変
呼吸細気管支を中心として，末梢肺胞領域に肉芽腫性病変が複数形成されていて，癒合して一塊となった病像を呈している。周辺健常肺とは比較的明瞭に境されていて，全体として径10mm程度の小塊状（結節性）病変となっている。

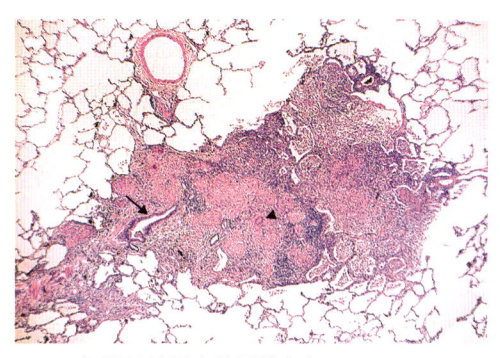

図4　初期結節性肉芽腫性病変
細気管支（→）の支配する末梢肺胞領域に形成された肉芽腫性病変で，巨細胞（▶）も混在する肉芽腫が多数集合して一塊となり，その一部には密なリンパ球浸潤もみられる。末梢領域の肺胞腔は浸潤した炎症細胞で満たされているが，滲出液（浮腫）がまったくみられない。塊状病変と周辺健康肺組織との境界はほぼ明瞭で，結核性病変が周辺組織へ滲出性に広がっている（「結核性病変の基本形とその自然経過」，p12，図2b参照）のと比較すると，明瞭な違いがある。

127

1 非結核性抗酸菌症の臨床

図5　多発小結節性病巣
肺割面には粟粒大から径数 mm までの大小の結節性病変が散在している。胸膜はやや白濁し，軽微な肥厚のあることを示す。

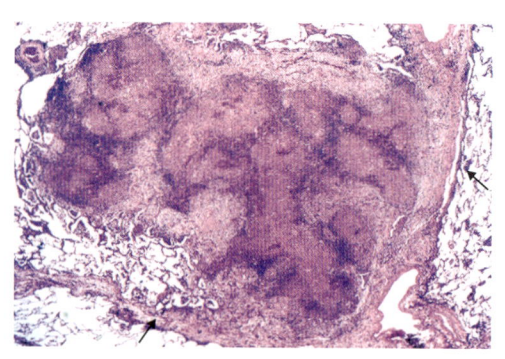

図6　小葉大の肉芽腫性塊状病変
炎症性に肥厚した小葉間隔壁（→）で境された肺組織（小葉）を，置き換えるように形成された塊状の集合性肉芽腫病変で，肉芽腫間のリンパ球浸潤が著明である。これだけの大きさ（約1cm大）の塊状病変を形成していながら，中心部の乾酪壊死を来していないことは，結核性病変とは異なる所見といえる。

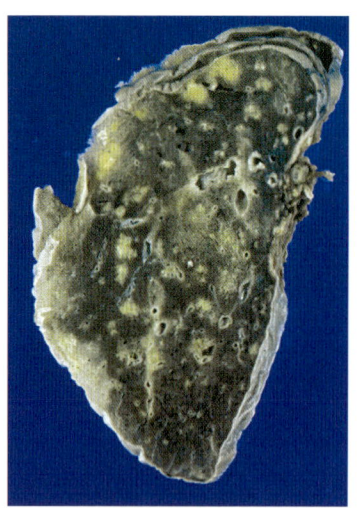

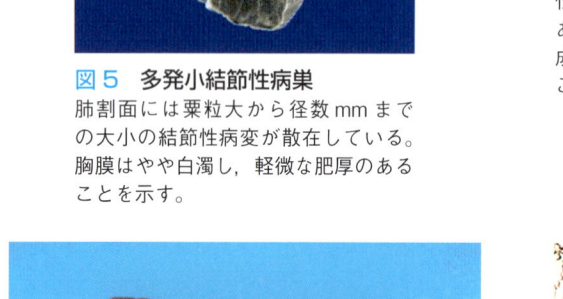

図7　白亜化巣と限局性浸潤巣
下葉底区横隔膜上の肺野に径数 mm の被包化白亜化巣があり，その中枢側肺野に小葉大の非乾酪性浸潤巣（▷）がみられる。おそらく末梢肺の白亜化巣が治癒の過程で散布巣を形成したのではないかと思われたが，再感染の可能性も完全には否定できない。MAC症においても治癒過程で白亜化は生じ得る。

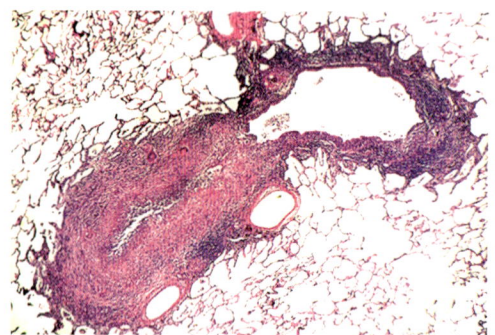

図8　小気管支壁の肉芽腫性壊死性病変：気管支壁限局性病変
2個に分岐する小気管支の一側（左）の枝では壁在性の著明な細胞浸潤による肥厚があるが，ほか（右）の枝にはほとんど変化をみない。罹患側の気管支壁は高度のリンパ球浸潤と多核巨細胞を伴う特異的肉芽腫性変化からなり，気管支腔内面は壊死に陥っているが，乾酪化はみない。周囲肺組織への炎症の波及はなく，随伴する肺動脈枝にも変化はない。

4) 非結核性抗酸菌症の病理

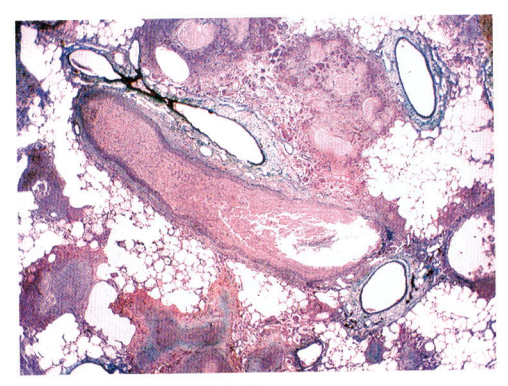

図9 閉塞性小気管支炎
図の中央部に小気管支の縦断面がみられるが，その内腔の左約1/2以上が線維性組織で置換され，狭窄しているのがみられる。随伴する肺動脈には変化がなく，肺胞領域には多数の肉芽腫が強いリンパ球浸潤を伴って散在している。

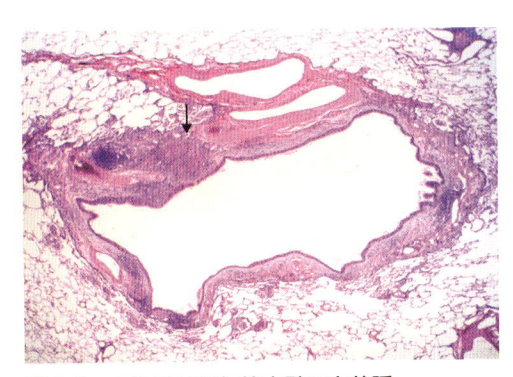

図10 二次性拡張気管支壁の肉芽腫
二本に分岐した肺動脈が随伴する大気管支は，おそらく分岐した2本の気管支腔の切断面をみていると思われる。その一部(→)に壁在性に肉芽腫がみられ，リンパ濾胞の形成もある。
気管支上皮を介しての壁結合織への感染か，より末梢の気管支壁内病変からのリンパ行性転移かは不明であるが，非結核性抗酸菌が気管支壁に好発する肉芽腫性病変を来しやすい菌であることを示唆している。

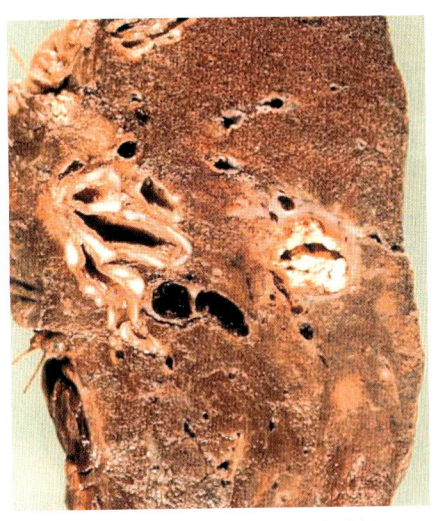

図11 孤立性薄壁空洞：定型的空洞
左S³の，胸膜下約1cmの肺野に形成された孤立性薄壁輪状空洞で，中に乾酪物質を入れている。位置的に結核としては珍しい部位に形成されていて，周辺肺への散布・拡大はみられないのが結核とは異なる印象を与える。早期の空洞性病変。

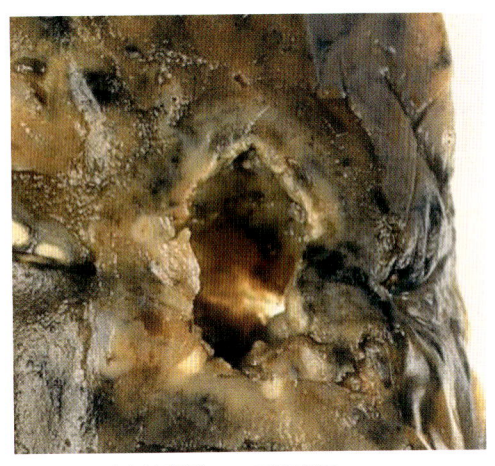

図12 孤立性薄壁の二房性空洞
黒色粉塵沈着で著明に汚染された肺の胸膜下肺組織に形成された，孤立性で薄壁の上下に長いひょうたん形の空洞があり，上下2個の空洞が融合したものと思われる。内面に薄く乾酪物質が層状に付着し，内腔にも少量の乾酪物質が残存しているが，空洞周辺にはほとんど散布巣を認めず，結核性空洞とは趣を異にする。粉塵職歴ある人に非結核性抗酸菌の感染が起きた結果の病変で，ある程度進展した病変と思われる。

1 非結核性抗酸菌症の臨床

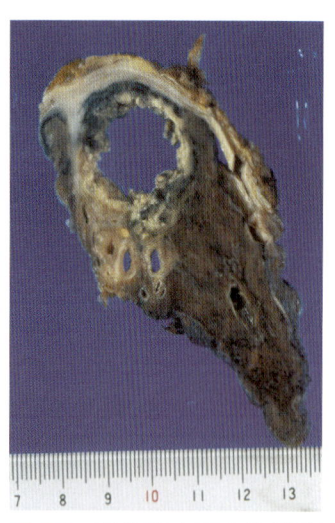

図13 硬化壁空洞と胸膜肥厚：肺尖領域の結核類似空洞

非結核性抗酸菌症としては珍しく厚い壁を持ち，内面を乾酪物質で覆われた径約2.5cmの空洞が，厚く線維性に肥厚した胸膜下に存在する．上葉肺実質は全体として硬化萎縮しているが，その中に乾酪化した散布性病変はほとんどみられない．結核性空洞との鑑別が難しいが，陳旧性空洞であるにもかかわらず散布巣に乏しいという所見である．

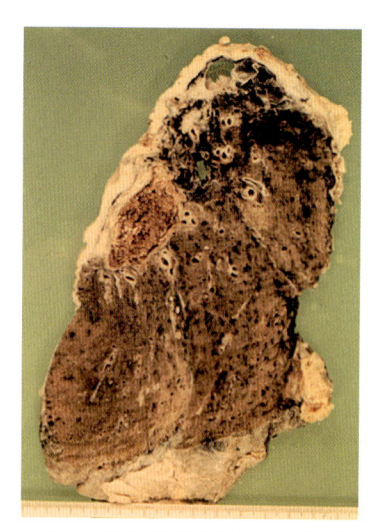

図14 硬化性肺病変内の陳旧性空洞

肺尖部から上葉外側さらに下葉S[6]にみられる著明な線維性胸膜肥厚があり，その内側の上葉肺組織は著明な黒色粉塵沈着を伴って縮小している．また，肺尖部胸膜直下の肺内にやや扁平な形の空洞がみられるも，内面の乾酪物質は乏しく，周辺肺にも散布性乾酪巣がまったくみられず，結核と趣を異にする所見を示している．

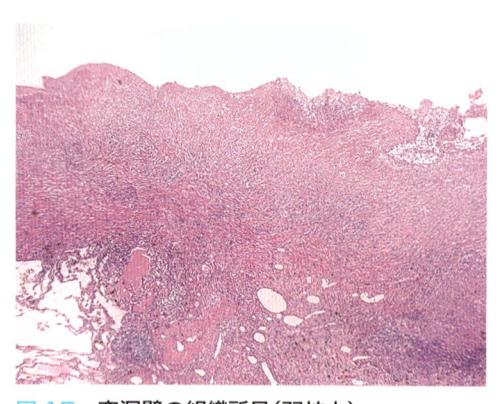

図15 空洞壁の組織所見（弱拡大）

空洞壁は洞内面を占める薄い壊死の層と，それに続く厚い線維化層とからなり，健常肺組織に接する領域には種々の程度のリンパ球浸潤が濾胞形成を伴ってみられる．

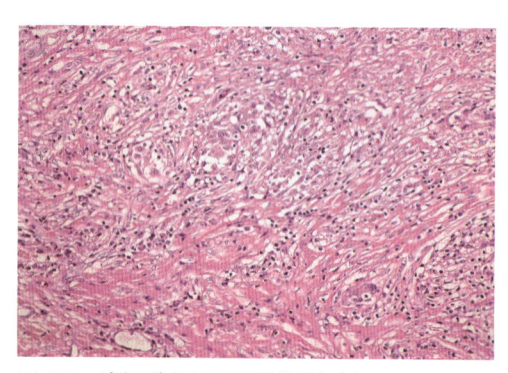

図16 空洞壁の組織所見（強拡大）

図4〜7および図18にみられる空洞性病変の壁には，この図のごとく，少数のリンパ球浸潤を伴った，ランダムに走る膠原線維からなる組織があり，その中に少数の萎縮性巨細胞がみられる．結核性病変を特徴づける類上皮細胞やラングハンス型巨細胞などの特異的所見が極めて少ないのが目立ち，病期によっても異なるが非結核性抗酸菌症による病変の特徴の一つとも思われる．非結核性抗酸菌症の陳旧化しつつある空洞である．

4）非結核性抗酸菌症の病理

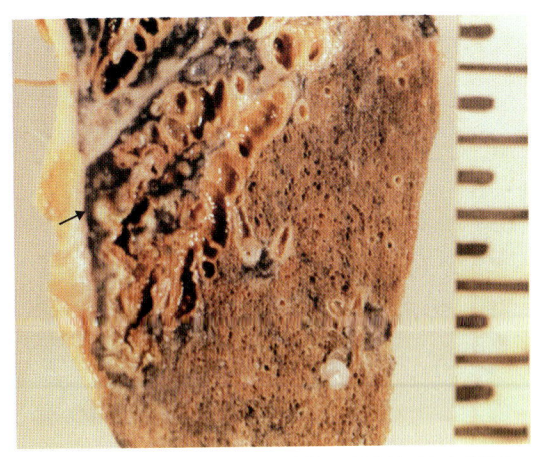

図17　既存病変への二次感染：拡張気管支領域への感染
右S²とS⁶にみられる，成因不明の陳旧性気管支拡張性変化があり，おそらく幼少時の遷延性気管支肺炎の遺残病変と思われる．その一部に微小な被包乾酪巣（→）があり，近くの末梢気管支壁が不規則な形に拡張していて，そこに組織学的に類上皮細胞性肉芽腫病変を認めた．喀痰中非結核性抗酸菌陽性．陳旧性気管支拡張性変化に二次的に感染が起きて形成された変化と思われる．

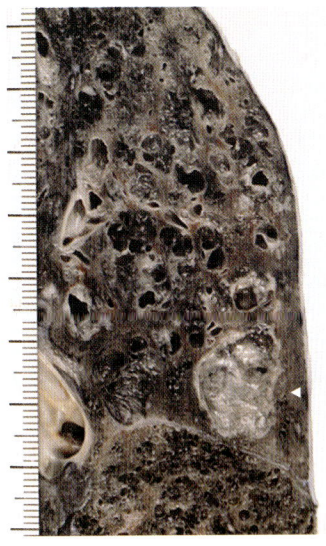

図18　嚢胞性変化への二次感染
左上葉内には先天性変化と思われる大小のブラ様病変が多発していて，その一部に内腔が乾酪壊死物質で充満された嚢胞様変化（▷）があり，その壁は軽度に肥厚している．この部に限局して，既存の肺嚢胞への非結核性抗酸菌の二次感染が起きたものと思われる．

参考文献
1) 蛇澤　晶，浅川勝明，田村厚久，ほか．*Mycobacterium avium* complex症の病理．日胸 2009；68：1032-45．
2) 倉島篤行，堀部光子．肺 *Mycobacterium avium* complex（MAC）症における空洞画像の分布とその経過の検討．結核 2012；87：397-402．

（岩井和郎）

2 MAC症

1）結節・気管支拡張型（中葉舌区型）

はじめに

肺MAC症の病型は，慢性肺感染症としての結節・気管支拡張型（nodular bronchiectatic form，中葉舌区型）と線維空洞型（fibrocavitary form，結核類似型）に大別される。孤立性肺結節を呈し，肺癌との鑑別が問題となる症例の報告も増加している。その他に特殊な病型として，急性から亜急性に発症する過敏性肺炎型（hot tub lung）と，高度の免疫不全患者に発症し血行性，リンパ行性に進展する全身播種型がある。以下にMAC症の各病型について画像所見を中心に述べる。

歴史的変遷

末梢肺の小結節と気管支拡張を主体とする本病型は，現在では肺MAC症の「典型像」として知られるが，NTM症の臨床例が報告されはじめた1960～1980年代は，肺MAC症の主な単純X線所見は肺結核に類似する上葉の浸潤影，多発空洞や気道散布像であり，患者の多くは慢性閉塞性肺疾患やじん肺などの基礎疾患を有する高齢男性であった[1]。中葉舌区の気道病変が主体のMAC症の認識は，欧米よりいち早くわが国の山本が1970年に，「特殊なNTM症」としてRunyon分類Ⅲ群菌の154例中17例（76.5%が女性）を記載したことに始まり[2]．1980年に下出は，MAC症240例中16.2%（女性84.6%）にみられたと報告し，中葉舌区型，慢性気管支炎型，気管支拡張型と名づけた[3]。米国では，1985年にAlbeldaらが，肺結核の単純X線所見とは異なり，中下葉の浸潤影と気管支拡張所見を伴う結節影が主体のMAC症患者（女性48.6%）を報告し[4]，その後のPrinceらによる致死例4例を含む先行疾患のない21例（女性80.9%）の報告[5]が端緒となって，この病型が世界的に脚光を浴びるようになった。1990年代を迎え，CTの普及や患者数増加に伴いMAC症のCT所見の報告が相次いだが，その主な画像所見は結核類似の空洞病変ではなく，中葉舌区を主体とする末梢肺の小結節と気管支拡張であった[6〜8]。そして現在，日常診療で遭遇する肺MAC症の8〜9割は本病型と考えられる。

1) 結節・気管支拡張型（中葉舌区型）

発症機序

　MAC は自然環境に存在する弱毒菌であるため，先行する陳旧性肺結核，気管支拡張や肺気腫など局所の浄化作用が損なわれた肺に定着し，そこを起点とし感染症にいたる発症形式が知られる（わが国では二次感染型と称することがある）(図1)。現在でもこのような症例に遭遇することはあるが，いま増加傾向にある中高年女性の MAC 症の多くは，喫煙歴を有さず健常な肺に感染，発病すると考えられる（一次感染型と呼ばれることがある）。田中らは経時的な CT の観察から，既存肺疾患のない MAC 症は最も早期には胸膜直下の小結節として発症し，臓側胸膜と灌流気管支の両方向に徐々に進展し最終的に肺虚脱を伴った囊状気管支拡張の形成の進展形式をとることを示した[9]。Moore も MAC 症の気管支拡張は経時的に進行すると報告しており[6]，気管支拡張は MAC の感染によりもたらされると考えられる。病理組織学的観点からは，感染初期に経気道的に肺へ到達した抗酸菌は，まず終末～呼吸細気管支や周囲肺胞領域に乾酪性あるいは非乾酪性肉芽腫を形成し，細気管支内の乾酪物質充填や肉芽腫による閉塞を伴うこともある[10](図2)。炎症は気管支粘膜下のリンパ路に沿って中枢側へ緩徐に進行し，軟骨や平滑筋，弾性線維の破壊に

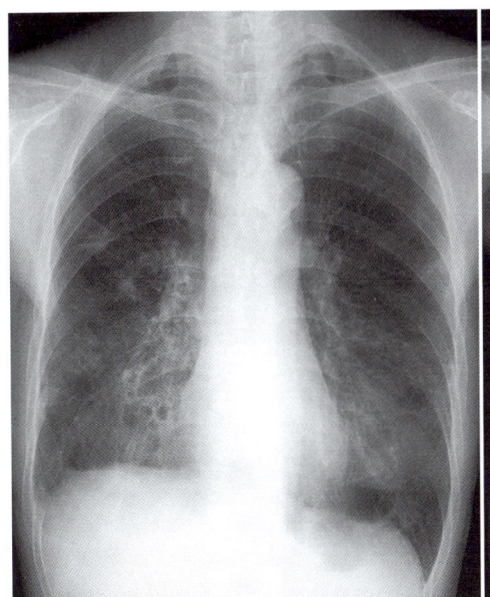

a. 68歳時　　　　　　　　　　b. 77歳時

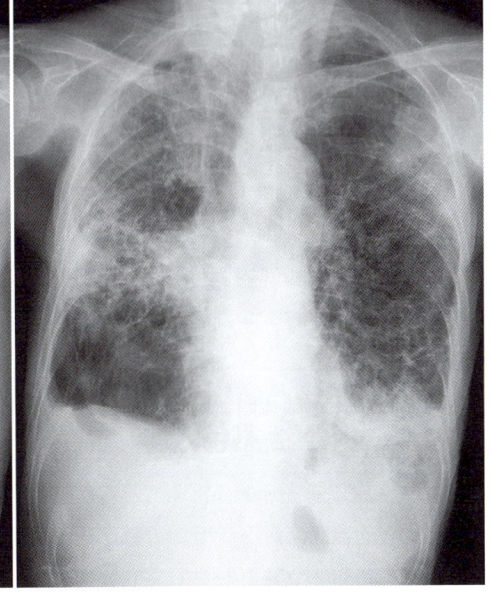

13年前（64歳時）に気管支拡張と診断され外来通院していた。2日前より咳嗽，喀痰が増悪し，38℃台の発熱も出現したため近医受診し，肺炎の診断で紹介入院となった。2度の喀痰検査で塗抹陽性（ガフキー2号，4号相当），PCR法でM. intracellulareが陽性，ほかに有意菌は検出されず一般抗菌薬は無効であった。9年前（68歳時）の単純X線像(a)では下肺野を主体に，気管支拡張による管状，輪状影を認める。入院時(b)では気管支拡張の増悪，肺の破壊と容積減少を認め，両肺の末梢に浸潤影が認められる。

図1　気管支拡張症に併発した肺MAC症：77歳，女性

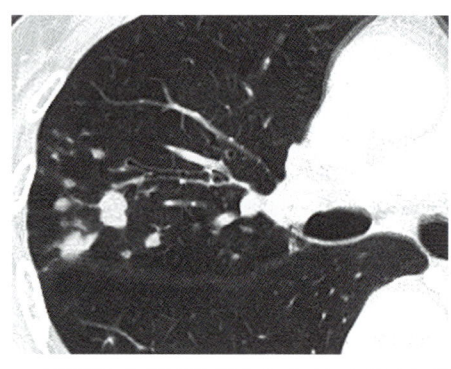

2 MAC症

a. HRCT：右 S^2 の末梢にハイコントラストの充実性小結節の区域性分布を認める。

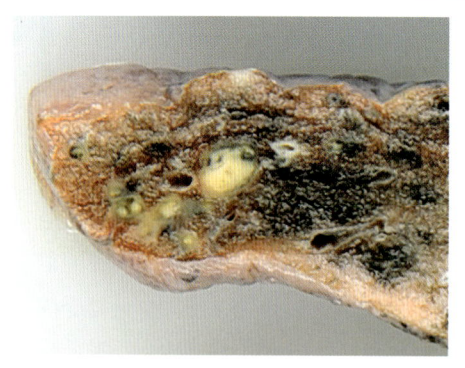

b. 肉眼標本（ホルマリン固定後）：境界明瞭の黄白色調の結節が数個みられる。

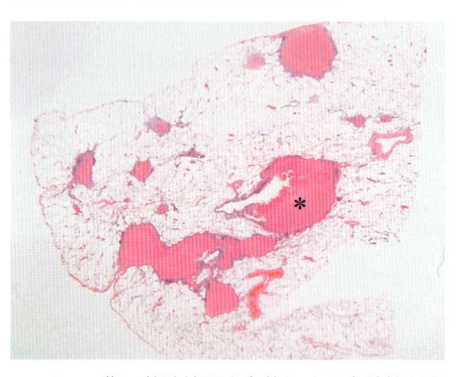

c. ルーペ像：乾酪壊死を主体とする小結節がみられ，乾酪壊死を伴う肉芽腫により細気管支は狭窄している（*）。

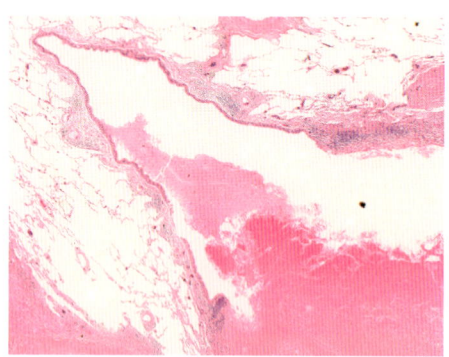

d. 病理組織像（HE 染色，弱拡大）：乾酪壊死を伴う類上皮肉芽腫により細気管支上皮は破壊され，内腔は狭窄している。

図2　肺 MAC 症：76 歳，女性
検診で発見された右上葉 S^1 の肺腺癌（非掲示）のため右上葉切除を施行。

より気管支拡張を来し，咳嗽，喀痰や血痰の原因となる[10)11)]。

一方蛇澤は，切除された MAC 症の詳細な病理学的検討から，約 40% の症例において，既存の気管支拡張症など非特異的病変への続発性感染から始まっている可能性もあるとしており，本病型の発症機序については完全に決着をみているわけではない。

なぜ中高年女性の中葉舌区に好発するのか

結節・気管支拡張型 MAC 症は，生来健康な中高年女性に多く発症し，中葉や舌区に主病巣を形成する。中葉舌区に好発する理由の一つとして考えられることはその解剖学的特異性である。中葉気管支は中間気管支幹から鋭角に分岐し，比較的長く細く，気管支周囲リンパ節の炎症性腫大により容易に圧排狭窄を来す。また中葉は，分葉によって近接肺から独立し換気側副路が欠如しているため，肺内に分泌物が貯留しやすく容易に虚脱しやすい。中葉，特に心臓と前胸壁に接する S^5 先端部は気道クリアランスが損なわれやすく，慢性炎症性虚脱を招きやすいといえる。両側 S^5 の先端部での線維性の肺胞虚脱や細気管

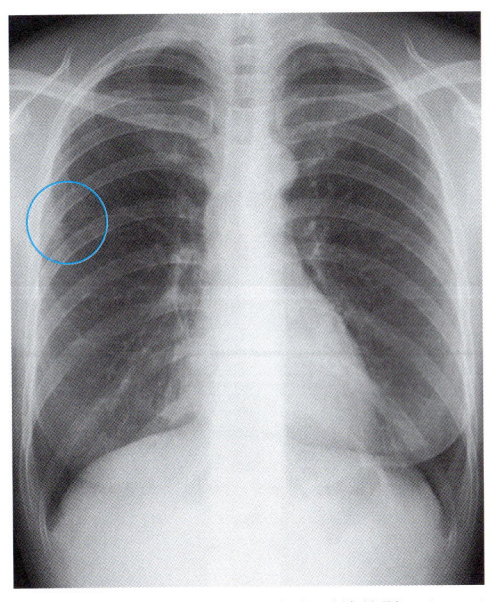

1）結節・気管支拡張型（中葉舌区型）

a. 単純X線正面像：両側の心縁が線状影によって若干不鮮明であり，右中肺野末梢に小結節影の集簇像（○）を認める。

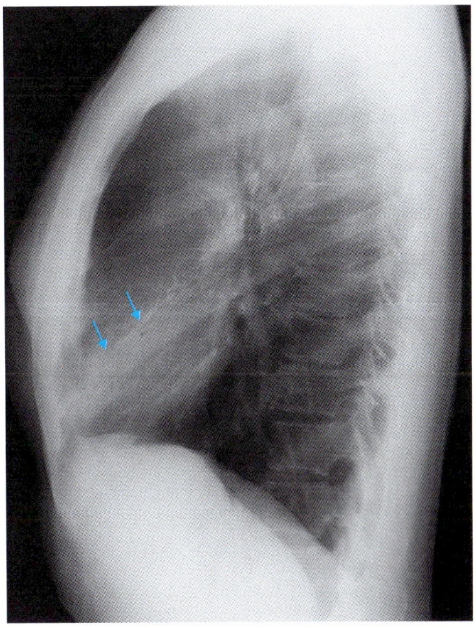

b. 単純X線側面像：心陰影に重なり線状，索状影を認める（→）。

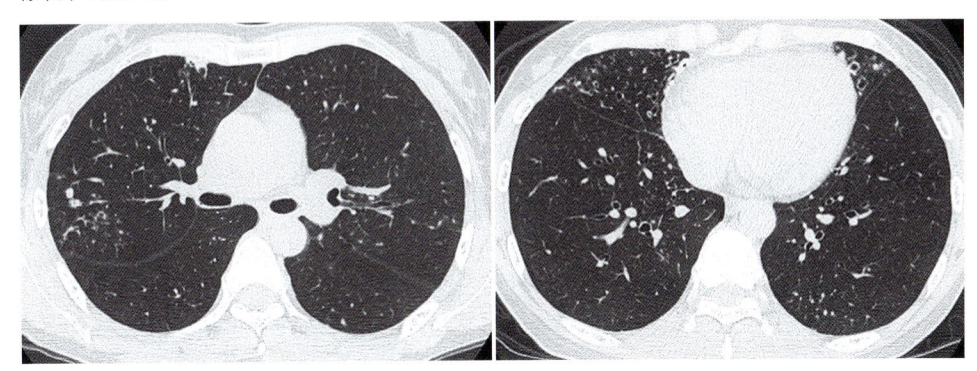

c. HRCT：両肺末梢に小葉中心性粒状影や小結節が多区域性にみられる。中葉や舌区では円柱状の気管支拡張を認め，中葉内側（S⁵）では肺虚脱もみられる。

図3 肺MAC症：53歳，女性
検診で胸部異常陰影を指摘。

支炎などの非特異的病変は，病理組織学的にも画像においても，中高年女性に多く観察される[10]。かつては，淑女（lady）は思い切り咳込むのを躊躇うという理由から，中葉舌区型のMAC症を指して"The Lady Windermere syndrome"なる名称も提唱されたが[12]，米国での多施設共同研究では，年齢・性・人種を一致させた対照群に比べ，女性のMAC症は，長身，痩せ型の患者に有意に多く，側弯や漏斗胸の患者に多くみられるという[13]。胸郭の変形は中葉の解剖学的形態に影響し，結果的にドレナージ機能低下をもたらすためMAC感染の温床となるという推論は成り立つのであろう。中高年女性に多いというほか

2 MAC症

の理由として，女性ホルモンや遺伝的要因に加え，家事を担うことの多い女性の方が，風呂釜（特に24時間風呂），排水口やシャワーヘッドなど家庭の水回りに常在するMACを吸入する機会が高いことも想定される。

画像所見

先に述べた病理組織学的所見を反映して，本病型の特徴的画像所見は末梢肺での小結節と気管支拡張の混在である[6)~8)]。健診が普及しているわが国では，無症状ながら異常影を指摘されMAC症と診断される症例は少なくない。典型的な単純X線所見は，中下肺野の索状線状影や結節状陰影で，血管影や心縁が不鮮明化する。中葉舌区の気管支は前後方向に走行するため，容積減少を伴う気管支拡張症は，X線が気管支の走行に対し接線方向に入射する側面像のほうが認識しやすい。同時に，右上葉S^2や左上葉S^{1+2}の胸膜下に集簇する小結節影や斑状影がみられることが多い（図3）。

CT(HRCT)では，肺野末梢の小結節は，肺結核と同様にハイコントラストで小葉中心性分布や繊細な分岐状影（tree-in-bud appearance）を呈する（図4）。この所見が中葉や舌区を主体としてみられ，その他に上葉S^2やS^3，下葉S^6やS^8に認められることも多いが，結核と異なり肺尖にみられる頻度は低い[8)]。気管支拡張は中葉や舌区でより高度で，末梢の肺虚脱を伴うこともある。

結節は病理組織学的に，結核と同様の気道壁を足場に形成された乾酪性肉芽腫や細胞浸潤であり，tree-in-budパターンは肉芽腫と細気管支内の乾酪物質充填や肉芽腫による閉塞を反映している[10)]。結節のサイズは大きくても10mm程度のことが多い。なお，肺癌を合併する肺MAC症の頻度は2.4%（13/530例）と決して低くなく，また同一肺葉内にみられることが多いとの報告がある[14)]。したがってMAC症において，20mmを超える大きさや比較的急速に増大する結節では，肺癌の合併を考慮すべきである（図5）。

気管支拡張はMAC症を疑う重要な所見であるが，その多くは軽度~中等度の円柱状拡張であり，進行例を除き囊状の高度拡張はみられない。進行例では，気管支拡張や壁肥厚は起始部から末梢まで連続性に認められることが多く，結核症で観察される気管支拡張と異なる点も特徴といえる（図6）。

MAC症においては，病理組織学的に滲出性反応が乏しいため，細菌性肺炎を思わせる広範囲のコンソリデーションは，免疫能が正常なMAC症患者においてはまれな所見である。結節・気管支拡張型MAC症の初回あるいは経過のCTでみられるコンソリデーションは，MACよりも緑膿菌などのほかの病原微生物による感染の合併のことが多いとする

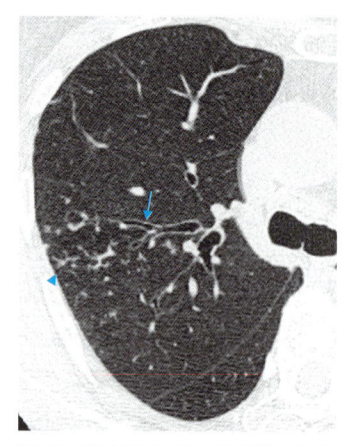

図4 肺MAC症：63歳，女性
早期の末梢肺病変のHRCT。
右上葉S^2末梢に境界明瞭な小結節や細やかな分岐状影（tree-in-bud appearance：▶）を認め，灌流気管支の軽度拡張（→）を認める。

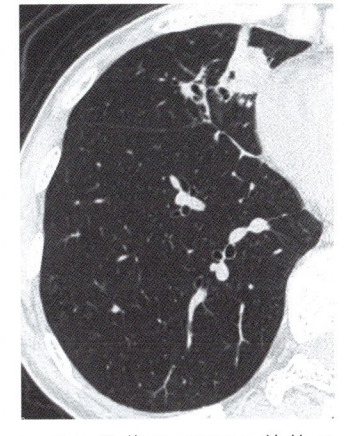

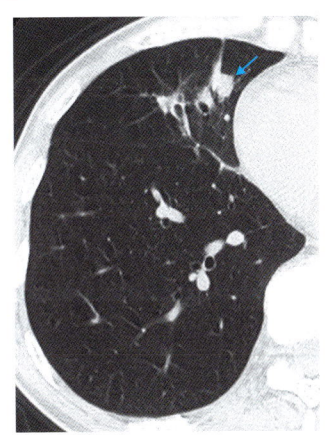

1）結節・気管支拡張型（中葉舌区型）

図5　肺MAC症と肺癌の合併：61歳，女性

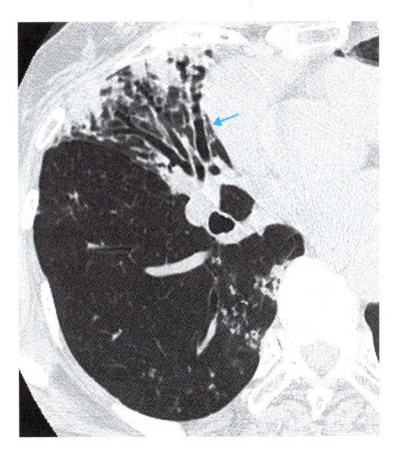

a. HRCT：中葉に気管支拡張と壁肥厚を認め，8mm大の境界明瞭な結節（→）を認める。

b. 5カ月後のHRCT：結節は15mmに増大している。経過観察されたが8カ月後に70mmと増大し，手術の結果多形癌（pT3N1）と診断された。

報告もある[15]。コンソリデーションを呈するMAC症においても，画像上その一部に，肉芽腫性疾患を示唆するハイコントラストの境界明瞭な結節や分岐状影を認めることがあり，細菌性肺炎との鑑別に有用である（図7）。

　本病型のMAC症の進行は概して緩徐であり，結節や小葉中心性粒状影は自然消退することもあるが，気管支拡張，胸膜肥厚や虚脱肺は非可逆性，進行性であり，多くが年単位で確実に増悪し，空洞を形成する（図8）。無治療のMAC症患者265名を平均32カ月間経過観察した検討では，約半数（48%）がCT所見あるいは症状の増悪を認め，化学療法が必要となり，また増悪を示した患者の初回CT所見は，空洞またはコンソリデーションが有意に多かったという[16]。

　結節・気管支拡張型MAC症は，長期間変化のない症例や図7のように比較的急速に増悪する例などさまざまである。Kikuchiらは，遺伝子の繰り返し配列数多型（variable

図6　肺MAC症：75歳，女性
中葉の胸膜直下にコンソリデーションや小結節がみられ，気管支は中枢側まで連続性に拡張している（→）。

number tandem repeats：VNTR）を調べることでMACのタイピングを行い，個々の菌のVNTR型は肺MAC症の進展や治療反応性と関連しており，菌株遺伝子型から肺病変が進行型か安定型かを予測できると報告し，菌株が病勢を規定する可能性が示された[17]。

2 MAC症

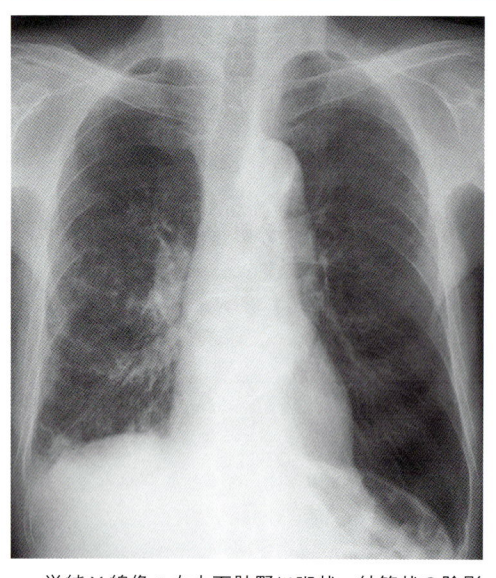

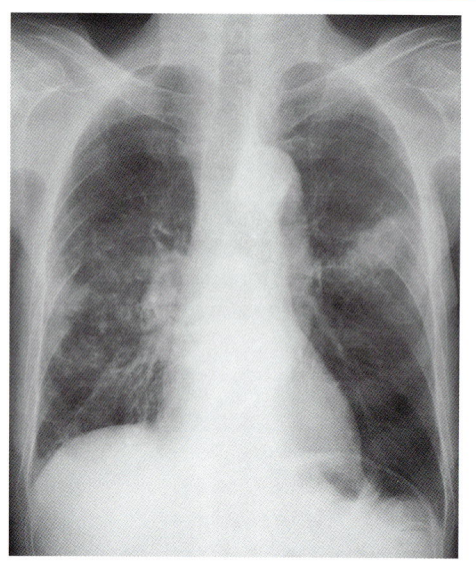

a. 単純X線像：右中下肺野に斑状，結節状の陰影を認める。

b. 1ヵ月後の入院時単純X線像：右肺の陰影は増悪し結節状陰影が目立つ。左中肺野に塊状の浸潤影を認める。

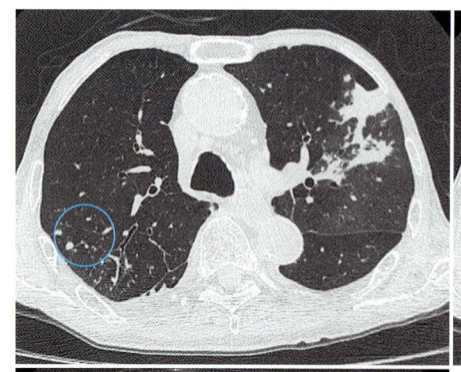

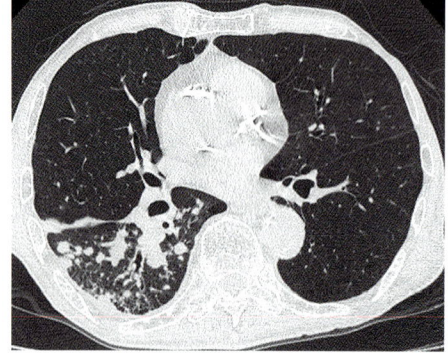

c│d
e

c～e. 入院後CT：左上葉 S^3 に気管支に沿って気管支透亮像を有する境界明瞭なコンソリデーションを認める。辺縁には境界明瞭な結節もみられ，右上葉末梢にハイコントラストの小結節や軽度の気管支拡張がみられる（○印，c，d）。右下葉では癒合性の結節を主体とした病変がみられ，抗酸菌症を疑い得る所見である（e）。

既往歴：15年前に胃癌で胃全摘，脾摘。既喫煙者（40本/日×50年）。
38℃台の発熱のため救急受診し，検査所見と胸部単純X線像（a）で右下葉の肺炎の診断。抗菌薬（LVFX）で加療された。症状や血液検査所見は改善したが，食欲低下みられ1ヵ月後に近位受診し，（b）で対側にも異常陰影が出現したため紹介入院となった。2回の喀痰検査で塗抹陽性（ガフキー3号，2号相当），PCR法で *M. avium* 陽性，結核陰性。培養検査でもMAC陽性。

図7 急速に増悪した肺MAC症：85歳，男性

1）結節・気管支拡張型（中葉舌区型）

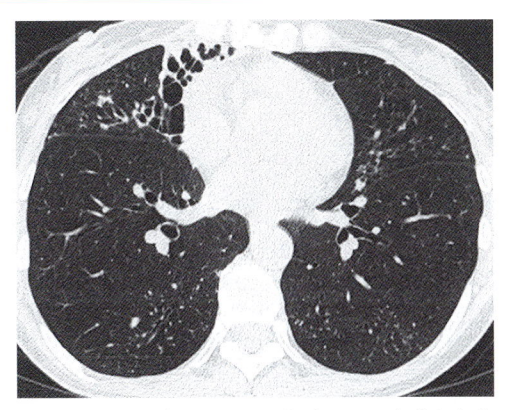

a. HRCT（59歳）：中葉には軽度〜やや高度な気管支拡張がみられ，舌区には軽度の気管支拡張を認める。両側下葉の背側には境界明瞭な粒状影がみられる。

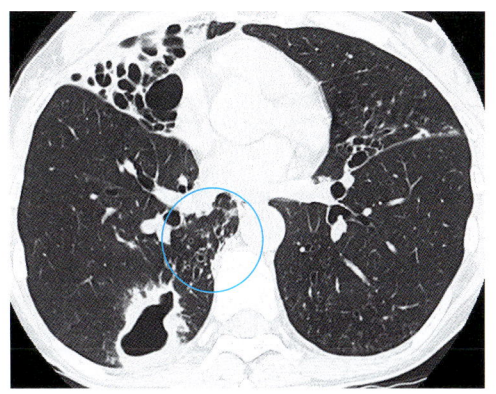

b. HRCT（5年後，64歳）：中葉や舌区の気管支拡張は増悪し中葉では肺虚脱により容積が減少している。右下葉では壁のやや厚い空洞や気管支拡張（○）が出現している。

図8　肺MAC症：59歳，女性
無治療経過観察。

鑑別診断

末梢肺の小結節，小葉（細葉）中心性粒状影，分岐状影や気管支拡張を呈する種々の疾患が鑑別となる（表）。

肺結核の初期病変は肺胞管あるいは呼吸細気管支領域から経気道性に細葉を主体に形成されるため，肺野末梢のハイコントラストの結節や粒状影，tree-in-bud appearance を呈し，同じ肉芽腫性感染症であるMAC症と同様の所見をみる（図9）。結核症では，MAC症に比し気管支拡張の頻度は低く，結節は癒合傾向を示すことや肺尖部に好発することが鑑別点となる。

結核以外の感染症では，肺炎マイコプラズマや一般細菌，好中球減少症ではアスペルギルスによる感染症で小葉中心性粒状影や区域性の小結節など細気管支炎所見がみられる。マイコプラズマ肺炎でみられる粒状影は，抗

表　MAC症と鑑別すべき疾患

・結核
・マイコプラズマ肺炎
・一般細菌による細気管支炎
・びまん性汎細気管支炎
・びまん性嚥下性細気管支炎
・気管支拡張症
・膠原病：関節リウマチ，シェーグレン症候群
・HTLV-1関連気管支肺病変

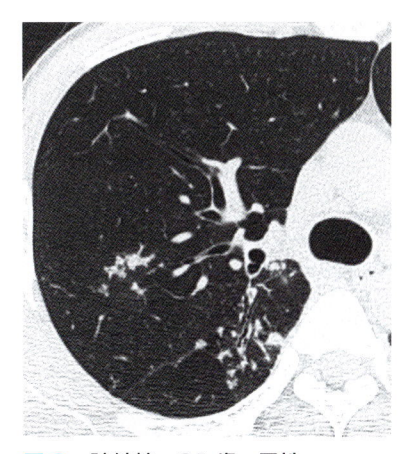

図9　肺結核：31歳，男性
HRCT：右上葉S¹にハイコントラストの小結節影や細やかな分岐状影（tree-in-bud appearance）と軽度の気管支拡張が認められる。この所見のみではMAC症との鑑別は困難である。

② MAC症

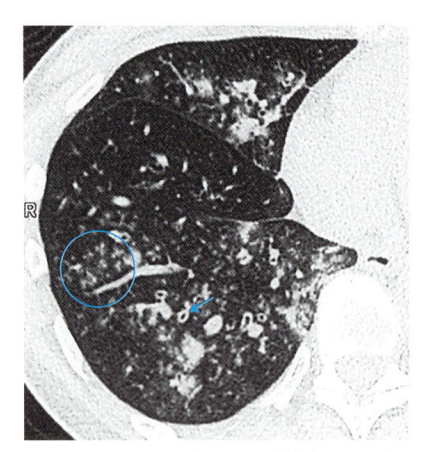

図10 マイコプラズマ肺炎：36歳，女性
HRCT：右中葉や下葉に広汎な小葉中心性粒状影や細やかな分岐状影（○）を認める。抗酸菌症に比べて結節の辺縁が淡い。比較的中枢側の気管支壁の平滑な肥厚が顕著である（→）。

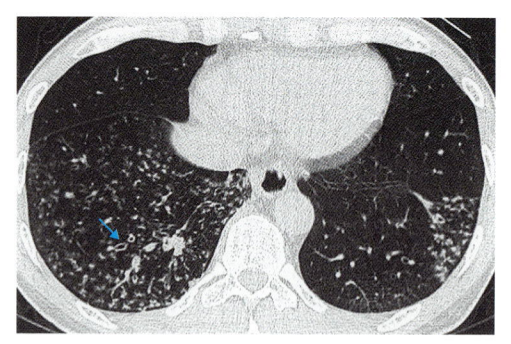

図11 びまん性汎細気管支炎：48歳，男性
HRCT：両側下葉に小葉中心性粒状影や分岐状影が整然と広がっている。軽度の気管支拡張も認められる（→）。

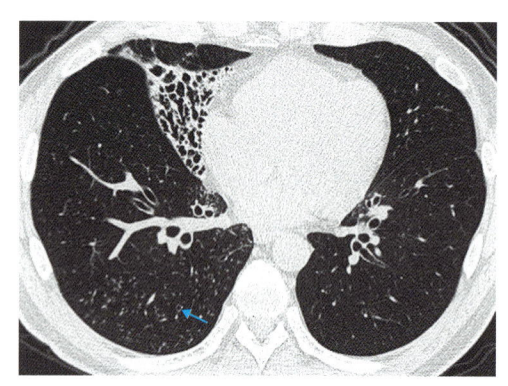

図12 Dyskinetic cilia syndrome（繊毛機能不全症候群）：46歳，男性
HRCT：中葉は軽度〜中等度の気管支拡張で虚脱し，右下葉末梢には軽度の気管支拡張（→）や区域性の小葉中心性の微細粒状影を認めるが，粒状影は抗酸菌症に比べ淡くかつ大きさが均等である。

酸菌症に比べ境界不明瞭で淡く，また比較的中枢側から末梢にかけての気管支壁肥厚がみられる点が特徴であり，MAC症との鑑別点である（図10）。気管支拡張を認める頻度は低い。

びまん性汎細気管支炎（diffuse panbronchiolitis：DPB）や，反復する不顕性誤嚥によって起こるびまん性誤嚥性細気管支炎の特徴的なCT所見は，小葉中心性粒状影や分岐状影，tree-in-bud appearanceである。DPBでは病変の進行とともに中枢気道の拡張や壁肥厚もみられ，air-trappingにより過膨張を示し，MAC症と類似の所見をとり得る。画像上の鑑別のポイントは，これらの気道病変は肺底優位に均一かつ比較的広範囲にみられる点である（図11）。

Dyskinetic cilia syndrome（繊毛機能不全症候群）や低γグロブリン血症など免疫不全症などの先天性疾患では，気管支拡張と小葉中心性粒状影や分岐状影を来す。これらの疾患でみられる末梢気道の炎症性変化を反映した粒状影や結節は，抗酸菌症の小結節よりも淡く，かつDPBのように整然と配列していることが鑑別点である（図12）。

膠原病の中では，関節リウマチとシェーグレン症候群で気管支拡張や小葉中心性粒状影などの気道病変を来す頻度が高い。特に関節リウマチは，気管支拡張を伴うことも少なくなく，画像上MAC症と鑑別困難なことがある。関節リウマチにMAC症を合併する頻度も高い。関節リウマチにおけるMAC症については，別項「関節リウマチ患者とMAC症」（p158）を参照。

文献

1) 下出久雄, 喜多のぶ彦, 東村道雄, ほか. 肺非定型抗酸菌症のX線学的研究第1報 菌種別, 初診時X線所見の比較. 結核 1977 ; 52 : 391-8.
2) 山本正彦. 特殊な病状を呈した肺非定型抗酸菌症. 非定型抗酸菌症. 東京 : 金原出版, 1970 : 115-21.
3) 下出久雄. 非定型抗酸菌症の臨床研究(第11報) : 中葉舌区型, 慢性気管支炎型, 気管支拡張型について. 日胸 1980 ; 39 : 866-78.
4) Albelda SM, Kern JA, Marinelli DL, et al. Expanding spectrum of pulmonary disease caused by nontuberculous mycobacteria. Radiology 1985 ; 157 : 289-96.
5) Prince DS, Peterson DD, Steiner RM, et al. Infection with *Mycobacterium avium* complex in patients without predisposing conditions. N Engl J Med 1989 ; 321 : 863-8.
6) Moore EH. Atypical mycobacterial infection in the lung : CT Appearance. Radiology 1993 ; 187 : 777-82.
7) Lynch DA, Simone PM, Fox MA, et al. CT features of pulmonary *Mycobacterium avium* complex infection. J Comput Assist Tomogr 1995 ; 19 : 353-60.
8) Kubo K, Yamazaki Y, Hachiya T, et al. *Mycobacterium avium-intracellulare* pulmonary infection in patients without known predisposing lung disease. Lung 1998 ; 176 : 381-91.
9) 田中栄作, 網谷良一, 久世文幸. *M. avium* complex 症の臨床. 二次感染型を中心として ("一次感染型"ならびに"二次感染型"の画像からみた進展形式). 結核 1993 ; 68 : 57-61.
10) 蛇澤 晶, 朝川勝明, 田村厚久, ほか. *Mycobacterium avium* complex 症の病理. 日胸 2009 ; 68 : 1032-45.
11) Fujita J, Ohtsuki Y, Suemitsu I, et al. Pathological and radiological changes in resected lung specimens in *Mycobacterium avium* intracellulare complex disease. Eur Respr J 1999 ; 13 : 535-40.
12) Reich JM, Johnson RE. *Mycobacterium avium* complex pulmonary disease presenting as an isolated lingular or middle lobe pattern. The Lady Windermere syndrome. Chest 1992 ; 101 : 1605-9.
13) Kim RD, Greenberg DE, Ehrmantraut ME, et al. Pulmonary nontuberculous mycobacterial disease : prospective study of a distinct preexisting syndrome. Am J Respir Crit Care Med 2008 ; 178 : 1066-74.
14) 細田千晶, 萩原恵理, 篠原 岳, ほか. 肺癌を合併した肺 *Mycobacterium avium* complex 症 13例の臨床的検討. 結核 2014 ; 89 : 691-5.
15) Im SA, Park HJ, Park SH, et al. Consolidations in nodular bronchiectatic mycobacterium avium complex lung disease : *Mycobacterium avim* complex or other infection? Yonsei Med J 2010 ; 51 : 546-51.
16) Lee G, Lee KS, Moon JW, et al. Nodular bronchiectatic *Mycobacterium avium* complex pulmonary disease. Natural course on serial computed tomographic scans. Ann Am Thorac Soc 2013 ; 10 : 299-306.
17) Kikuchi T, Watanabe A, Gomi K, et al. Association between mycobacterial genotypes and disease progression in *Mycobacterium avium* pulmonary infection. Thorax 2009 ; 64 : 901-7.

〈氏田万寿夫〉

2 MAC症

2）線維空洞型（結核類似型）

　上葉の空洞を主病変とするMAC症である。かつては高齢喫煙男性の陳旧性肺結核や肺気腫などの既存肺疾患を背景として発症し，結核との鑑別が困難な症例も少なくなかった（図1）。最近ではこのような患者は少なく，生来健康で既存肺疾患のない患者が増加している（図2）。結核と同様に，空洞は好気状態や内腔面への薬剤到達低下により菌量増加をもたらし，化学療法にかかわらず排菌が持続する。この病型では，空洞の増大や病変の拡大が進行性で極めて難治性の症例も認められる（図3）。

　前項「非結核性抗酸菌症の病理」(p126)でも述べられているように，MAC症の空洞は，結核に比して壁が薄く，その内面は比較的整で，周囲の滲出性変化や気道散布巣が乏しい傾向がある[1]（図2, 3）。空洞の好発部位は二次結核と異なり，肺尖部（右S^1と左$S^{1+2a, b}$）やS^6には少なく，右S^2または左S^{1+2c}に最も多く，次いでS^3, S^9, S^{10}に多いとされる[2]。

　CT（HRCT）では，空洞に開口する軽度の壁肥厚を伴う拡張気管支(opening drainage bronchus)がしばしば観察される（図3b, 4）。これはMAC症での空洞が，気管支および気管支周囲の肉芽腫性炎症から始まり，高度な炎症を伴う囊状気管支拡張を経て形成される機序を示唆するものであり[3]，結核や後述するM. kansasii症の空洞との鑑別に有用な所見と思われる（図5）。

　肺結核に類似した散布性結節を伴う上葉の空洞を呈するMAC症においても，中葉や舌区に少なからず気管支拡張や小結節を認めることがあり，結核との鑑別に有用な所見である（図6）。これらのことは，下出が述べているように，MAC症進展形式が，「中葉舌

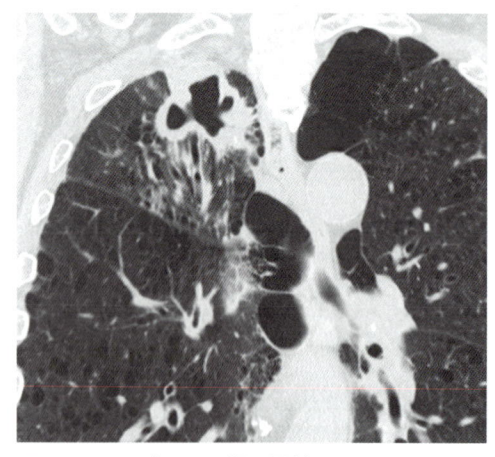

図1　MAC症：70歳，男性
喫煙歴20本/日×45年。胸部異常影。気管支鏡検査で塗抹陽性（ガフキー2号相当），培養検査でM. aviumが同定された。右肺尖に不整でやや厚い壁の空洞を認める。結核との鑑別は困難である。背景に肺気腫が顕著。

2) 線維空洞型（結核類似型）

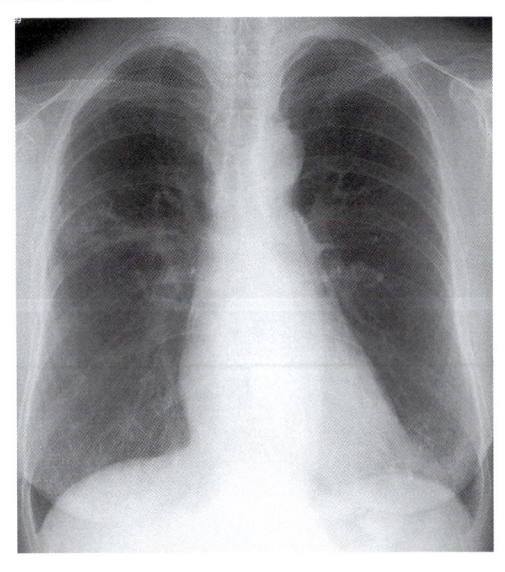

a. 単純X線像：右中肺野に壁の薄い空洞とその周囲の小結節影を認める。

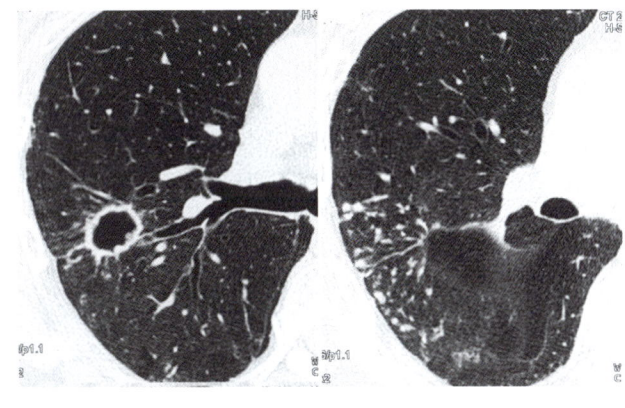

b. HRCT：右上葉 S^2 に，壁厚5mm，大きさ2cmの空洞を認め内面はやや凹凸を有する。空洞近傍の肺野には，区域性に分布するハイコントラストの小結節を認める。

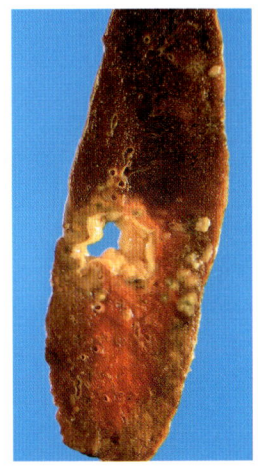

c. 切除標本肉眼像：黄白色調の空洞（18×16×15mm）がみられ，周辺には気管支ないし細気管支を中心とする小結節が多発している。組織学的に乾酪壊死を有する肉芽腫で，壊死部には抗酸菌を認めた。

関節リウマチでステロイド長期内服中。3年前に他院で肺 MAC 症と診断され，化学療法を施行したが効果は乏しく，徐々に空洞が拡大したため胸腔鏡下右上葉切除が施行された。

図2　MAC症：63歳，女性

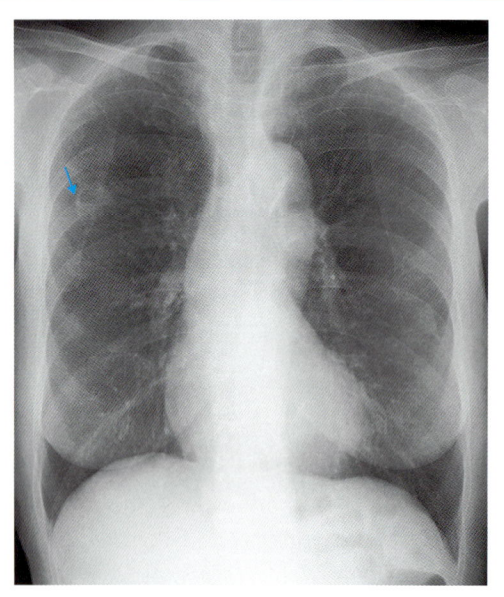

2 MAC症

a. 単純X線像：右中肺野に2cm大の空洞陰影（→）を認める。

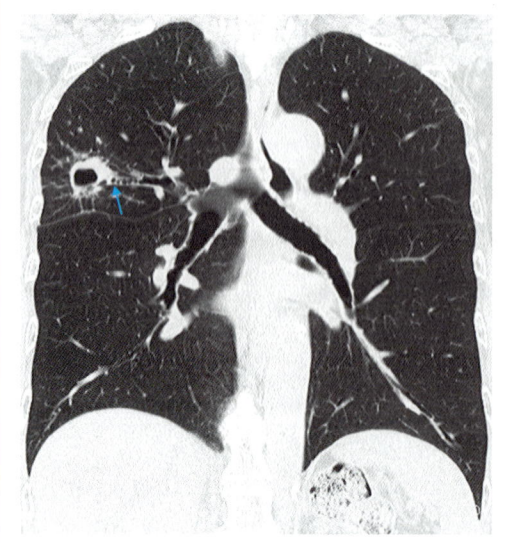

b. CT（冠状断MPR）：右上葉 S^2 に2cm大の壁の薄い空洞とその周囲の小結節を認める。B^{2b} が空洞に開口している（→）。

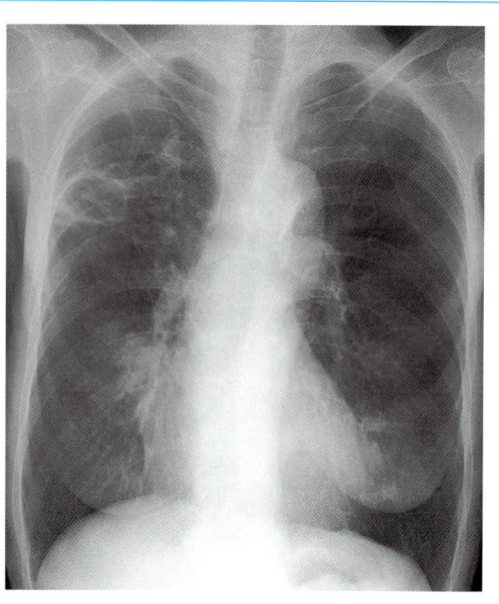

c. 単純X線像（初診3年後）：空洞の拡大と結節影の増加，病変の拡大を認める。

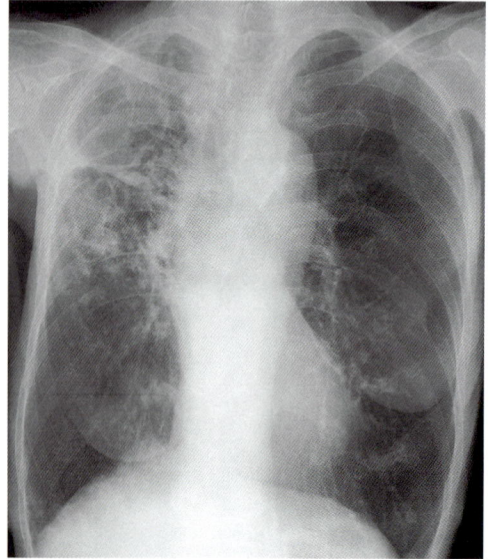

d. 単純X線像（初診7年後）：右上葉の空洞はさらに拡大し多発結節も増加している。

胸部異常影。喀痰検査で *M. avium* 症と診断された。化学療法への反応は乏しく，経時的に病変は拡大し，血痰や排菌が持続するようになった。るいそうも進行している。

図3 MAC症：79歳，女性

2）線維空洞型（結核類似型）

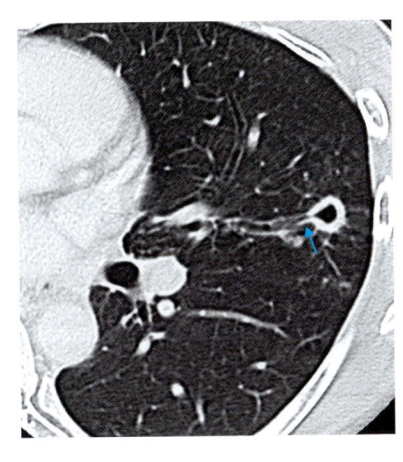

図4　MAC症：46歳，女性
胸部異常影。気管支鏡検査で塗抹陽性（ガフキー2号相当），PCR法，培養検査で M. avium が同定された。HRCT：左上葉 S^{1+2} に，2.5mm と薄壁の12mm大の空洞を認める。軽度拡張した B^{1+2} が空洞に開口している（→：opening drainage bronchus）。

a | b
c |

関節リウマチの間質性肺炎で加療中。経過観察の CT で左肺尖部に軽度の気管支拡張と壁肥厚を認めた（a→）。末梢肺には境界明瞭な小結節がみられる。喀痰検査で有意菌は検出されず，経過観察された。1年半後の CT(b) で，同部位には壁の薄い空洞病変を認め，喀痰および気管支鏡検査で M. avium が検出された。化学療法を施行したが空洞は拡大していった（c）。初期の気管支の炎症から空洞形成にいたる経過が画像で捉えられた症例と考えられる。

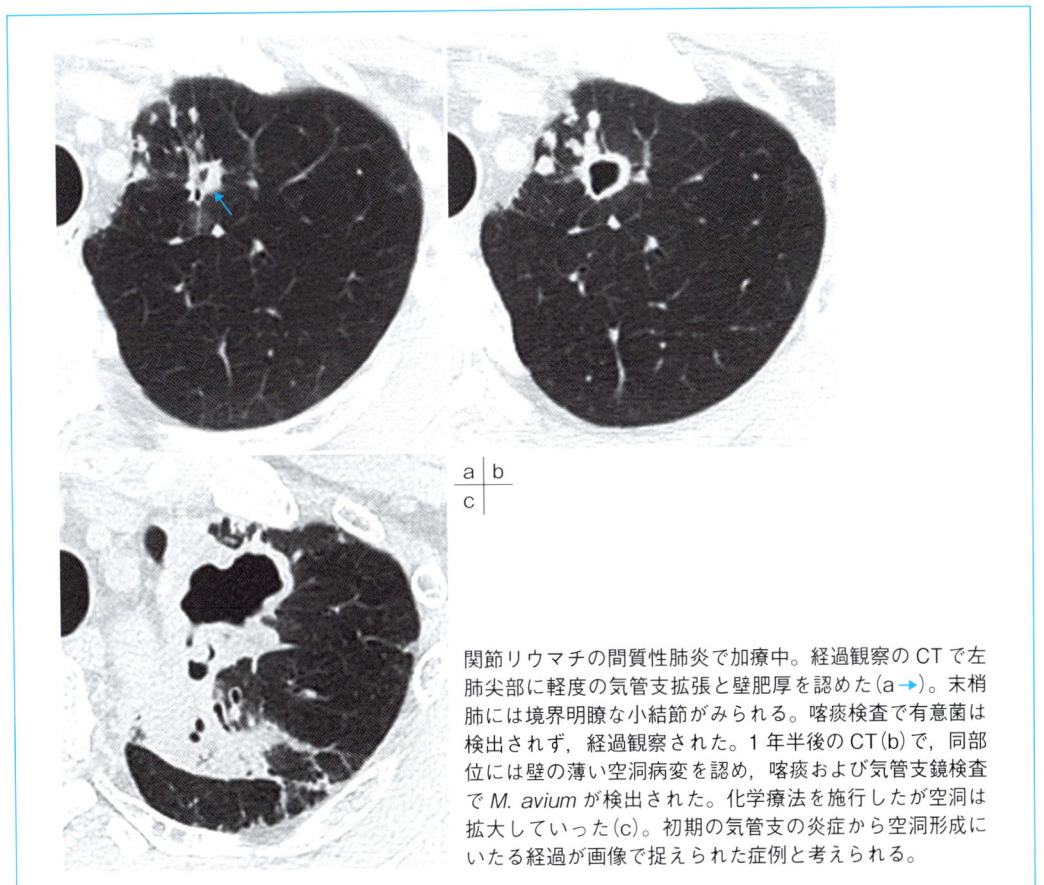

図5　MAC症：54歳，男性

145

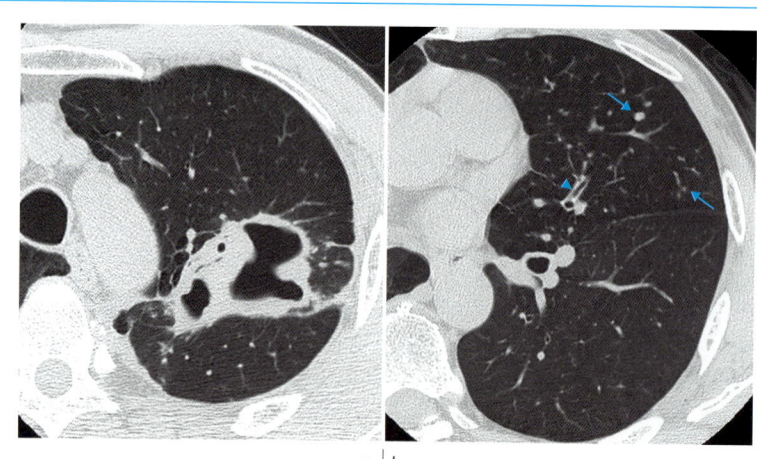

2 MAC症

関節リウマチで加療中，咳嗽，微熱が出現。喀痰検査で *M. avium* が同定された。HRCT：左上葉 S^{1+2} に比較的大きな空洞がみられ，その壁の一部は厚い（a）。結核との鑑別は困難といえる。舌区には軽度の気管支拡張（▶）と境界明瞭なハイコントラストの小結節や粒状影（→）が認められる。

図6　MAC症：59歳，男性

区から肺尖方向」である可能性を示唆しており，二次結核における肺尖の初発病巣から尾側方向への進展形式とは対称的である[4]。

文献

1) 氏田万寿夫, 佐久間亨, 木村雅子, ほか. 肺の非定型抗酸菌症のCT：結核との鑑別について. 臨放 1999；44：67-72.
2) 倉島篤行, 堀部光子. 肺 *Mycobacterium avium* complex（MAC）症における空洞画像の分布とその経過の検討. 結核 2012；87：397-402.
3) Kim TS, Koh WJ, Han J, et al. Hypothesis on the evolution of cavitary lesions in non-tuberculous mycobacterial pulmonary infection : thin-section CT and histopathologic correlation. AJR Am J Roentgenol 2005 ; 184 : 1247-52.
4) 下出久雄. 非定型抗酸菌症の臨床的研究（第11報）：中葉舌区型, 慢性気管支炎型, 気管支拡張型について. 日胸 1980；39：866-78.

（氏田万寿夫）

2 MAC症

3) 孤立性結節型

　胸部単純X線写真上，孤立性の結節または腫瘤影を呈するNTM症は大部分がMAC症である。健診などを契機に発見されることが多く，結核腫と同様に肺癌との鑑別が臨床上最も重要である。近年，NTM症患者の増加と核酸診断法の進歩により，このタイプのMAC症の症例報告が増えている。しかし，古くは1981年にGribetzらは，孤立性肺結節の切除標本から抗酸菌が検出された20例中12例（60％）がMAC症であったと報告しており[1]，病理組織像で乾酪壊死を伴う肉芽腫を認める病変の多くで，細菌学的検索が行われずに「結核腫」と診断されていた可能性はある。

　MAC症による孤立性結節の画像所見は，結核腫と違いはなく，MAC症に特徴的なものはない「COLUMN　結核腫と肺癌の鑑別」p65参照）。中葉や舌区の気道病変を伴わないことも多い。肺内分布に好発部位はないが，胸膜直下に形成される傾向がある。CTでは，結節の多くは径2cm以下の境界明瞭な充実性結節であり，辺縁は平滑なこともあれば，肺癌を思わせるスピクラや胸膜陥入像を伴うこともある[2]。HRCTによる肺癌との鑑別のポイントは，結核腫と同様に近傍の気管支の拡張や壁肥厚，衛星結節と称する周囲の粒状影など，経気道性疾患を示唆する所見の有無である（図1）。しかし，このような副所見を欠き，またPET-CTでFDGの集積を認め，経時的に増大する症例もみられ，肺癌との鑑別が困難な場合もまれではない。

　MAC症や結核に限らず，抗酸菌による孤立性結節の病理組織像は，リンパ球，類上皮細胞や線維性結合組織によって乾酪壊死が被包化された結節，すなわち被包乾酪巣であ

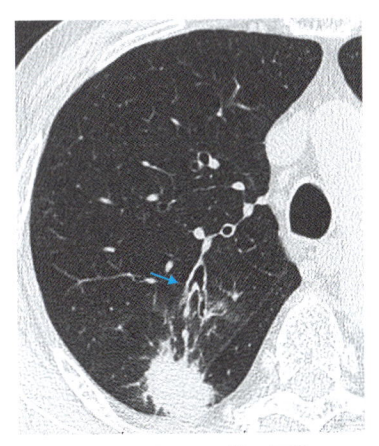

図1　MAC症：78歳，男性
右背部痛で受診。右上葉背側の葉間胸膜直下から下葉にかけて，3cm弱の不整形充実性結節がみられる。病変の中枢側の気管支拡張を認める（→）。肺癌が疑われたがCTガイド下生検で*M. avium*が検出された。無治療経過観察で病変は縮小した。

2 MAC症

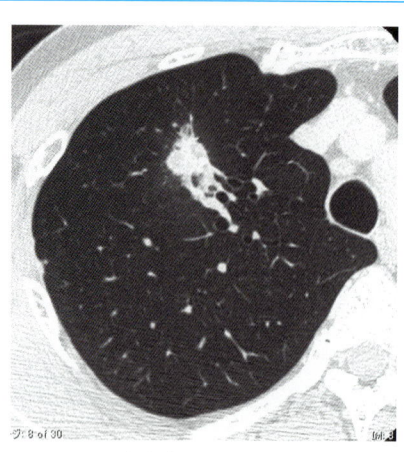

a. HRCT：右上葉にやや細長い充実性結節を認める。

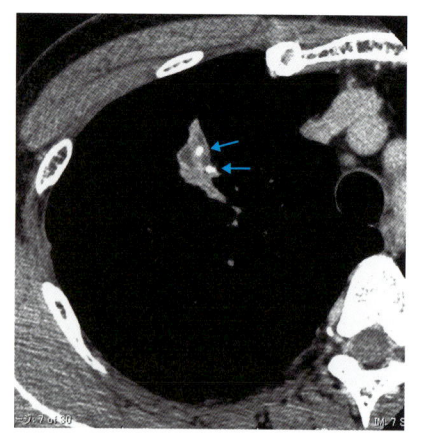

b. 造影CT（2mmスライス厚）：病変内に造影不良域と粗大な楕円形の石灰化（→）を認める。

検診で胸部異常影を指摘された。切除され，MACによる類上皮細胞肉芽腫であった。

図2　MAC症：62歳，男性

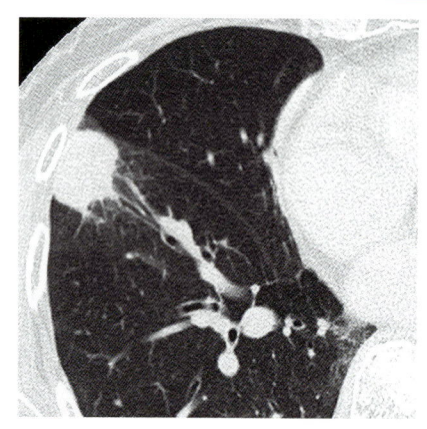

a. HRCT：右下葉S8の末梢に3cm大の境界明瞭な充実性結節を認める。

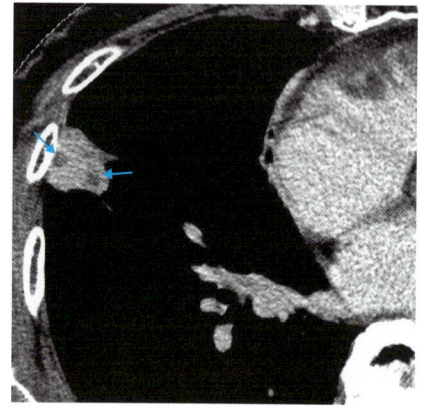

b. 造影CT（2mmスライス厚）：結節内部には円形の造影不良域を認める（→）。壊死巣と考えられる。

検診で右下肺野の結節影が指摘された。

図3　MAC症：69歳，女性

る。したがって，結節内部の粗大な石灰化や層状あるいは斑点状石灰化は，抗酸菌による肉芽腫を示唆する所見であり，MACにおいても石灰化を伴うことがある（図2）。また，壊死巣を反映して，造影CTや造影MRIで結節の造影効果は極めて低いか欠如するため，造影CTにて薄いスライス厚での縦隔条件やダイナミックMRIは肺癌と肉芽腫との鑑別に有用である[3]（図3，4）。中心部の乾酪壊死が豊富な病変では，造影CT/MRIの平衡相において結節の辺縁部のみがリング状に造影される（rim enhancement）（図4）。こ

3）孤立性結節型

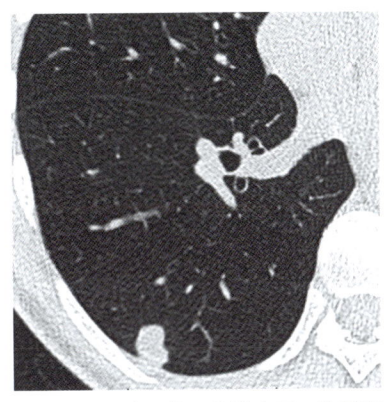

a. HRCT：右下葉の胸膜直下に境界明瞭な充実性結節を認める。

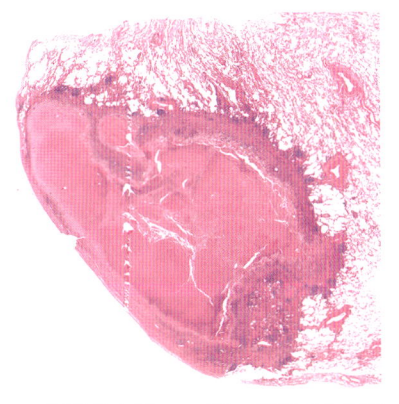

d. 切除標本（ルーペ像）：結節の中心部は大部分が乾酪壊死で，壊死を取り囲み炎症細胞浸潤や線維組織の増生を認める。

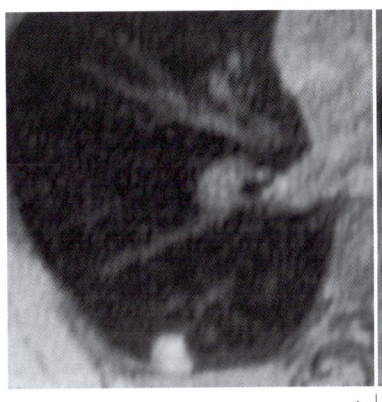

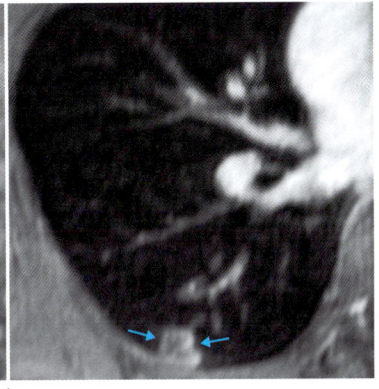

b, c. ダイナミック造影MRI 造影前(b)，造影開始8分後(c)：結節内部の造影効果は乏しく，8分後の画像では辺縁のみが造影されている(c→)。
検診で胸部異常影を指摘。

図4　MAC症：42歳，女性

れは，結節辺縁部の肉芽腫性炎症や線維性組織が中心部の乾酪壊死部に比し強く造影されるためで，肉芽腫に特徴的所見である[4]。

文献

1) Gribetz AR, Damsker B, Bottone EJ, et al. Solitary pulmonary nodules due to nontuberculous mycobacterial infection. Am J Med 1981 ; 70 : 39-43.
2) 中島義明, 山田　健, 棚橋雅幸, ほか. 径2cm以下の末梢肺腫瘤切除例における高分解能CT所見からみた良・悪性鑑別診断. 胸部外科 2006 ; 59 : 917-21.
3) Kono R, Fujimoto K, Terasaki H, et al. Dynamic MRI of solitary pulmonary nodules : comparison of enhancement patterns of malignant and benign small peripheral lung lesions. AJR Am J Roentgenol 2007 ; 188 : 26-36.
4) Muhm JR, McCullough AE. The enhancing rim sign : a new sign of a benign pulmonary nodule. Mayo Clin Proc 2003 ; 78 : 1092-6.

〈氏田万寿夫〉

2 MAC症

4) 過敏性肺炎型 (Hot tub lung)

　MACに汚染された湯や水のエアロゾル吸入による，急性〜亜急性の経過を示す過敏性肺炎様の病態をhot tub lungと呼ぶ[1]。自宅のhot tub(強力なジェット噴流を備えた24時間循環型浴槽)が原因と考えられた20歳女性の1例報告[2]以後，報告例が散見され，本邦では浴槽やシャワーを原因とする症例が報告されている。病理組織学的に，小葉中心部を主体とした非乾酪性肉芽腫やその周囲の肺胞隔炎を呈し，hot tubからの隔離やステロイド投与で軽快する症例が多いことから，感染症の範疇ではなくMACに対する過敏性肺炎とする考えが優勢である[3]。Daitoらは，hot tub lung患者由来の*M. avium*菌株と非結核性抗酸菌症患者由来の株を経気道的にマウスに投与した結果，hot tub lung患者由来のものだけが，過敏性肺臓炎様の病態を引き起こすことを報告した[4]。Hot tub lung発症には菌株の免疫原性と宿主の免疫応答が関与しており，感染の関与がなくとも発症することが示唆される。

画像所見

　Hot tub lungの胸部単純X線所見は，両側びまん性のすりガラス影や微細顆粒状影で，HRCTでは小葉中心性の淡い小結節や汎小葉性のすりガラス影であり，急性型過敏性肺炎と同様である[3,5]。

症例

Hot tub lung(疑い)。生来健康な57歳男性

　スポーツクラブの温水プールでの水泳ののち，数時間後に急に呼吸困難が出現，増悪したため救急受診した。来院時，意識清明，体温38℃，脈拍104/分，SpO$_2$ 88%。血液検査では白血球数11,900/μl，CRP 0.34 mg/dl。単純X線写真では両側中下肺野優位に微かなすりガラス影を認め，CTでは両肺びまん性に小葉中心性のすりガラス結節や粒状影がみられた(図)。過敏性肺炎を疑ったが，血清トリコスポロン抗体陰性，帰宅試験陰性。気管支肺胞洗浄液ではリンパ球優位(80%)で多核巨細胞もみられ，CD4/8比は0.1と低下していた。MACのPCR検査は陰性であった。無治療経過観察で軽快退院したが，1週間後に同じスポーツクラブで温水プールとサウナを利用し，2時間後に呼吸困難，発熱を認め再入院となった。臨床，画像所見から再燃と診断された。スポーツクラブでの温水中のMACによるhot tub lungと考えられた。

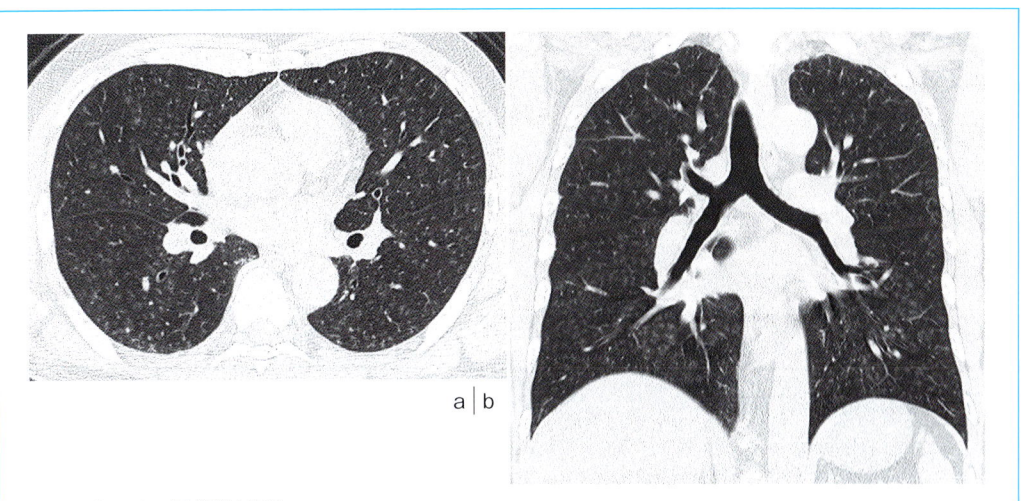

4）過敏性肺炎型（Hot tub lung）

a. HRCT, b. 冠状断 MPR
両肺びまん性に小葉中心性のすりガラス結節や粒状影を認める。気管支拡張や壁肥厚はみられない。

図　Hot tub lung：54歳，男性

文献

1) Khoor A, Leislie KO, Tazelaar HD, et al. Diffuse pulmonary disease caused by nontuberculous mycobacteria in immunocompetent people（hot tub lung）. Am J Clin Pathol 2001；115：755-62.
2) Kahana LM, Kay JM, Yakrus MA, et al. *Mycobacterium avium* complex infection in an immunocompetent young adult related to hot tub exposure. Chest 1997；111：242-5.
3) 劔持広知, 小倉高志. Hot tub lung. 日胸 2007；66：580-90.
4) Daito H, Kikuchi T, Sakakibara T, et al. Mycobacterial hypersensitivity pneumonitis requires TLR9-MyD88 in lung CD11b+ CD11c+ cells. Eur Respir J 2011；38：688-701.
5) Hartman TE, Jensen E, Tazelaar HD, et al. CT findings of granulomatous pneumonitis secondary to *Mycobacterium avium-intracellulare* inhalation："hot tub lung". AJR Am J Roentgenol 2007；188：1050-3.

（氏田万寿夫）

2 MAC症

5）全身播種型

　NTM感染における個体の免疫応答は，結核と等しくTリンパ球による細胞性免疫が主役を演ずる（「結核の免疫」，p7参照）。HIV感染症では，CD4陽性Tリンパ球の減少により抗酸菌に対し易感染性となり，特にTリンパ球数＜50/μlの高度の細胞性免疫低下では，消化管を感染門戸として血行性に全身の臓器（肝，脾，骨，皮膚，リンパ節）に感染巣を形成する。この病型では，細胞性免疫低下により繁殖性，増殖性変化を欠くため空洞や肉芽腫形成に乏しく，縦隔リンパ節腫大や下肺野の浸潤影を呈するが，高度の免疫低下状態ではまったく肺野に病変を形成しない場合もある[1]。HIV感染以外では，造血器疾患や免疫抑制薬使用が播種型NTM症のリスクファクターである。

　インターフェロンγ（IFN-γ）は，マクロファージなどのIFN-γ受容体と結合することでインターロイキン-12（IL-12）や腫瘍壊死因子（TNF）-αの産生，食細胞の貪食能や活性酸素種産生など，細胞内寄生菌の殺菌に重要な役割を演じている[2]。近年，CD4陽性Tリンパ球数が正常で，明らかな免疫不全を有さない全身播種型MAC症の報告が散見されるが，これらの患者の一部ではIFN-γに対する自己抗体産生が関与している[3]。報告例の多くがアジア人患者であり，人種差の関与が示唆される。米国国立衛生研究所のBrowneらによるタイと台湾での大規模調査において，CD4陽性Tリンパ球数が正常な播種型NTM感染症患者52名の81％に抗IFN-γ抗体が検出され，新たな後天性免疫不全症候群の疾患概念として提唱されている[4]。本疾患でのNTM症の罹患臓器は，脾，リンパ節，骨髄，肝，消化管が多く，肺病変の頻度は42.5％との報告がある[5]。肺病変は，空洞や小結節などの抗酸菌症の典型像を示さず，乾酪壊死を伴わないリンパ節腫大や多発性骨病変を認め，癌の転移や悪性リンパ腫などの腫瘍性疾患を思わせる画像を呈することがある[6]。今後の症例の蓄積により疫学的，病理病態学的解析が進むことを期待する。

文献

1) Marinelli DV, Albelda SM, Williams TM, et al. Nontuberculous mycobacterial infection in AIDS : clinical, pathologic, and radiographic features. Radiology 1986 ; 160 : 77-82.
2) 松山政史，石井幸雄，檜澤伸之．免疫：肺MAC症と免疫．呼吸 2013；32：238-43.
3) 坂上拓郎．抗Interferon-γ中和自己抗体陽性の播種性非結核性抗酸菌症：宿主要因からの新たな疾患概念．結核 2015；90：561-4.
4) Browne SK, Burbelo PD, Chetchotisakd P, et al. Adult-onset immunodeficiency in Thailand and

Taiwan. N Eng J Med 2012 ; 367 : 725-34.
5) Chou CH, Chen HY, Chen CT, et al. Clinical features and outcomes of disseminated infections caused by non-tuberculous mycobacteria in a university hospital in Taiwan, 2004-2008. Scand J Infect Dis 2011 ; 43 : 8-14.
6) Nishimoto Y, Katayama N, Hashimoto S, et al. Imaging of a case of disseminated *mycobacterium avium* complex infection. J Thorac Imaging 2013 ; 28 : W123-5.

（氏田万寿夫）

2 MAC症

6）胸膜炎

　肺NTM症における胸膜炎は，肺結核に比してまれな病態とみなされてきたが，近年，臨床例の報告が増加している。その背景として，新規および長期の罹患患者数の増加が推測される。その頻度は，最近の多数例での検討によれば，3.4%（9/268名）[1]～6.1%（7/114例）[2]と報告されている。原因菌はほとんどがMACである[1,2]。結核における胸膜炎の機序は大きく2つに分類されるが，NTM症の胸膜炎は肺実質の炎症が胸膜へ波及して生ずる随伴性胸膜炎型が多く，気胸を併発することも少なくない。すなわち，胸膜直下の空洞や進行したMAC症でみられる線維囊胞性病変（荒蕪肺）の破裂が主な要因と考えられる（図1）。さらに，ステロイド薬や免疫抑制薬などの免疫低下を来す薬剤や基礎疾患もリスクファクターと考えられる[2,3]。

　気胸や膿胸を併発すると，治療は長期化し内科的なドレナージでは治癒し難く，外科的治療を要する症例も多い。時にアスペルギルスの混合感染もみられ，衰弱と呼吸不全が徐々に進行し，予後不良な病態である[1,2,4]（図2）。

6）胸膜炎

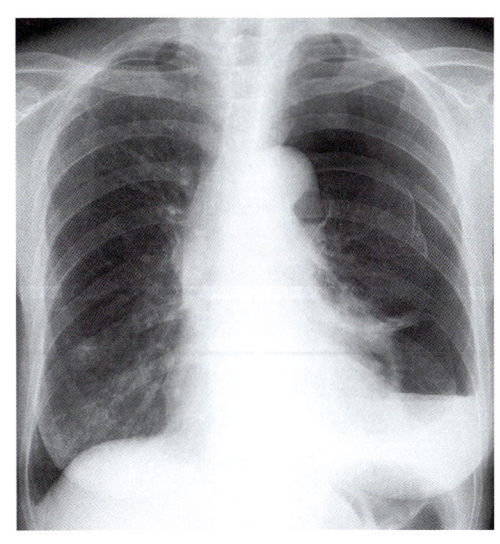

a. 単純 X 線像（発症時）：中等度の左気胸と中等量の胸水を認める。

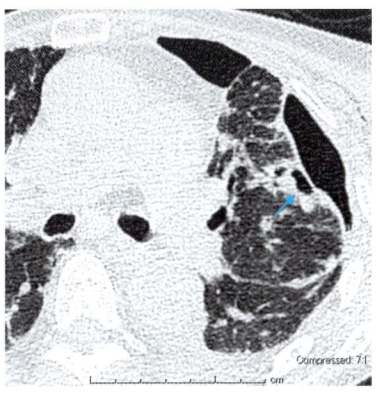

b. HRCT（発症 5 日後）：胸腔ドレナージ後で，左気胸と胸膜の肥厚や癒着を認める。左上葉の胸膜直下に小空洞を認める（→）。

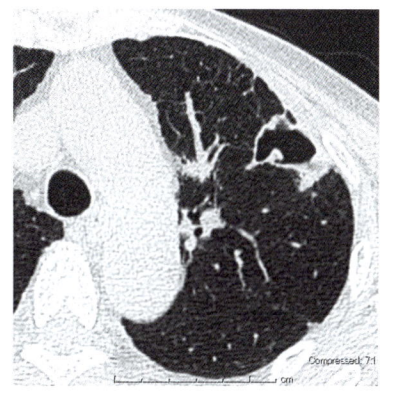

c. HRCT（2 カ月前）：気胸発症 2 カ月前の CT で壁薄の空洞が左上葉の胸膜直下にみられ，この空洞の破裂が原因と考えられる。

関節リウマチに対してプレドニゾロン，メトトレキサートとインフリキシマブの投与中，突然の左胸痛を認めた．胸水検査で抗酸菌塗抹陽性，培養および PCR 法で *M. avium* が同定され，MAC による胸膜炎，気胸と診断された．抗結核薬投与と胸腔ドレナージで治療するが，気胸の改善が乏しく，胸腔鏡下肺縫縮術が施行されたが，4 カ月間の入院中気胸は改善しなかった．

図 1　関節リウマチ：70 歳，女性
（清水哲也，氏田万寿夫，沼田尊功，ほか．TNF 阻害剤使用中に *Mycobacterium avium* による気胸を呈した 1 例．日呼吸会誌 2011；49：584 より一部改変転載）

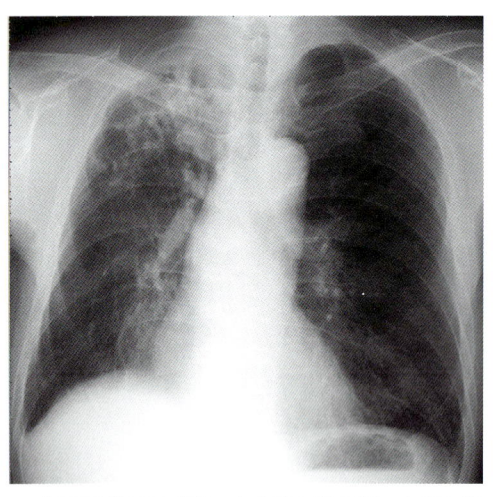

2 MAC症

a. 初診時単純X線像：右上葉に壁の薄い空洞や結節陰影を認める。

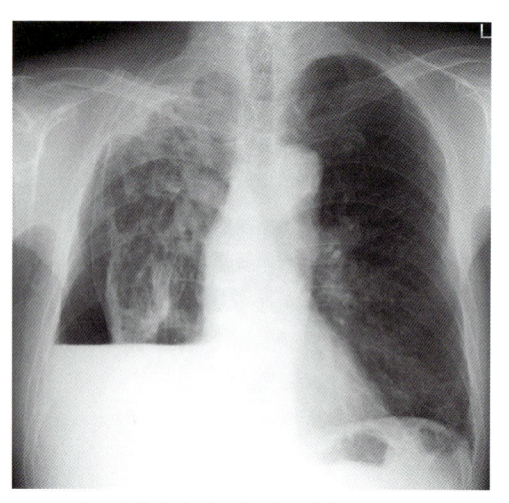

b. 72歳，気胸発症時の単純X線像：中等度の右気胸と胸水貯留を認める。

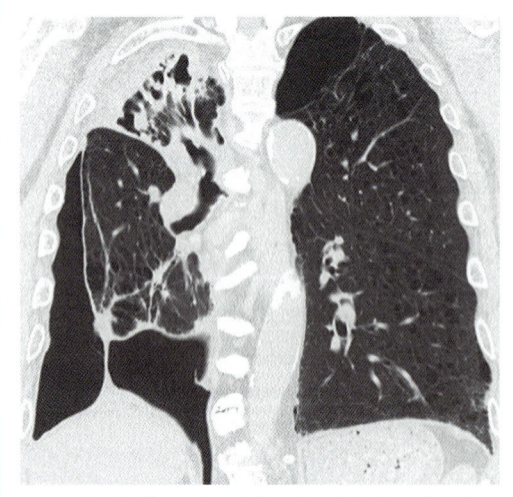

c. CT（冠状断MPR）：癒着を伴う右気胸と右上葉の気管支拡張や空洞病変を認める。

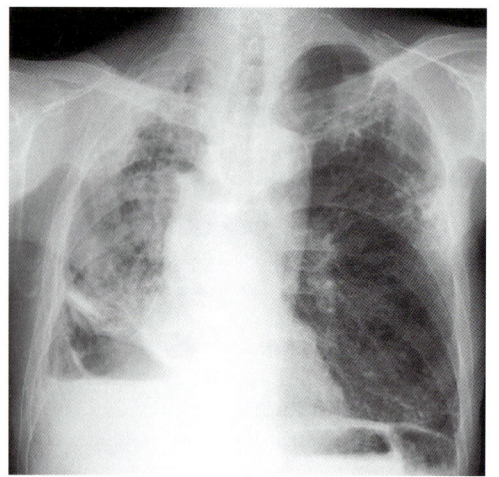

d. 4年後（76歳）の単純X線像：右気胸は遷延し，胸膜肥厚と右肺容積減少が進行している。肺病変は増悪している。

喫煙歴は15本/日を50年。健診で胸部異常影を指摘され，精査の結果肺MAC症と診断され，外来でフォローされていた。3年後（72歳），呼吸困難を訴え受診した。喀痰および胸水より*M. avium*が検出され，MACによる胸膜炎と診断された。胸腔ドレナージや化学療法で治療を行うも，気胸は改善せず，肺病変は徐々に拡大し，食思不振や体重減少が進行した。アスペルギルス感染を併発し，徐々に全身状態は衰弱し，76歳時に死亡した。

図2 糖尿病：69歳（MAC症診断時），男性

文献

1) 市木 拓, 植田聖也, 渡邉 章, ほか. 胸膜炎を合併した肺非結核性抗酸菌症の検討. 日呼吸会誌 2011;49:885-9.
2) 佐渡紀克, 中村保清, 北 英夫. 肺非結核性抗酸菌症に合併した胸膜炎の臨床的検討. 結核 2014;89:821-4.
3) 清水哲也, 氏田万寿夫, 沼田尊功, ほか. TNF阻害剤使用中に *Mycobacterium avium* による気胸を呈した1例. 日呼吸会誌 2011;49:583-7.
4) Hagiwara E, Komatsu S, Nishihira R, et al. Clinical characteristics and prevalence of pneumothorax in patients with pulmonary *Mycobacterium avium* complex disease. J Infect Chemother 2013;19:588-92.

（氏田万寿夫）

2 MAC症

7)関節リウマチ患者とMAC症

はじめに

近年関節リウマチ(rheumatoid arthritis：RA)患者にNTM症が多発している(以下，RA-NTM症)。その診断，治療には独特の問題があるので，別に項を設けて解説する。

RA-NTM症がにわかに注目されるようになった経緯

RA患者は日本全国にその患者数70万人といわれ，患者数からいってもわが国最大規模の疾患であるが，最近までその治療は困難をきわめ，その肺合併症，特に抗酸菌感染症についてはほとんど論じられることがなかった。しかし2000年代に入って，標準的治療薬としてメトトレキサート(methotrexate：MTX)，次いで生物学的製剤が導入されたことにより，治療成績は劇的に向上し，治癒を目指し得る疾患へと大きな転換が起こった。その過程で，治療の阻害要因として，肺感染症(RAの元々の合併症，また新規治療薬の有害事象)に注目が集まるようになった。特に生物学的製剤の中核をなすTNF阻害薬は，抗酸菌防御免疫において中心的な役割を果たすTNFの作用をブロックするので，その副作用としての結核，NTM症はある意味予測されたことではあるが，実際に多発するようになり，大きな問題となっている。

正確な統計ではないが，生物学的製剤投与下の有害事象としてのRA-NTM症は2013年初めの医薬品医療機器総合機構(Pharmaceutical and Medical Devices Agency：PMDA)への届け出数として100人を超え，罹患率としてもわが国の一般人口の罹患率$14.7/10^5$を大きく上回っていることは確実である。

折しも米国からこの問題についての疫学調査の結果が報告され，RA-NTM症の発症率は同年代の健常人の2倍であり，これに生物学的製剤が加わるとさらに5倍，併せて10倍となることが明らかにされた[1]。RA患者にこのようにNTM症の発症率が高いことについては，RA患者は高率に気道病変(気管支拡張症，細気管支炎)を有し，これら構造改変部に環境常在菌であるNTMが定着し，発症しやすい，そこに免疫抑制薬が加わって，高い率での発症を起こしている，との推察がなされている[2]。

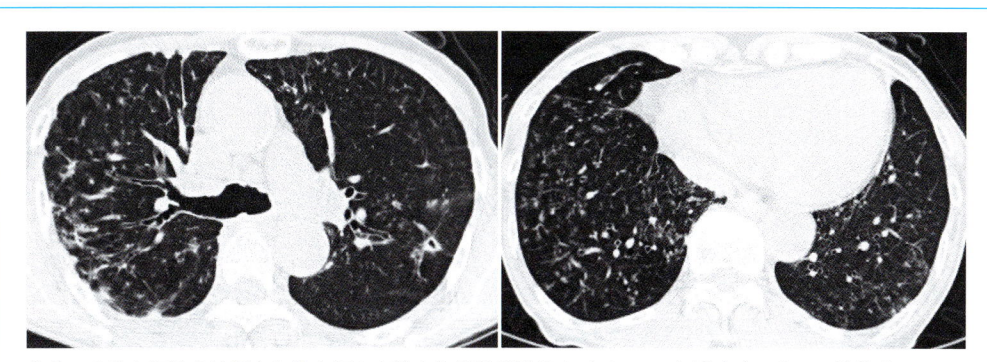

7）関節リウマチ患者とMAC症

図1 症例1　RAの気道病変：73歳，女性

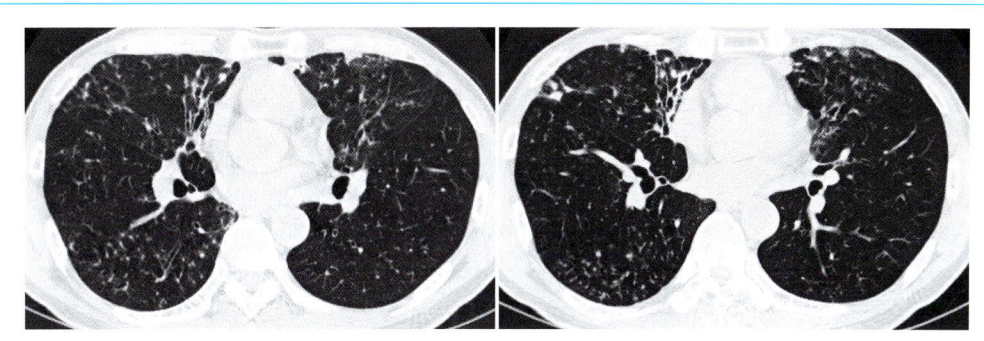

上葉の広範な気管支拡張症と肺底部の小葉中心性粒状影はすべてRAの気道病変である。諸検査でNTM症は否定されている。

図2 症例2　RA-NTM症：61歳，男性

本例では中葉の気管支拡張症と下葉背側の小葉中心性粒状影があり，一般人と何ら変わるところのない定型的なMAC症の所見である。

RA-NTM症の画像上の特異性

　NTM症としての診断は日本結核病学会の診断基準に則って行われるべきことはいうまでもないが，RA-NTM症の画像診断はしばしば困難である。それは以下の2点に集約される。

　❶一般人のNTM症において，その画像的特徴とされる，気管支拡張像，小結節陰影や分岐状陰影の散布は，RA-NTM症において
も頻度の高い所見であるが，まったく同様の所見がRAという疾患固有の気道病変（気管支拡張症＋細気管支炎）としても高頻度にみられ（RA患者の20〜30％），HRCT所見のみからは両者の鑑別は不可能である。したがってRA患者においては上記画像所見があるからといってNTM症と即断してはならない[3]。

症例1

RAの気道病変例（図1）

　73歳，女性。RA歴14年。当初より慢性の咳，痰があった。CT所見よりNTM症が疑われたが，十分な検査でNTM症は否定さ

159

2 MAC症

れた。すなわち広範な気管支拡張症と肺底部の小葉中心性粒状影はすべてRAの気道病変である。しかし次の図2の症例と画像上は区別がつかない。

症例2

RA-NTM症（図2）

61歳，男性。RA歴10年。軽度の咳があり，過去のCTと比べ粒状影が増多，検痰でM. aviumが2度培養陽性となり，MAC症と診断，治療を開始した。一般人と何ら変わるところのない定型的なMAC症の所見といえよう。

❷増悪時に，広範な区域性浸潤影，すりガラス影を呈することがある。

わが国のNTM症の大多数を占めるMAC症は，病理学的には本書「非結核性抗酸菌症

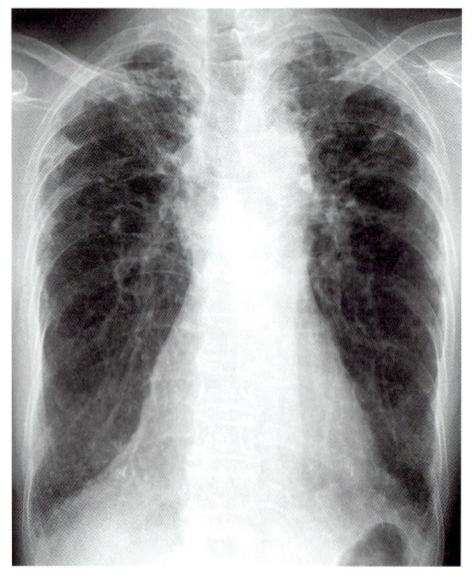

a. 1年前の単純X線像：両上葉の萎縮と線状影，索状影がある。MACが一度のみ検出されたが，定着と判断されていた。

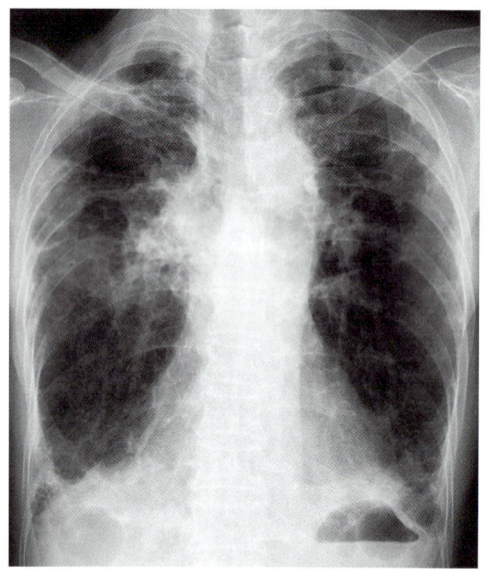

b. 1年後，発熱，右中肺野に淡い浸潤影の新出，右肺門部に塊状影が出現。

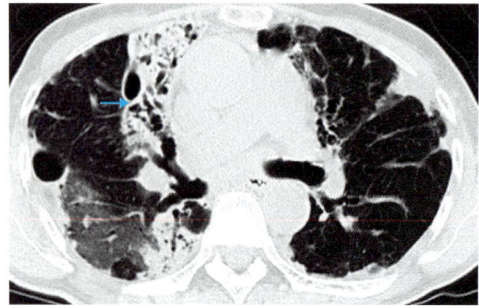

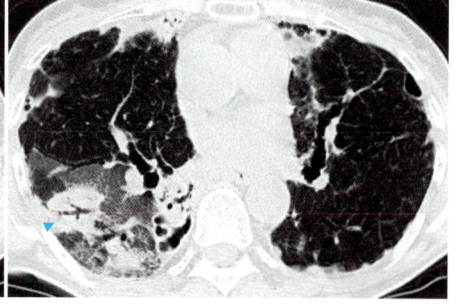

c. 右肺門部に気管支拡張症とその周囲の浸潤影（→），中葉の虚脱。右下葉 S^6 に区域性の浸潤影，すりガラス影（▶）を認める。抗菌薬投与に反応せず，気管支鏡で同部位よりMACが大量に検出され，MACによる抗酸菌性肺炎と判明した。

図3 症例3 RA歴8年：71歳，女性

の病理」(p126)に述べられているように,肉芽腫性変化を主とし,結核性病変に比べて滲出性変化に乏しい。実際健常者のMAC症においては増悪時の画像所見として,粒状影,結節影が多く,浸潤影はあっても小範囲で,すりガラス影はまれにしか遭遇しない。しかし過剰免疫宿主であるRA患者においては菌の散布に対して,強い免疫応答が起こり,広範な浸潤影,すりガラス影を呈することがある。

症例3

71歳,女性(図3)

RA歴8年。プレドニゾロン,タクロリムスなどで治療中。以前の単純X線写真(図3a)では,両上葉の萎縮と線状影,索状影がある。咳,痰はほとんどなく,MACは1回検出されたが,定着と判断されていた。1年後,発熱,倦怠感で入院,咳・痰はやはりなし。しかし肺の様相は一変していた。肺門部には塊状影,右中肺野には浸潤影があり,CT(図3c)では中葉の気管支拡張とその周囲の浸潤影(→),中葉全体としての虚脱があり,また右下葉S^6に区域性の浸潤影,すりガラス影(▶)を認める。当初細菌感染症を考え,強力な抗菌薬投与を行ったが反応せず,右B^6よりの気管支洗浄で抗酸菌塗抹陽性(ガフキー7号相当),MAC-PCR陽性,S^6の所見はMACによる抗酸菌性肺炎と判明した。MACの散布に対してRAという宿主の強い免疫応答が発動され,通常の宿主ではあり得ない広範な滲出性病巣を形成したと考えられる。また中葉の所見は強い破壊性の炎症によるもので,これもRA特有の過剰免疫に由来すると考えられる。

文献

1) Winthrop KL, Baxter R, Liu L, et al. Mycobacterial diseases and antitumour necrosis factor therapy in USA. Ann Rheum Dis 2013 ; 72 : 37-42.
2) Mori S, Tokuda H, Sakai F, et al. Radiological features and therapeutic responses of pulmonary nontuberculous mycobacterial disease in rheumatoid arthritis patients receiving biological agents : a retrospective multicenter study in Japan. Mod Rheumatol 2012 ; 22 : 727-37.
3) 抗酸菌感染症 b. 非結核性抗酸菌症. 生物学的製剤と呼吸器疾患・診療の手引き作成委員会, 編. 生物学的製剤と呼吸器疾患 診療の手引き. 東京:日本呼吸器学会, 2014.

(徳田 均)

3 その他の非結核性抗酸菌症

1) *Mycobacterium kansasii* 症

　Mycobacterium kansasii（英語ではカンザシアイと発音される）は，MACと異なり土壌や河川などから検出されることは少なく，水道水のエアロゾル吸入が感染経路と考えられている。NTMの中では比較的病原性が強いが，化学療法に対する反応性は最も高く，化学療法で完治可能な唯一のNTM症である[1]。

　*M. kansasii*症は，わが国ではMAC症に次いで多く，以前はNTM症の10%弱を占めるとされた[1]。しかし，2014年の疫学調査によれば*M. kansasii*症の割合は4.3%であり，MAC症の増加に反して減少傾向である[2]。*M. kansasii*症は罹患患者の地域格差が大きいことが知られており，国内では東京や大阪近郊など大都市での発症率がほかの地域に比して高い。健常若年者にも発症する点は肺結核症に類似しているが，年齢の中間値は

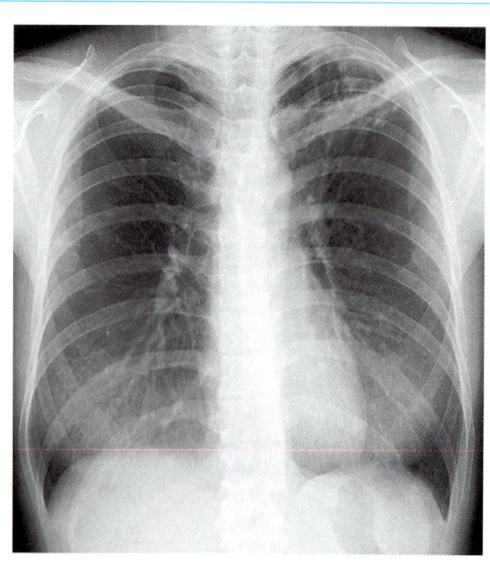

a. 単純X線像：左肺尖に壁の薄い空洞陰影と肺門に向かう線状影や気管支拡張が認められる。

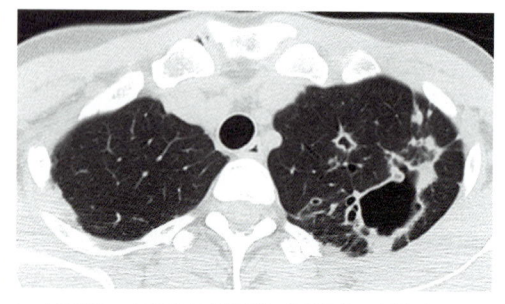

b. HRCT：左肺尖に壁の薄い不整形の空洞がみられる。空洞周囲の気道散布巣は乏しい。

健診で左上肺野の異常影を指摘。1年前より時に褐色痰があった。気管支鏡検査で抗酸菌塗抹陽性（ガフキー2号相当），結核とMACのPCR法は陰性。培養検査3週で100コロニー。DDHで*M. kansasii*が同定された。

図1　*M. kansasii*症：37歳，女性

1) Mycobacterium kansasii 症

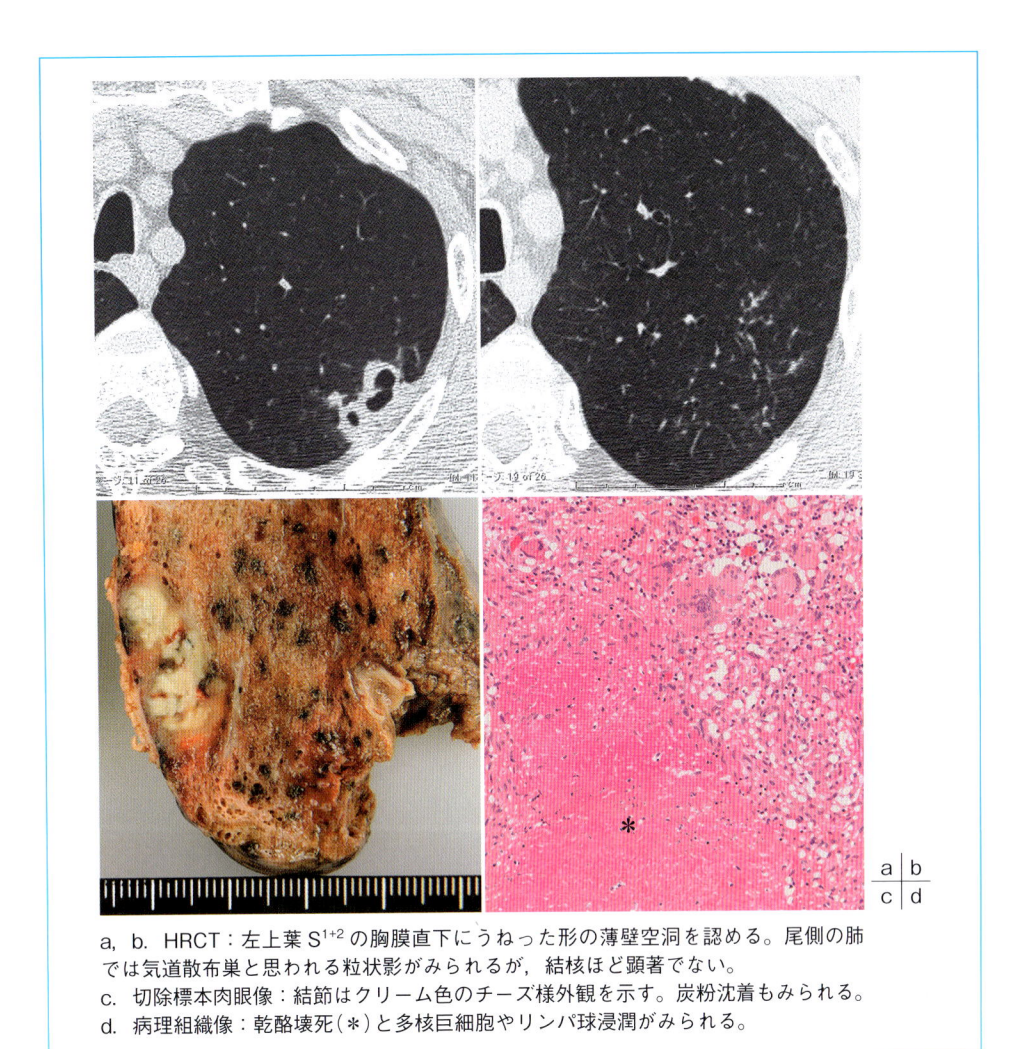

a	b
c	d

a, b. HRCT：左上葉 S^{1+2} の胸膜直下にうねった形の薄壁空洞を認める。尾側の肺では気道散布巣と思われる粒状影がみられるが，結核ほど顕著でない。
c. 切除標本肉眼像：結節はクリーム色のチーズ様外観を示す。炭粉沈着もみられる。
d. 病理組織像：乾酪壊死（*）と多核巨細胞やリンパ球浸潤がみられる。

図2　*M. kansasii* 症：63歳，男性

50歳代と結核に比べて低い。従来，*M. kansasii* 症の患者の9割以上が男性で，粉塵吸入や喫煙歴がリスクファクターとされてきたが，最近では女性患者の増加が指摘されている。女性患者の占める割合は，神宮らの報告では21.1%（8/38名）[3]，森本らも21.6%（16/74名）[4]と，およそ5人に1人は女性患者である。これら女性患者の平均年齢は，それぞれ65.6歳[3]と63.2歳[4]で男性患者に比して高い。

画像所見

M. kansasii 症の画像の特徴は空洞病変であり，結核との鑑別が重要である（図1）。結核よりも *M. kansasii* 症で頻度の高い胸部単純X線所見として，①右上葉に多くかつ限局し下葉に病変を認めない，②空洞は小さくその壁は薄い，③空洞周囲の気道散布影や浸潤影が乏しい，④胸水やリンパ節腫大を伴

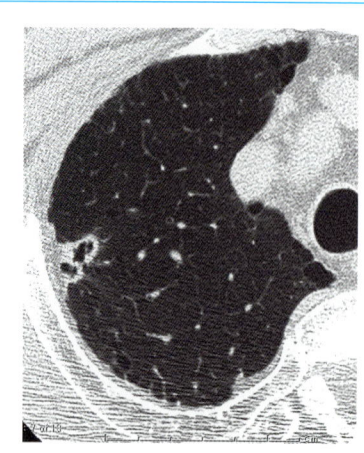

3 その他の非結核性抗酸菌症

図3　原発性肺癌（扁平上皮癌）：69歳，男性

a. HRCT：右上葉の胸膜直下に壁の薄い空洞を認める。周囲の散布病巣は認められない。
b. 病理組織像 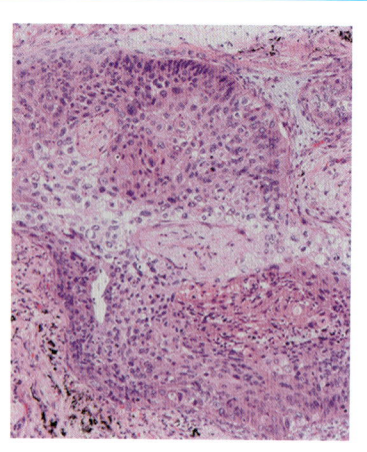

わないことが報告されている[4)〜7)]。結核病学会病型分類の病巣の拡がりが「1」に留まる結核とM. kansasii症との単純X線写真およびCTによる比較においても，肺尖区または肺尖後区に局在する空洞の頻度はM. kansasii症で有意に高い[8)]。肺尖領域に限局する傾向を示す理由は，肺尖部の酸素分圧の高さやリンパによる排除機能が低いことに加え，結核よりもはるかに菌の毒力が低いためであろう[4)8)]。TakahashiらによるCTでのM. kansasii症29例（男性25名）の検討では，空洞の特徴は，平滑で薄い壁（最も厚い部分で平均4.7mm，最大径との比は平均0.19）であり，その形状は円形・卵円形よりも，管状の曲がりくねった形を示すことが多かった[9)]（図2）。空洞近傍に分布する多発小結節は30.6％に，空洞から離れた部位での10mm未満の結節は89.7％にみられ，空洞型肺癌との鑑別に有用な所見と考えられる[9)]（図3）。背景には肺気腫や囊胞（ブラ）がみられる頻度が結核と比べても高い[4)7)8)]。M. kansasii症の空洞形成機序に関して，気管支拡張や空洞と連続する気管支の頻度は低く，前述したMAC症における気管支壁の炎症と破壊が空洞形成に関与する可能性は低い[9)]。これらのCT所見は，結核やMAC症の空洞との鑑別に有用と思われる。

一方，最近の海外からの報告では，単純X線写真で空洞を認める頻度は32[10)]〜56％[7)]と高くない。高度な肺気腫や免疫低下患者において，空洞を欠き浸潤影を主体とし，細菌性肺炎や結核性肺炎，あるいは器質化肺炎との鑑別が困難な症例も時にみられる（図4）。また，小結節や気管支拡張を主体とするM. kansasii症は，神宮らの報告では38例中6例にみられ，そのうち5例が女性患者であった[3)]。今後，喫煙歴や基礎疾患のない高齢女性の結節・気管支拡張を主病変とするM. kansasii症の増加が注目される（図5）。

文献
1) 鈴木克洋，吉田志緒美. Mycobacterium kansasii症. 日胸 2009；68：1052-60.

1) *Mycobacterium kansasii*症

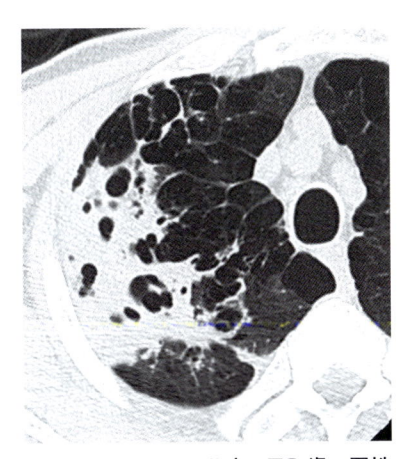

図4 *M. kansasii*症:70歳,男性
直腸癌術後,喫煙歴20本/日を32年間。
HRCT:右上葉末梢には,高度な肺気腫を背景とするコンソリデーションがみられる。細菌性または結核性肺炎との鑑別は困難である。

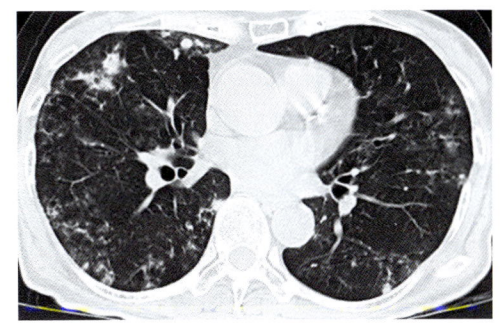

図5 *M. kansasii*症:75歳,女性
HRCT:中葉や舌区,両側下葉の末梢優位に小結節の多発や軽度の気管支拡張を認める。結節・気管支拡張型MAC症との鑑別は困難である。

2) 雨宮 湖,森本耕三,星野仁彦,ほか.平成26年度非結核性抗酸菌症の疫学・診断・治療に関する研究委託業務成果報告書.厚生労働省,2014;9-14.
3) 神宮浩之,生島壮一郎,坂本 徹,ほか.*Mycobacterium kansasii*症の女性例の検討.結核 2008;83:73-9.
4) 森本耕三,前田伸司,吉山 崇,ほか.肺*Mycobacterium kansasii*症の臨床・分子生物学的検討.結核 2015;90:453-6.
5) Zvetina JR, Demos TC, Maliwan N, et al. Pulmonary cavitations in *Mycobacterium kansasii* : distinctions from *M. tuberculosis*. AJR Am J Roentgenol 1984 ; 143 : 127-30.
6) Evans AJ, Crisp AJ, Hubbard RB, et al. Pulmonary *mycobacterium kansasii* infection : comparison of radiological appearances with pulmonary tuberculosis. Thorax 1996 ; 51 : 1243-47.
7) Shitrit D, Priess R, Peled N, et al. Differentiation of *Mycobacterium kansasii* infection from Mycobacterium tuberculosis infection : comparison of clinical features, radiological appearance, and outcome. Eur J Clin Microbiol Infect Dis 2007 ; 26 : 679-84.
8) 井上絵理,妹尾真実,長山直弘,ほか.肺*Mycobacterium kansasii*症と肺結核症における「拡がり1」の画像の比較・検討.結核 2013;88:619-23.
9) Takahashi M, Tsukamoto H, Kawamura T, et al. *Mycobacterium kansasii* pulmonary infection : CT findings in 29 cases. Jpn J Radiol 2012 ; 30 : 398-406.
10) Park HK, Koh WJ, Shim TS, et al. Clinical characteristics and treatment outcomes of *Mycobacterium kansasii* lung disease in Korea. Yonsei Med J 2010 ; 51 : 552-6.

(氏田万寿夫)

3 その他の非結核性抗酸菌症

2) *Mycobacterium abscessus* 症

Mycobacterium abscessus は Runyon 分類ではⅣ群(迅速発育菌)に分類される。水や土壌に生息し、飲料水やシャワーは感染源となり得る。肺以外では皮膚・軟部組織感染症の原因菌として知られる。*M. abscessus* は、2014 年の NTM 症の疫学に関するアンケート調査によれば、わが国では MAC, *M. kansasii* に次いで検出される頻度が高く、推定罹患率は人口 10 万人あたり 0.5 と、2001 年の 0.1 から急増している[1]。同じ調査では *M. kansasii* 症の罹患率は 0.6 であり、韓国、台湾、米国などと同様に、*M. abscessus* 症が MAC に次ぐ第 2 位の NTM 症となる日は遠くないかもしれない。

M. abscessus は NTM の中でも病原性が強く、最も多くの薬剤に耐性を示すため、肺感染症と診断された際の臨床的意味は大きい。ただし、従来 *M. abscessus* とされていた菌種は *M. abscessus*, *M. massiliense* と *M. bolletii* の 3 種の complex であり、*M. abscessus* に比し *M. massiliense* は治療薬に対する反応性が有意に高いことが報告された[2]。したがって、これらの亜種の鑑別は臨床上重要であるが、現在の DDH 法では同定できず、特定の施設での遺伝子学的解析が必要である。

画像所見

肺感染症は、気管支拡張や陳旧性肺結核などの先行病変に続発するタイプが多いとされるが、中高年女性の基礎疾患のない非喫煙女性も増加している。胸部単純 X 線写真は両肺の広汎な結節状、網状陰影が主体で[3]、CT では、気管支拡張と小結節や tree-in-bud pattern など結節・気管支拡張型 MAC 症と同様の所見を呈することが多い(図 1)[4)5]。MAC 症のように中葉舌区に好発する傾向はなく初発時より広汎であることが多いとされる[4]。*M. abscessus* 症の HRCT 所見を MAC 症と比較検討した報告では、肺の虚脱と容積減少、コンソリデーション、上葉の薄壁空洞は MAC 症に比べ有意に低かった[6]。このように、*M. abscessus* 症の患者像や画像所見は結節・気管支拡張型 MAC 症に類似しつつも、中葉舌区病変や肺虚脱を欠くなど MAC 症とは若干異なるようだ。しかし、時には、肺 MAC 症を発症した後に *M. abscessus* に菌交代する症例(図 2)や、まれではあるが、細菌性肺炎を思わせる浸潤影を呈する症例(図 3)もみられ、画像から *M. abscessus* 症

2) *Mycobacterium abscessus* 症

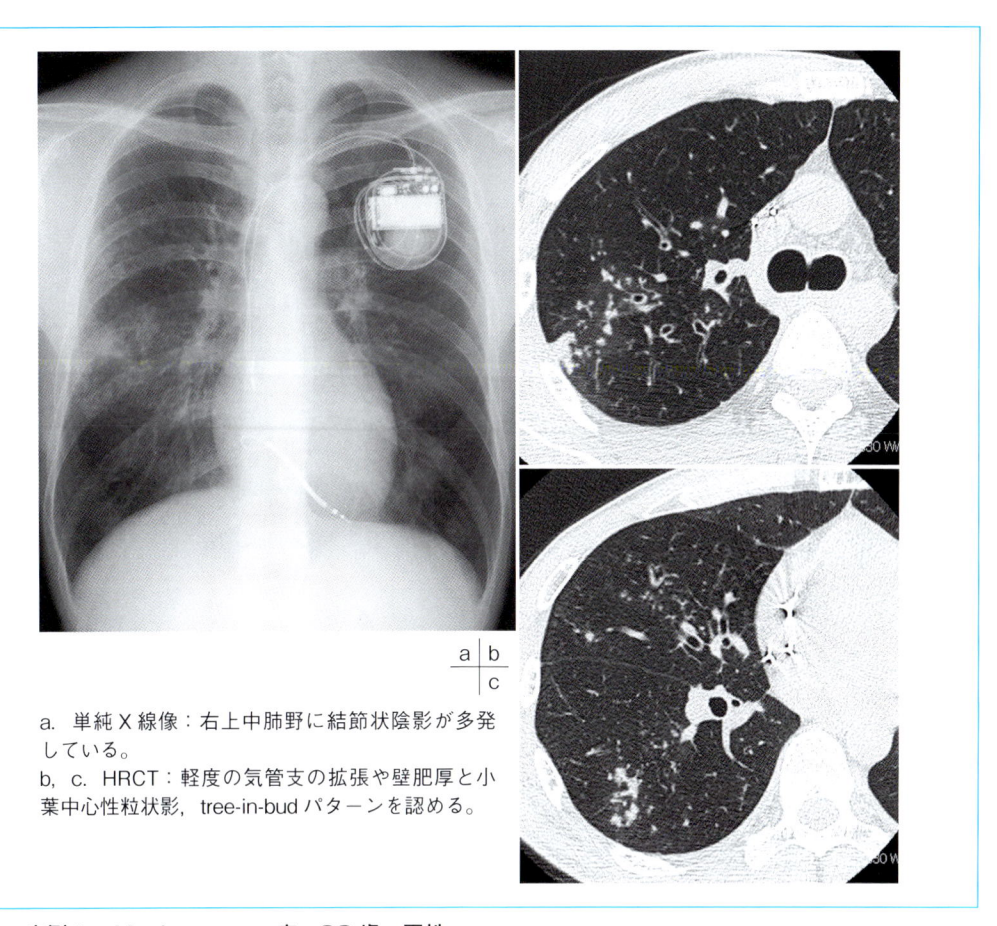

図1 症例1 *M. abscessus* 症：33歳, 男性

a. 単純X線像：右上中肺野に結節状陰影が多発している。
b, c. HRCT：軽度の気管支の拡張や壁肥厚と小葉中心性粒状影, tree-in-bud パターンを認める。

症例提示

症例1

33歳, 男性, *M. abscessus* 症

　2年前に心サルコイドーシスのため埋込型除細動器が留置された。経過観察の単純X線写真で右下肺野に異常影を認め, CTで右下葉の末梢に高コントラストの小葉中心性粒状影や数mm大の結節がみられたが, 気管支拡張はなく中葉舌区に異常はみられなかった。気管支鏡検査が施行され, 抗酸菌培養陽性, PCRでは結核, MACとも陰性であったためMAC以外のNTM症と考えクラリスロマイシン(clarythromycin：CAM)＋リファンピシン(rifanpicin：RFP)＋エタンブトール(ethambutol：EB)による治療が開始された。経過中, 病変は緩徐に右上葉や中葉へ拡大していった(図1a)。治療開始1年半後の喀痰検査でガフキー5号, DDHで*M. abscesuss*が同定された。HRCT(図1b, c)では軽度の気管支の拡張や壁肥厚と小葉中心性粒状影, tree-in-bud パターンを認め, MAC症類似の画像を呈する。

を疑うことは困難といわざるを得ない。

167

3 その他の非結核性抗酸菌症

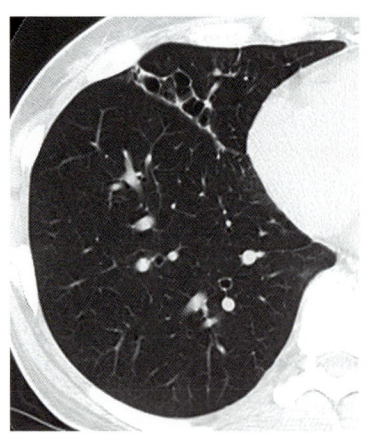

a. MAC症治療終了時(53歳), HRCT：中葉末梢に中等度の気管支拡張がみられる。

b. 56歳時, HRCT：右下葉S^6に軽度の気管支拡張と粒状影が出現している。

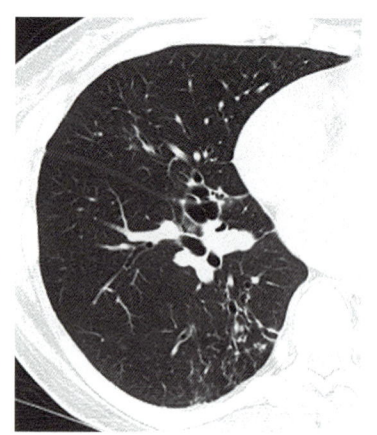

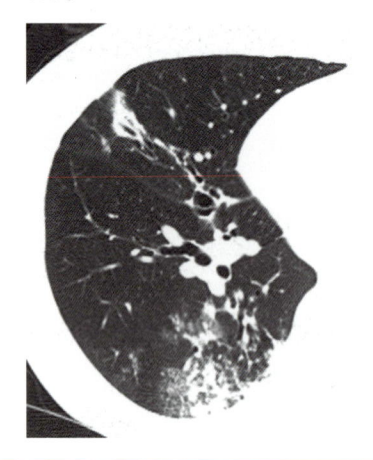

c. bの4ヵ月後, HRCT：右下葉の病変は増悪し, 中葉にも気管支拡張と肺虚脱が出現している。

図2 症例2 MAC症治癒後の*M. abscessus*症：56歳, 女性

症例2

56歳, 女性, MAC症治療後に発症した*M. abscessus*症

51歳時に肺MAC症と診断され, REF+EB+CAMで加療された。経過観察中の56歳時, 症状に著変みられなかったがCTで陰影の増悪を認め, 喀痰および気管支鏡検査で*M. abscessus*が検出された(図2)。

症例3

29歳, 女性, 肺炎様の陰影を呈した*M. abscessus*症

38℃台の発熱と右胸痛を認めたため近医を受診し, 細菌性肺炎の診断で加療されたが改善なく, 精査目的で紹介受診した。末梢血白血球数11,120/μl(好中球80％), CRP 4.5mg/dlと上昇, 可溶性IL-2レセプター 627μ/mlと軽度高値。3日間の喀痰検査と気管支鏡検査で抗酸菌塗抹, 培養検査ともに2回陽性。PCR法で結核, MACとも陰性であり, 遺伝

2)*Mycobacterium abscessus*症

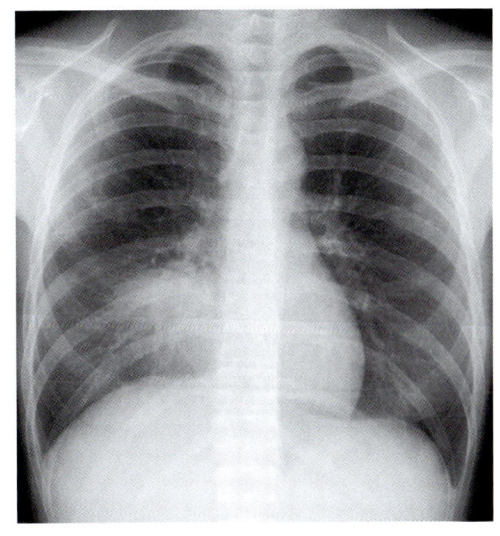

a. 単純X線像：右中葉の肺炎を思わせる浸潤影を認める。

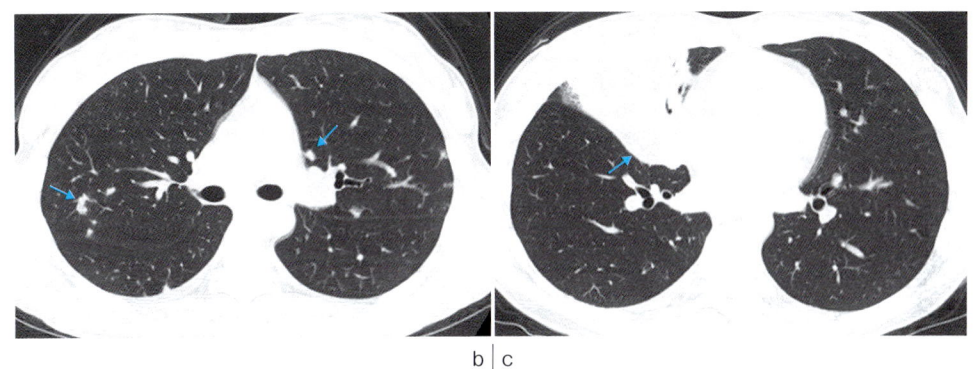

b, c. HRCT：両側上葉の末梢に境界明瞭な小結節が散見される(b, →)。中葉には濃厚なコンソリデーションがみられわずかにエア・ブロンコグラムも認められる。葉間胸膜が後方へ膨隆しており容積増加を示す細菌性肺炎を思わす所見である(c, →)。

図3 症例3 肺炎様の陰影を呈した *M. abscessus* 症：29歳, 女性

子検査の結果 *M. abscessus* 症と診断された。アミカシン(amikacin：AMK), メロペネム(meropenem：MEPM)の点滴とCAM, モキシフロキサシン(moxifloxacin：MFLX)の内服で4週間加療後, ファロペネム(faropenem：FRPM), CAM, MFLXの内服で治療を継続し, 陰影は徐々に改善した。

文献
1) 雨宮 湖, 森本耕三, 星野仁彦, ほか. 平成26年度非結核性抗酸菌症の疫学・診断・治療に関する研究委託業務成果報告書. 厚生労働省, 2014：9-14.
2) Koh WJ, Jeon K, Lee NY, et al. Clinical significance of differentiation of *Mycobacterium massiliense* from *Mycobacterium abscessus*. Am J Respir Crit Care Med 2011；183：405-10.
3) Griffith DE, Girad, WM, Wallace RJ, et al. Clinical features of pulmonary disease caused by rapidly growing mycobacteria：an analysis of 154 patients. Am Rev Respir Dis 1993；147：1271-8.
4) Han D, Lee KS, Koh WJ, et al. Radiographic and CT findings of nontuberculous mycobacterial pulmonary infection caused by *Mycobacterium*

abscessus. AJR Am J Roentgenol 2003 ; 181 : 513-7.
5) 小幡吉博, 岡三喜男. *Mycobacterium abscessus* 肺感染症の臨床的検討. 結核 2010 ; 85 : 1-6.
6) Chung MJ, Lee KS, Koh WJ, et al. Thin-section CT findings of nontuberculous mycobacterial pulmonary diseases : comparison between *Mycobacterium avium-intracellulare* complex and *Mycobacterium abscessus* infection. J Korean Med Sci 2005 ; 20 : 777-83.

〔氏田万寿夫〕

索引

英文

ARDS　84
Aschoff　30, 36
HIV感染症　97
hot tub lung　150
Husten　30
Loeschcke　30
Miller　31
Mycobacterium abscessus　166
Mycobacterium kansasii　162
NTM症　158
NTM症の推定罹患率　119
opening drainage bronchus　142
paradoxical reaction　101
RAの気道病変　159
Reid　31
rim enhancement　66, 148
Runyon（ラニヨン）分類　116
TNF阻害薬　100
tree-in-bud appearance　35, 62, 136, 139
tree-in-bud pattern　166

和文

あ～お

安定非空洞型　111
一次結核症　23, 27
インフリキシマブ　27
岡氏肺結核病型分類　75, 107
岡分類ⅡB　75

か～こ

塊状影　68
外傷後　44
外来性再感染　26
獲得免疫　8
学会分類　107
過敏性肺炎型　150
関節リウマチ　158
乾酪壊死　7, 9, 12, 14, 49, 126
乾酪性気管支炎　88, 91
乾酪性肺炎　40
気管・気管支結核　88
気管支拡張型病変　126
気管支拡張性空洞　49, 53
気管支結核　88
気管支壁限局性病変　128

キャピリア®MAC抗体ELISA法　124, 125
胸膜炎　154
空洞　16, 49, 55, 126, 142, 163
経気道性　78
結核既感染率　25
結核結節　14, 29, 58
結核腫　39, 58, 65
結核性胸膜炎　93
結核性肺炎　40
結核類似空洞　130
血行性　80
結節・気管支拡張型　132
結節影　67
結節性肉芽腫性病変　127
限局性細葉性結核症　62
限局性浸潤巣　127
抗IFN-γ抗体　152
硬化性反応　16
硬化性病巣　51
硬化壁空洞　52
広汎空洞型　108
呼吸細気管支　30, 33
孤立性薄壁空洞　129

さ～そ

細気管支肉芽腫性病変　127
細葉　30
細葉性結節性　36
細葉性結節性病変　71
細葉性病変　30, 34, 38, 62, 67
社会的弱者　4
集団検診　3
終末細気管支　30, 31, 33
小葉中心性　31
初感染原発巣　19
初期変化群　21
初発病変　127
新旧の病変の混在　13
滲出性反応　13
滲出性病変　49
浸潤影　160, 161
迅速菌（rapid growers）　116
診断基準　123
随伴性胸膜炎　93
すりガラス影　160, 161
生物学的弱者　4
生物学的製剤　97
細葉性病変　61
全身播種型　152

早期蔓延型　23, 82
増殖性反応　14
増殖性病変　50
粟粒結核　82, 98

た～と

多発小結節性病巣　128
遅発育菌（slow growers）　116
治癒型　111
陳旧性空洞　130
糖尿病　68, 97
特発性胸膜炎　93

な～の

内因性再燃　23
軟化融解　7, 12, 49
肉芽腫　9, 148
肉芽腫性塊状病変　128
二次感染　131
二次結核症　23
二次性拡張気管支壁　129
二房性空洞　130
妊娠　105
年齢調整死亡率　120

は～ほ

肺化膿症　56
肺気腫　46
肺尖部　23
肺胞道　33
晩期蔓延型　82
非広汎空洞型　108
被包乾酪巣　51, 147
不安定非空洞型　111
閉塞性小気管支炎　129

ま～も

慢性気道散布性結核症　29
慢性細葉性散布肺結核症　75
慢性腎不全　97
無気肺　91
免疫再構築症候群　101, 105
免疫低下宿主　46

ら～ろ

「ランダム」な分布　83
粒状影　67
リンパ節腫大　98
類上皮細胞肉芽腫　126

171

画像と病理から学ぶ
結核・非結核性抗酸菌症　　　　　　〈検印省略〉

2016年4月1日　第1版第1刷発行
定　価（本体7,800円＋税）

著　者　徳田　均，氏田万寿夫，岩井和郎
発行者　今井　良
発行所　克誠堂出版株式会社
　　　　〒113-0033　東京都文京区本郷3-23-5-202
　　　　電話　03-3811-0995　　振替　00180-0-196804
　　　　URL　http://www.kokuseido.co.jp/

印刷・製本：株式会社シナノパブリッシングプレス

ISBN 978-4-7719-0459-0 C3047　　￥7,800E
Printed in Japan ©Hitoshi Tokuda, Masuo Ujita, Kazuro Iwai, 2016

- 本書の複製権・翻訳権・上映権・譲渡権・公衆送信権（送信可能化権を含む）は克誠堂出版株式会社が保有します。
- 本書を無断で複製する行為（複写，スキャン，デジタルデータ化など）は，「私的使用のための複製」など著作権法上の限られた例外を除き禁じられています。大学，病院，診療所，企業などにおいて，業務上使用する目的（診療，研究活動を含む）で上記の行為を行うことは，その使用範囲が内部的であっても，私的使用には該当せず，違法です。また私的使用に該当する場合であっても，代行業者等の第三者に依頼して上記の行為を行うことは違法となります。
- JCOPY〈（社）出版者著作権管理機構　委託出版物〉
本書の無断複写は著作権法上での例外を除き禁じられています。複写される場合は，そのつど事前に（社）出版者著作権管理機構（電話 03-3513-6969，Fax 03-3513-6979，e-mail：info@jcopy.or.jp）の許諾を得てください。